Refresher Course

Aktuelles Wissen für Anästhesisten
Bd. 21

Refresher Course

Aktuelles Wissen für Anästhesisten

Nr. 21   März 1995, Hamburg

Herausgegeben von der
Deutschen Akademie für Anästhesiologische Fortbildung

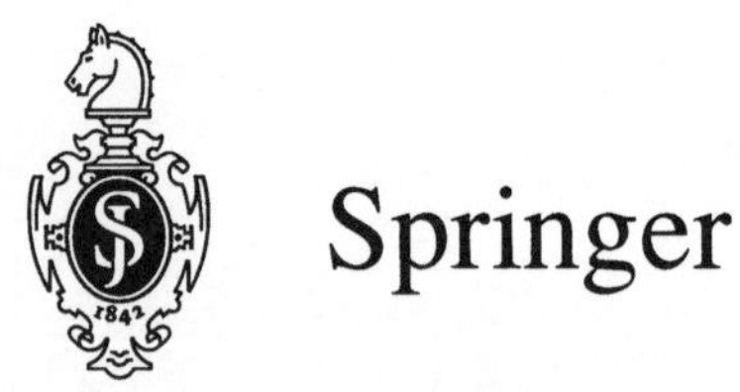

Springer

Professor Dr. med. J. Radke
Klinik für Anästhesiologie
und operative Intensivmedizin
Kliniken Innenstadt
Magdeburger Straße 16
06112 Halle

Mit 40 Abbildungen

ISBN 978-3-540-58851-1

Die Deutsche Bibliothek – CIP-Einheitsaufnahme
Refresher Course Aktuelles Wissen für Anästhesisten <21, 1995, Hamburg>: Refresher Course Aktu-
elles Wissen für Anästhesisten: Nr. 21, März 1995, Hamburg / hrsg. von der Deutschen Akademie für
Anästhesiologische Fortbildung. [J. Radke]. – Berlin; Heidelberg; New York; London; Paris; Tokyo;
Hong Kong; Barcelona; Budapest : Springer, 1995
ISBN 978-3-540-58851-1   ISBN 978-3-642-51143-1 (eBook)
DOI 10.1007/978-3-642-51143-1
NE: Radke, Joachim [Hrsg.]; Deutsche Akademie für Anästhesiologische Fortbildung <Dortmund>;
Aktuelles Wissen für Anästhesisten

Satz: RTS Wiesenbach
SPIN : 10477364   19/3133 – 5 4 3 2 1 0 – Gedruckt auf säurefreiem Papier

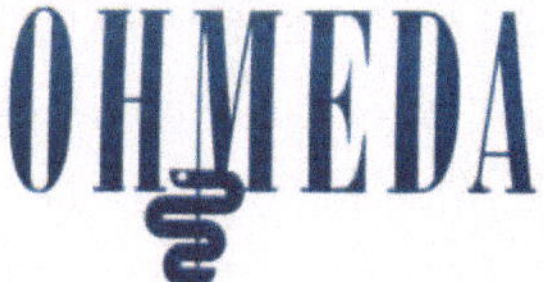

OHMEDA
THE BOC GROUP

Wo Technologie zum Leben erwacht…

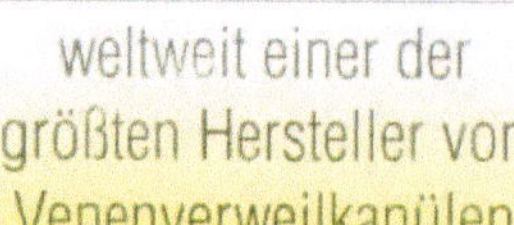

Viggo
weltweit einer der
größten Hersteller von
Venenverweilkanülen

J. Pfrimmer + Co
bekannt für Pionier-
leistungen in der
Infusionstherapie

Spectramed
ein führendes Unternehmen
auf dem Gebiet des
invasiven Monitoring

OHMEDA

Anaquest
weltweit führend
in der Entwicklung
volatiler Anästhetika

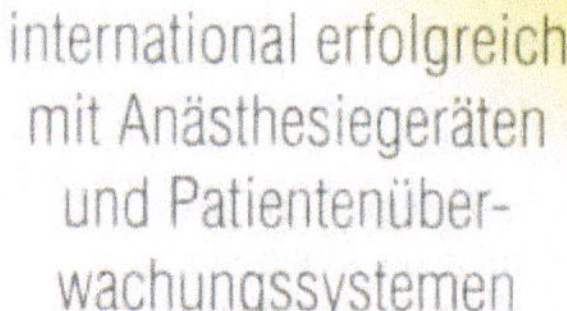

Ohmeda
international erfolgreich
mit Anästhesiegeräten
und Patientenüber-
wachungssystemen

Ohmeda GmbH & Co. KG
Langemarckplatz 3
D-91054 Erlangen

Tel.: 09131 / 81 01-0
Fax.: 09131 / 81 01-77

Ohmeda GmbH & Co. KG ist ein Gemeinschaftsunternehmen
von THE BOC GROUP und der J. Pfrimmer + Co. GmbH & Co. KG

Geleitwort

Mit der Verabschiedung der neuen Weiterbildungsordnung in den meisten Bundesländern besteht nun eine erhöhte Verpflichtung für Sie und insbesondere für die jeweiligen wissenschaftlichen Gesellschaften sowie standespolitischen Organisationen, diesen Forderungen nachzukommen.

Die Deutsche Akademie für Anästhesiologische Fortbildung (DAAF) versucht, diesen Bedarf an theoretischer und praktischer Weiterbildung durch ein vermehrtes Angebot abzudecken. Im 21. Refresher Course werden wichtige klinische Bereiche wie Herz-Kreislauf-Probleme, parenterale Ernährung, schwierige Intubation, postoperative Schmerztherapie neben grundsätzlichen Themen wie Blutgasanalyse, Limitierung der Intensivtherapie, Notarzttätigkeit, organisatorische Grundlagen des Rettungsdienstes und Leichenschau behandelt. Die DAAF hofft, hiermit nicht nur Ihr Interesse geweckt zu haben, sondern auch zu Ihrer Weiterbildung beitragen zu können.

Für die vorbereitenden Maßnahmen zu diesem Refresher Course sei Herrn Prof. Dr. Radke, Halle, herzlich gedankt, welcher in diesem Jahr den Präsidenten der DGAI, Herrn Prof. Dr. Purschke, bei dieser Aufgabe wesentlich entlastet hat.

Univ.-Prof. Dr. med. G. Hempelmann
Präsident der Deutschen Akademie
für Anästhesiologische Fortbildung

Inhaltsverzeichnis

Verzeichnis der erstgenannten Autoren

Abel, M., Prof. Dr.
Institut für Anästhesiologie und operative Intensivmedizin
der Universität zu Köln,
Joseph-Stelzmann-Str. 9, 50931 Köln

Adams, H.A., Prof. Dr.
Abt. Anästhesiologie und Intensivmedizin, Marienkrankenhaus,
August-Antz-Str. 22, 54293 Trier-Ehrang

Adolph, M., Dr.
Zentralklinikum, Institut für Anästhesiologie und operative Intensivmedizin,
Stenglinstr. 2, 86156 Augsburg

Brodde, O.-E., Prof. Dr.
Institut für Pharmakologie und Toxikologie,
Magdeburger Str. 4, 06097 Halle/Saale

Brüssel, T., Dr.
Klinik und Poliklinik für Anästhesiologie und operative Intensivmedizin,
Westf. Wilhelms-Univ.,
Albert-Schweitzer-Str. 33, 48149 Münster

Heusch, G., Prof. Dr.
Institut für Pathophysiologie, Univ.-Klinikum Essen,
Hufelandstr. 55, 45122 Essen

Hoeft, A., Prof. Dr.
Zentrum Anästhesiologie, Rettungs- und Intensivmedizin, Univ. Göttingen,
Robert-Koch-Str. 40, 37075 Göttingen

Kretz, F.-J., Priv.-Doz. Dr.
Olgahospital Stuttgart, Klinik für Anästhesiologie und operative Intensivmedizin,
Bismarckstr. 8, 70176 Stuttgart

Landauer, B., Prof. Dr.
Abt. für Anästhesiologie und operative Intensivmedizin, Städt. Krankenhaus
München-Bogenhausen, Akademisches Lehrkrankenhaus,
Englschalkinger Str. 77, 81925 München

Lilie, H., Prof. Dr.
Juristische Fakultät, Lehrstuhl für Strafrecht,
Universitätsplatz 10 a, 06108 Halle/Saale

Maier, C., Dr.
Klinik für Anästhesiologie und operative Intensivmedizin,
Klinikum der Christian-Albrecht-Univ.,
Schwanenweg 21, 24105 Kiel

Moecke, H., Dr.
   Abt. Anästhesie, Allgemeines Krankenhaus Ochsenzoll,
   Langenhorner Chaussee 560, 22419 Hamburg

Ohrdorf, W., Dr.
   Abt. Anästhesie, Kinderkrankenhaus Auf der Bult,
   Janusz-Koczak-Allee 12, 30173 Hannover

Röse, W., Prof. OMR
   Klinik für Anästhesiologie und Intensivtherapie, Otto-von-Guericke-Univ.,
   Leipziger Str. 44, 39120 Magdeburg

Schulz, R., Dr.
   Abt. Pathophysiologie, Zentrum für innere Medizin, Univ.-Klinikum Essen,
   Hufelandstr. 55, 45122 Essen

Schwender, D., Priv.-Doz. Dr.
   Institut für Anästhesiologie der Ludwig-Maximilians-Univ. München,
   Klinikum Großhadern,
   Marchioninistr. 15, 81366 München

Tolksdorf, W., Prof. Dr.
   Klinik für Anästhesiologie und Intensivmedizin, Städt. Krankenhaus,
   Weinberg 1, 31134 Hildesheim

Wiedemann, K., Prof. Dr.
   Abt. Anästhesiologie und Intensivmedizin, Thoraxklinik der LVA Baden,
   Amalienstr. 5, 69126 Heidelberg

Zander, R., Dr.
   Klinik für Physiologie, Johannes-Gutenberg-Univ.,
   Saarstr. 21, 55099 Mainz

Diagnostik des kardialen Risikopatienten mit klinischen Methoden

A. HOEFT

Erkrankungen des kardiovaskulären Systems stellen einen erheblichen Risikofaktor für Patienten dar, die sich einem operativen Eingriff unterziehen müssen. Dies gilt v. a. für eine koronare Herzkrankheit (KHK) [21], angeborene und erworbene Herzklappenfehler sowie für eine ausgeprägte chronische Herzinsuffizienz [16]. Aber auch eine Hypertonie geht mit einer deutlich höheren perioperativen Morbiditäts- und Mortalitätsrate einher [11, 12, 30]. Das Bestreben des Anästhesisten ist es daher, diese Erkrankungen bei der Prämedikationsvisite zu erfassen und hinsichtlich ihres Schweregrades einzuschätzen. Bei Wahleingriffen besteht das Ziel darin, den Patienten optimal auf die bevorstehenden Operationen vorzubereiten. Gegebenenfalls müssen präoperativ weitere Untersuchungen veranlaßt werden. Dabei ist im Einzelfall außer dem individuellen Risiko einer Narkose v. a. entscheidend, inwieweit durch eine Optimierung der Therapie noch eine Verbesserung des Gesundheitszustands erreicht werden kann. Die Tatsache, daß der präoperative Zustand des Patienten maßgeblich das postoperative „Outcome" beeinflußt [16, 21–23], legt zwar nahe, daß eine präoperative Optimierung der Therapie ebenfalls zu einem besseren postoperativen „Outcome" führt, beweist dies jedoch keinesfalls. Bislang liegen keine kontrollierten oder gar randomisierten Studien vor, die diese Vermutung bestätigen.

Das Risiko, eine kardiovaskuläre Komplikation zu erleiden, hängt nicht nur von dem Ausmaß der Vorerkrankung ab, sondern wird auch wesentlich von der Art des Eingriffs bestimmt [16, 29]. So ist z. B. die Inzidenz perioperativer Myokardischämien bei Augenoperationen und bei transurethralen Prostatatresektionen relativ niedrig, obwohl diese Eingriffe meistens bei älteren Patienten durchgeführt werden, die zu einem hohen Prozentsatz eine KHK haben [29]. Das höchste Risiko kardiovaskulärer Komplikationen geht mit Operationen an großen Gefäßen einher, v. a. solchen mit zeitweiliger Abklemmung der Aorta [29]. Neben der Größe des Eingriffs dürfte hierbei jedoch auch die Grunderkrankung eine Rolle spielen, die in der Regel mit einem pathologischen Gefäßstatus verbunden ist.

Kardiovaskuläre Erkrankungen und perioperative Morbidität und Mortalität

Eine Vielzahl von Studien belegen den Zusammenhang zwischen kardiovaskulären Erkrankungen und der perioperativen Morbidität und Mortalität [10–12, 21, 26, 29–31]. Im folgenden sollen nur die wesentlichen für die Anästhesie relevanten Prädiktoren erläutert werden.

Hypertonie

Grundsätzlich ist es problematisch, eine klare Grenze für Blutdruckwerte anzugeben, oberhalb der eine Hypertonie definitionsgemäß vorliegt, da naturgemäß fließende

Übergänge bestehen. Eine Definition einer Hypertonie im Sinne eines pathologisch hohen Blutdrucks sollte sich an dem Ziel orientieren, diejenigen Patienten herauszufinden, die von einer Therapie mit blutdrucksenkenden Medikamenten profitieren würden. Unter diesem Gesichtspunkt sind folgende Grenzen definiert worden [43]:

Diastolischer Blutdruck:
```
< 85       mm Hg   normal,
  85–89   mm Hg   hoch normal
  90–104 mm Hg   mäßiger Hypertonus
 105–114 mm Hg   Hypertonus
> 115      mm Hg   schwerer Hypertonus
```

Für den Fall, daß der diastolische Blutdruck normal ist, jedoch der systolische Blutdruck erhöht ist gilt:

Systolischer Blutdruck
```
< 140       mm Hg   normal
140–159   mm Hg   geringer isolierter systolischer Hypertonus
> 160       mm Hg   isolierter systolischer Hyertonus
```

Die Prävalenz der Hypertonie liegt bei etwa 20%. Aus Sicht des Anästhesisten stellen sich vor allem 2 Fragen:

1. Welches Risiko und welche Gefahren bringt eine Hypertonie mit sich?
2. Ist der Patient ausreichend therapiert oder kann durch eine bessere Einstellung des Blutdrucks noch eine Verringerung des Narkoseriskos erfolgen?
   - *Zu 1):* Sprague [35] berichtete 1929, daß von 75 Patienten mit Hypertonie 24 (32%) während oder kurz nach der Operation verstarben. Glücklicherweise hat sich dies offensichtlich geändert. Allerdings ist auch heute noch eine Hypertonie ein nicht zu vernachlässigender Risikofaktor im Hinblick auf die postoperative Morbidität [3, 17, 27, 34–36, 40, 41, 44]. Vermutlich ist nicht die absolute Höhe des Blutdrucks von Bedeutung, sondern vielmehr die „Labilität" des Blutdrucks [36, 44], d. h. daß v. a. solche Patienten gefährdet erscheinen, deren Blutdruck nur schwer einstellbar ist und die bereits im Alltagsleben größere Blutdruckschwankungen aufweisen.
   - *Zu 2):* Eine Vielzahl von Studien belegen, daß eine Senkung des Blutdrucks bei Hypertonie die langfristige Prognose der Patienten verbessert [3, 6, 17, 27, 40, 41]. Allerdings scheint hierbei eine Optimum bei einem diastolische Blutdruckwert von 85 mm Hg zu bestehen [6]. Wird der Blutdruck über diesen Wert hinaus gesenkt, so ist durch die Nebenwirkungen wiederum eine Zunahme der kardialen Morbidität zu verzeichnen [6]. Ungeklärt ist jedoch, ob eine kurzfristige präoperative Behandlung der Hypertonie mit einer Verbesserung der kurzfristigen postoperativen Prognose einhergeht. Die Studien, die hierzu vorliegen, namentlich die von Prys-Roberts et al. [30] sowie von Goldman und Caldera [11, 12] müssen im nachhinein hinsichtlich ihrer Aussagekraft kritisch bewertet werden [32]. Trotzdem empfiehlt es sich nach derzeitigem Wissensstand eine Behandlung der Hypertonie vor Wahleingriffen unter der Annahme, daß hierdurch eine geringere intraoperative Labilität des Blutdrucks erzielt werden kann [32, 36].

Chronische Herzinsuffizienz

Das Vorliegen einer latenten oder manifesten Herzinsuffizienz geht erwartungsgemäß ebenfalls mit einer erhöhten postoperativen Morbidität einher [1, 5, 7, 9, 20, 25, 28, 29, 32, 39, 45]. Eine chronische Myokardinsuffizienz geht mit einer Umstruktu-

2

rierung des Herzens einher, die in der kardiologischen Terminologie häufig als „ventricular remodelling" bezeichnet wird.

Grundsätzlich sind initial 2 Formen des „ventricular remodelling" zu unterscheiden: a) die konzentrische Hypertrophie und b) die primäre Dilatation. Oberhalb eines kritischen Herzgewichtes (ca. 500 g) entwickelt sich auch bei der konzentrischen Hypertrophie eine Dilatation des Herzens. Im Hinblick auf die Führung des Herz-Kreislauf-Systems während einer Narkose sind die beiden vorgenannten Formen der chronischen Herzinsuffizienz unterschiedlich einzustufen. Das Herz mit einer konzentrischen Hypertrophie weist durch die erheblich dickere Myokardwand eine wesentlich geringere Compliance als normale Ventrikel auf. Eine Überfüllung des Ventrikels geht daher mit einem ausgeprägten Anstieg des Füllungsdrucks einher. Es besteht dann leicht die Gefahr eines „Rückwärtsversagens" bzw. einer pulmonalen Stauung bis hin zum Lungenödem. Bei einem dilatierten Herzen ist die Wandspannung zwar häufig erhöht, die Ruhedehnungskurve jedoch nach rechts verschoben. Im Gegensatz zur konzentrischen Hypertrophie, bei der eine Volumenbelastung nicht zu einer Überdehnung des Ventrikels führen kann, ist dies bei dilatierten Herzen auch bei relativ geringen Füllungsdrücken möglich. Es resultiert daher leichter ein „Vorwärtsversagen", auch ohne ausgeprägte pulmonale Stauungszeichen.

In jedem Falle sollte versucht werden, präoperativ eine „kompensierte" Situation zu erzielen. Insbesondere bei Patienten mit geringer Ventrikelcompliance und Neigung zu „Rückwärtsversagen" geschieht dies häufig durch diuretische Maßnahmen und damit um den Preis einer relativen Hypovolämie. Diese Patienten können bei Narkoseeinleitung ausgeprägte Blutdruckabfälle aufweisen, die dann wegen der Empfindlichkeit gegenüber Flüssigkeitsgabe schwierig zu beherrschen sind.

Koronare Herzkrankheit

Es ist evident, daß eine KHK mit einem höheren perioperativen Myokardischämierisiko einhergeht. Ebenso konnte gezeigt werden, daß der präoperative Nachweis für das Auftreten von myokardialen Ischämieereignissen ein Indikator für den postoperativen Verlauf der Patienten darstellt. Obwohl dies häufig impliziert wird, konnte bislang allerdings nicht belegt werden, inwieweit das „Outcome" der Patienten durch eine prä- oder intraoperative Behandlung von myokardialen Ischämieereignissen beeinflußt wird. Hierbei muß bedacht werden, daß bei einem Myokardinfarkt in der Regel thrombotische Prozesse beteiligt sind, wie die häufig erfolgreiche Behandlung von Myokardinfarkten durch intrakoronare und systemische thrombolytische Therapie eindrucksvoll belegt. Im Gegensatz hierzu ist fraglich, inwieweit an den prä- und intraoperativ beobachteten Ischämieereignissen immer thrombotische Mechanismen beteiligt sind. Weiterhin fällt auf, daß die höchste Inzidenz der perioperativen Myokardinfarkte 1–3 Tage postoperativ auftritt, zu einem Zeitpunkt also, an dem eine gewisse Aktivierung des Gerinnungssystems erwartet werden kann. Es ist also überaus fraglich, inwieweit eine prä- und intraoperative antiischämische Therapie zu einer Verbesserung der Prognose beitragen kann. Gesichert ist jedoch, daß der Nachweis von Myokardischämien das Bestehen einer KHK belegt, die im perioperativen Verlauf zu kardialen Komplikationen führen kann [21–23, 36, 31].

Diagnostik

Anamnese

Das Ziel der präoperativen kardiovaskulären Diagnostik besteht darin, folgende Erkrankungen auszuschließen bzw. in ihrem Schweregrad zu erfassen: chronische Herzinsuffizienz, KHK (mit der Folge einer stabilen oder instabilen Angina pectoris), Herzklappenfehler, Herzrhythmusstörungen, arterielle Hypertonie, Myo-, Perikarditis sowie Manifestationen der arteriellen Verschlußkrankheit. Die meisten dieser Erkrankungen werden bereits bei der sorgfältigen Anamnese des Patienten aufgedeckt. Häufig berichten die Patienten unaufgefordert von Problemen, die auf kardiale Ursachen zurückzuführen sind, gelegentlich jedoch erst bei näherem Nachfragen. Wichtig ist v. a. die körperliche Belastbarkeit einzuschätzen. Einige Studien belegen mittlerweile, daß für die Diagnose einer KHK die Anamnese mit einer Spezifität und Sensitivität von ca. 80–90 % den meisten apparativen diagnostischen Verfahren ebenbürtig, wenn nicht sogar überlegen ist [2, 4, 13, 14, 19, 38, 42].

Nach Roizen [32] sind hierzu folgende Fragen geeignet:

- Was war die Tätigkeit, bei der Sie sich in den letzten 3 Wochen am meisten angestrengt haben?
- Hatten Sie jemals einen Herzanfall, Herzinfarkt oder waren Sie jemals wegen Ihres Herzens in Behandlung?
- Hatten Sie jemals Probleme mit Ihrem Herzen, z.B. unregelmäßigen Herzschlag (Herzstolpern), Brustenge oder Brustschmerzen?
- Wurde Ihnen jemals gesagt ob Sie ein Herzgeräusch hätten?
- Wurden Sie mal am Herzen oder der Lunge operiert?
- Haben Sie manchmal angeschwollene Knöchel?
- Ist Ihnen manchmal übel gewesen, ohne daß es mit dem Essen zusammenhing?
- Ist Ihnen bekannt, ob Sie einen zu hohen Blutdruck haben?
- Haben Sie manchmal Luftnot? Wenn ja, wann oder wobei?
- Sind Sie jemals mit Luftnot wach geworden?
- Bekommen Sie Luftnot, wenn Sie Treppen steigen müssen (1 Etage)?
- Können Sie heute noch so Treppensteigen wie vor 5 Jahren?
- Sind Sie schon einmal in einer Intensivstation behandelt worden?
- Schlafen Sie mit erhöhtem Oberkörper?
- Nehmen Sie ,,Wassertabletten``, Herztabletten oder Medikamente zur Blutverdünnung ein?

Körperliche Untersuchung

Die körperliche Untersuchung umfaßt eine sorgfältige Inspektion, Auskultation des Herzens und der Lunge und Prüfung der peripher-arteriellen Pulse. Bei der Auskultation sollte nicht vergessen werden, nach Strömungsgeräuschen über Gefäßen, v. a. über den Karotiden zu fahnden. Es konnte in mehrere Studien gezeigt werden, daß auch ansonsten asymptomatische Karotisstenosen mit einer erheblichen Zunahme des perioperativen Risikos einhergehen [15, 33]. Bemerkenswert hierbei ist die Tatsache, daß weder ein Zusammenhang zwischen der Seite des Strömungsgeräuschs und der betroffenen Seite im Falle eine postoperativen Schlaganfalls besteht, noch die Inzidenz eines postoperativen Schlaganfalls in dieser Gruppe von Patienten wesentlich erhöht ist [15, 33]. Das erhöhte perioperative Risiko resultiert v. a. aus der relativ hohen Wahrscheinlichkeit, postoperativ eine Herzinfarkt zu erleiden [15].

SIEMENS

Eine Innovation, die neue Maßstäbe setzt: Servo Ventilator 300

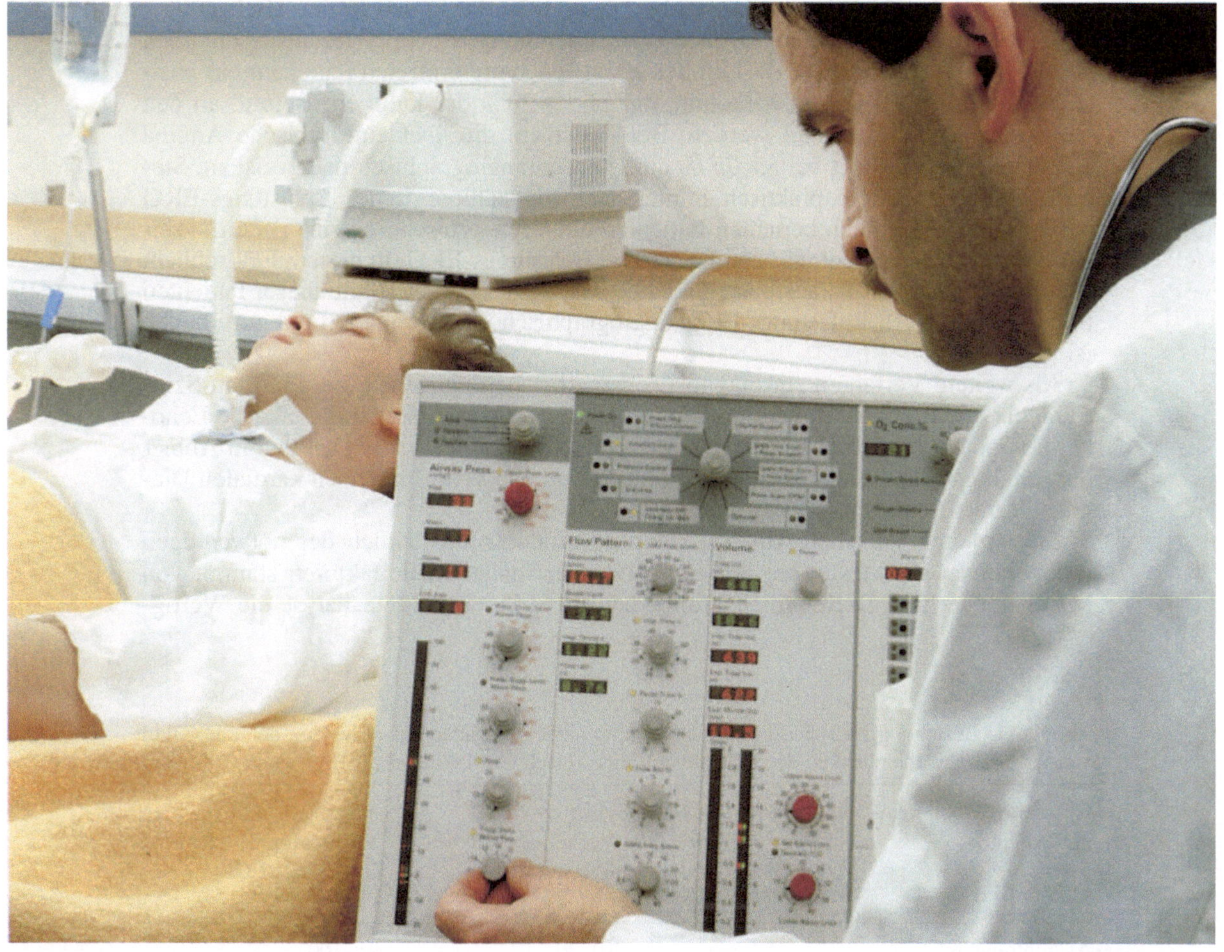

Ein neues Gerätekonzept für alle Patientengruppen bietet dem Anwender zahlreiche Vorteile – und ist zukunftssicher.

- Nur <u>ein</u> Gerät für <u>alle</u> Patientengruppen.
- Neue Beatmungsformen erweitern die Behandlungsmöglichkeiten.
- Ein neues Trigger-Konzept minimiert die Atemarbeit in allen Betriebsarten.
- Das intelligente Alarm- und Informationszentrum erhöht die Sicherheit.
- Die eingebaute Batterie sichert den Betrieb bei Netzausfall.

Das sind einige Vorteile. Mehr erfahren Sie, indem Sie sich an unsere nächstgelegene Geschäftsstelle wenden oder Sie schreiben an:

Siemens AG
Medizinische Technik
Postfach 3260
91050 Erlangen

Weitergehende Untersuchungsverfahren sind nur dann indiziert, wenn aus der Anamnese entsprechende Hinweise vorliegen. Eine Ausnahme bilden Patienten, bei denen ein Eingriff an den großen Gefäßen geplant ist. Bei diesen Patienten ist mit einer hohen Wahrscheinlichkeit von einer kardialen Begleiterkrangung auszugehen, so daß diese in jedem Fall einer weitergehenden Diagnostik zuzuführen sind. Das in der klinischen Routine allgemein übliche 12-Kanal-Ruhe-EKG hat nur eine geringe Aussagekraft hinsichtlich perioperativ auftretender kardialer Komplikationen. Im Ruhe-EKG auftretende Ischämiezeichen sind weder Prädiktoren des postoperativen ,,Outcome" [11], noch lassen sie eine sichere Aussage über das Vorliegen einer KHK zu [11, 32, 42]. Die Aussagekraft des 24-h-EKG zur Entdeckung insbesondere stummer Myokardischämien und Rhythmusstörungen ist unbestritten [11]; inwieweit dies einen Einfluß auf das postoperative ,,Outcome" hat, ist z.Z. mangels randomisierter Studien noch nicht zu beurteilen.

Bei Patienten ohne Symptome ist der negative Vorhersagewert eines Belastungs-EKG 95–100%, d.h. daß mit großer Wahrscheinlichkeit eine KHK ausgeschlossen werden kann (Tabelle 1; [13]). Lag bei ansonsten symptomfreien Patienten ein positives Belastungs-EKG vor, so konnte nur in 10–20% der Fälle ein Befund an den Herzkranzgefäßen gesichert werden. Bei Patienten, die über eine typische Angina pectoris berichten, liegt bei 85–95 % eine koronarangiographisch nachweisbare Stenose vor, wobei diese praktisch immer auch ein pathologisches Belastungs-EKG aufweisen. Gelegentlich berichten Patienten über eine typische Angina pectoris, zeigen jedoch keinen pathologischen Befund im Belastungs-EKG. In diesem Fall schließt das Belastungs-EKG keinesfalls eine KHK aus, da bei ca. der Hälfte dieser Patienten trotz des negativen Belastungs-EKG angiographisch ein Koronarbefund zu erheben ist [13].

Als weitere Verfahren zur diagnostischen Absicherung stehen die Thallium-Szintigraphie, die Radionuklidventrikulographie, die Koronarangiographie und die Echokardiographie mit und ohne Belastung zur Verfügung. Fleisher [7] hat den in Abb. 1 dargestellten Entscheidungsbaum für die Planung der weiterführenden kardialen Diagnostik vorgeschlagen.

Ein weiterer Vorschlag zur Entscheidungsfindung hinsichtlich der notwendigen präoperativen Diagnostik bei vorbestehenden kardialen Risikofaktoren stammt von Mantha et al. [24]. Diese Arbeitsgruppe hat mit Hilfe einer Metaanalyse die Wertig-

Tabelle 1. Beziehung zwischen klinischer Symptomatik der Patienten, Prävalenz der KHK und Vorhersagewahrscheinlichkeit des Belastungs-EGK. (Nach Goldschlager [16])

Klinische Symptomatik der Patienten	Prävalenz der KHK [%]	positiver Vorhersagewert des Belastungs-EGK [%]	negativer Vorhersagewert des Belastungs-EGK [%]
Asymptomatisch	5	10–20	95–100
Nicht kardialer Thoraxschmerz	10–25	45–50	80–85
Kardila bedingter Thorax-schmerz			
Atypische oder mögliche Angina	50–70	80–85	65–70
Typische oder definierte Angina	85–95	95–100	50–55

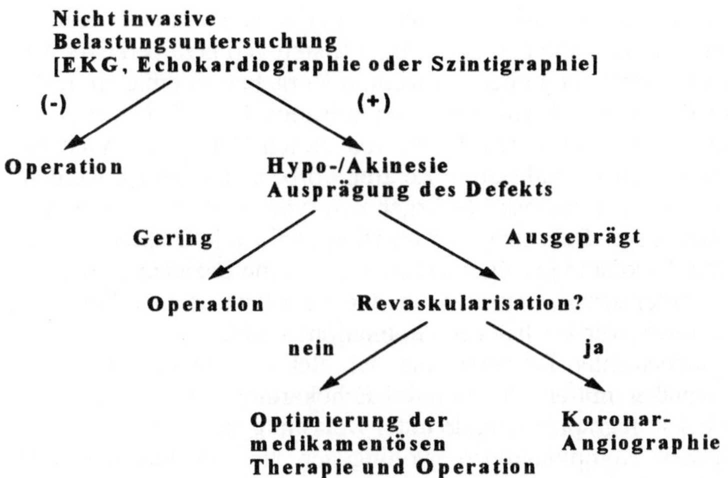

Abb. 1. Entscheidungbaum zur Planung der weiterführenden kardialen Diagnostik. (Mod. nach Fleisher u. Barash [8])

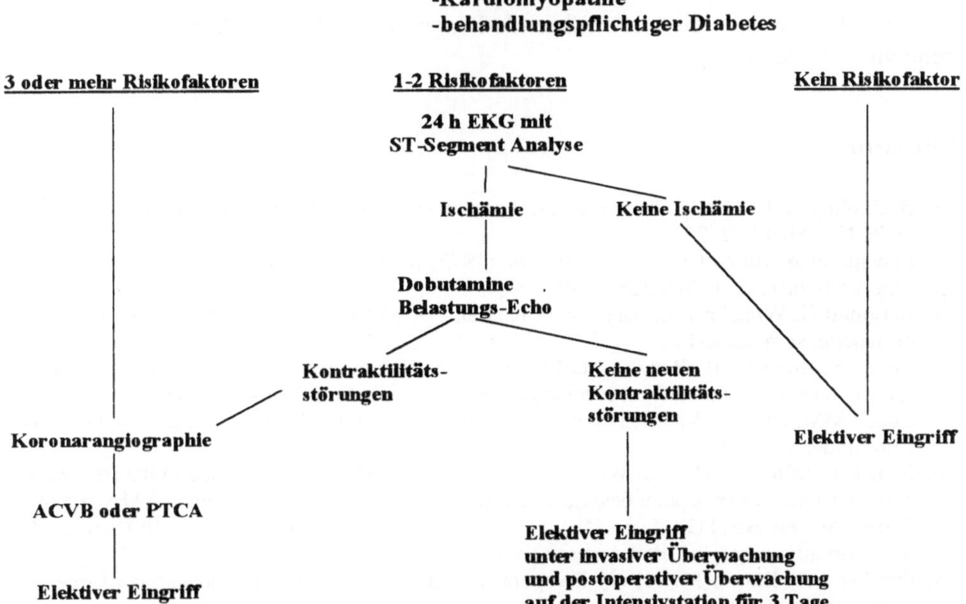

Abb. 2. Algorithmus zur Planung der weiterführenden präoperativen Diagnostik bei Patienten mit kardiovaskulären Risikofaktoren. (Nach Mantha et al. [23])

keit verschiedener apparativer Untersuchungen miteinander verglichen und den in Abb. 2 dargestellten Algorithmus vorgeschlagen. Dieses Konzept gilt insbesondere für Operationen, die mit einem erhöhten Risiko kardialer Komplikationen einhergehen.

Obwohl die Wertigkeit der szintigraphischen Verfahren unbestritten ist, konnten sie sich aufgrund des hohen apparativen und finanziellen Aufwands in der klinischen Routine nicht durchsetzen und bleiben spezialisierten Zentren vorbehalten.

Die Radionuklidventrikulographie wird man nur in Verbindung mit einer Koronarangiographie einsetzen, um bei Patienten mit hohem Risiko von perioperativen kardialen Komplikationen Informationen über das weitere Vorgehen zu erhalten. Insbesondere Patienten, bei denen eine Myokardrevaskularisation bzw. PTCA vor dem geplanten Eingriff durchgeführt wird, profitieren von diesen Verfahren. Auch hier gilt, daß diese Untersuchungen spezialisierten Zentren vorbehalten bleiben werden.

In jüngerer Zeit wurden erste interessante Ergebnisse von Studien vorgestellt, in denen sich die Patienten einer Belastungsechokardiographie mit Dobutamin oder Dipyramidol unterzogen. Es konnte gezeigt werden, daß es eine Beziehung zwischen dem Auftreten von pathologischen Befunden in der Belastungsechokardiographie und dem Auftreten perioperativer kardialer Komplikationen gibt.

Tischler et al. [37] untersuchten Patienten, die sich elektiven gefäßchirurgischen Eingriffen unterziehen mußten mittels Dipyramidol-Echokardiograhie. Von 9 Patienten, die abnormale Echokardiographiebefunde unter Belastung aufwiesen entwickelten 7 perioperativ kardiale Komplikationen, wohingegen von 100 Patienten ohne pathologischen Befund nur 1 Patient eine kardiale Komplikation erlitt. Lalka und Kollegen [18] konnten zeigen, daß von 38 Patienten mit positivem pathologischem Dobutamin-Echokardiographiebefund 11 ein perioperatives kardiales Ereignis aufweisen, wohingegen von 22 Patienten ohne pathologischen Befund nur 1 Patient derartige Komplikationen zeigte. Nach einer Metaanalyse von Mantha et al. [24] stellt zur Zeit die Dobutamin-Belastungs-Echokardiographie dasjenige Verfahren dar, das sowohl hinsichtlich der Kosten als auch bezüglich des prädiktiven Wertes am günstigsten zu beurteilen ist.
Im Einzelfall hat sich die weiterführende Diagnostik jedoch nach den lokalen Gegebenheiten zu richten.

Literatur

1. Bechtold HH Jr. (1981) Committee on Anaesthesia Study. Anaesthetic related deaths:1969–1976. N C Med J 42: 253
2. Benchimol A, Harris CL, Desser KB et al. (1973) Resting electrocardiogramm in major coronary artery disease. JAMA 224: 1489
3. Berglund G, Wilhelmen L, Sannerstedt R et al. (1978) Coronary heart-disease after treatment of hypertension. Lancet I:1
4. Borer JS, Brensike JF, Redwood DR et al. (1975) Limitations of the electrogardiographic response to exercise inpredicting coronary artery disease. N Engl J Med 293: 367
5. Cohen MM, Duncan PG (1981) Physical status score and trends in anesthetic complications. J Clin Epidemiol 41: 83
6. Farnett L, Mulrow CD, Linn WD et al. (1991) The J-curve phenomenon and the treatment of hypertension. Is there a point beyond which pressure reduction is dangerous? JAMA 265: 489
7. Farrow SC, Fowkes FGR, Lunn JN et al. (1982) Epidemiology in anaesthesia II: Factors affecting mortality in hospital. Br J Anaesth 54: 811
8. Fleisher LA, Barash PG (1992) Preoperative cardiac evaluation for noncardiac surgery: A functional approach. Aesth Analg 74: 568
9. Fowkes FGR, Lunn JN, Farrow SC et al. (1982) Epidemiology in anaesthesia III: Mortality risk in patients with coexisting physical disease. Br J Anaesth 54: 819
10. Gibson RS, Beller GA, Gheorgiade M, et al. (1986) The prevalence of residual myocardial ischemia 2 weeks after uncomplicated non Q-wave infarction : a prospective natural history study. Circulation 73: 1186
11. Goldman L, Caldera DL, Nussbaum SR, et al. (1977) Multifactorial index of cardiac risk in noncardiac surgical procedures. N Engl J Med 297: 845
12. Goldman L, Caldera DL (1979) Risks of general anesthesia and elective operation in the hypertensive patient. Anesthesiology 50: 285
13. Goldschlager N (1982) Use of the treadmill test in the diagnosis of coronary artery disease in patients with chest pain. Ann Int Med 97: 383
14. Hertzer NR, Young JR, Beven EG et al. (1987) Late results of coronary bypass in patients with infrarenal aortic aneurysmas. The Cleveland Clinic Study. Ann Surg 205: 360

15. Heyman A, Wilkinson WE, Heyden S et al. (1980) Risk of stroke in asymptomatic persons with cervical arterial bruits. A population study in Evans Country, Georgia. N Engl J Med 302: 838

16. Higgins TL, Estefanous FG, Loop FD, et al. (1992) Stratification of morbidity and mortality outcome by preoperative risk factors in coronary artery bypass surgery. JAMA 267: 2344

17. Hypertension Detection and Follow-up Program Cooperative Group (1982) The effect of treatment on mortality in „mild" hypertension. N Engl J Med 307: 976

18. Lalka SG, Sawada SG, Dalsing MC et al. (1992) Dobutamine stress echocardiography as a predictor of cardiac events associated with aortic surgery. J Vasc Surg 15: 831

19. Levy D, Garrison RJ, Savage DD et al. (1989) Left ventricular mass and the incidence of coronary heart disease in an elderly cohort: The Framingham heart study. Ann Intern Med 110: 101

20. Lunn JN Farrow SC, Fowkes FGR et al. (1982) Epidemiology in anaesthesia I: Anaesthetic practice over 20 years. Br J Anaesth 54: 803

21. Mangano DT (1990) Perioperative cardiac morbidity. Anesthesiology 72:153

22. Mangano DT, Browner WS, Hollenberg M, et al. (1990) Association of perioperative myocardial ischemia with cardiac morbidity and mortality in men undergoing noncardiac surgery. The Study of Perioperative Ischemia Research Group [see comments]. N Engl J Med 323: 1781

23. Mangano DT, Browner WS, Hollenberg M, et al. (1992) Long – term cardiac prognosis following noncardiac surgery. JAMA 268: 233

24. Mantha S, Roizen MF, Barnard J et al. (1994) Relative effectiveness of preoperative nonivasive cardiac evaluation tests on predicting adverse cardiac outcomes following vascular surgery. Anesth Analg 79: 422

25. Marx GF, Mateo CV, Orkin LR (1973) Computer analysis of postanesthetic deaths. Anesthesiology 39: 54

26. Mckann RL, Clements FM (1989) Silent myocardial ischemia in patients undergoing peripheral vascular surgery: Incidence and association with perioperative cardiac morbidity and mortality. J Vasc Surg 9: 583

27. Multiple Risk Factor Intervention Trial Research Group (1982) Multiple risk factor intervention trial. Risk factor changes and mortality results. JAMA 248: 1465

28. Olsson GL, Hallen B (1988) Cardiac arrest during anesthesia. A computer aided study in 250543 anaesthetics. Acta Anaesthesiol Scand 32: 653

29. Pedersen T, Eliasen K, Henriksen E (1990) A prospective study of risk factors and cardiopulmonary complications associated with anesthesia and surgery: risk indicators of cardiopulmonary morbidity. Acta Anaesthesiol Scand 34: 144

30. Prys-Roberts C, Meloche R, Foex P (1971) Studies of anesthesia in relation to hypertension. I: Cardiovascular responses of treated and untreated patients. Br J Anesth 43: 122

31. Raby KE, Goldmann L, Creager MA (1989) Correlation between preoperative ischemia and major cardiac events after peripheral vascular surgery. N Engl J Med 321: 1296

32. Roizen MF (1994) Anesthetic implications of concurrent disease. In: Miller RD (ed) Anesthesia, 4th edn. Churchill Livingstone, New York, pp 903–1014

33. Ropper AH, Wechsler LR, Wilson LS (1982) Carotid bruit and the risk of stroke in elective surgery. N Engl J Med 307: 1388

34. SHEP Cooperative Study Group (1991) Prevention of stroke by antihypertensive drug treatment in older persons with isolated systolic hypertension. Final results of the Systolic Hypertension in the Elderly Program (SHEP). JAMA 265: 3255

35. Sprague HB (1929) The heart in surgery. An analysis of results of surgery on cardiac patients during the past ten years at the Massachusetts General Hospital. Surg Gynecol Obstet 49: 54

36. Stone JG, Foex P, Sear JW et al. (1988) Risk of myocardial ischemia during anesthesia in treated and untreated hypertensive patients. Br J Anesth 61: 675

37. Tischler MD, Lee TH, Hirsch AT et al. (1992) Prediction of major cardiac events after peripheral vascular surgery using dipyramidole echocardiography. Am J Card 126: 593

38. Tomatis LA, Fierens EE, Verbrugge GP (1972) Evaluation of surgical risk in peripheral vascular disease by coronary angiography: a series of 100 cases. Surgery 71: 429

39. Vacanti CJ, Van Houten RJ, Hill RC (1970) A statistical analysis of the relationsship of physical status to postoperative mortality in 68,388 cases. Anesth Analg 49: 564

40. Veterans Administration Study on Antihypertensive Agents (1967) Effects of treatment on morbidity in hypertension. JAMA 202: 1028

41. Veterans Administration Cooperative Study Group on Antihypertensive Agents (1970) Effects of treatment on morbidity in hypertension. Results in patients with diastolic blood pressure averaging 90 through 114 mm Hg. JAMA 213: 1143

42. Weiner DA Ryan TJ, McCabe CH et al. (1979) Exercise stress testing. Correlations among history of angina, ST- segment response and prevalence of coronary ertery disease in the Coronary Artery Surgery Study (CASS). N Engl J Med 301: 230

43. Williams GH (1994) Hypertensive vascular disease. In: Isselbacher KJ, Braunwald E, Wilson JD, Martin JB, Fauci AS, Kasper DL (eds) Harrisons principles of internal medicine, 13th edn. McGraw-Hill Inc, New York, p 1124
44. Wolfsthal SD (1989) The clinical characteristics and perioperative blood pressure lability in hypertensive patients referred for preoperative medical evaluation. Clin Res 37: 8034 A
45. Ziffren SE, Hartford CE (1972) Comparative mortality for various surgical operations in older versus younger age groups. J Am Geriatr Soc 20: 485

Adaptation an Myokardischämie: „hibernating myocardium"

R. Schulz, G. Heusch

Definition

Eine Myokardischämie hinterläßt unterschiedliche Folgezustände. Wenn eine schwere Ischämie länger als 20 min andauert, entwickelt sich ein Myokardinfarkt, und ein irreversibler Verlust der kontraktilen Funktion tritt ein. Wenn die myokardiale Ischämie weniger schwer, aber dennoch lang anhaltend ist, kann das Myokard vital bleiben, seine kontraktile Funktion ist jedoch chronisch reduziert; die kontraktile Funktion normalisiert sich dann nach Reperfusion. Dieser Zustand ist als „hibernating myocardium" bezeichnet worden [11]. Der Begriff „hibernation" (Winterschlaf) wird für das Myokard in Analogie etwa zu einem Bären gebraucht, der im Winterschlaf seinen Energiebedarf reduziert und damit auch ohne Nahrungszufuhr den Winter überlebt. Schließlich kann eine Myokardischämie durch Reperfusion beseitigt werden; die vollständige Erholung der kontraktilen Funktion eines reversibel geschädigten Myokards erfolgt aber nicht unmittelbar, sie kann erhebliche Zeit erfordern [8].

Frühischämische kontraktile Dysfunktion

Die Mechanismen, die für die rasche kontraktile Dysfunktion im akut ischämischen Myokard verantwortlich sind, sind noch weitgehend unklar (vgl. [7] und folgende Übersicht).

Potentielle Mechanismen der frühischämischen kontraktilen Dysfuntion
– Reduktion energiereicher Phosphate (ATP, Kreatinphosphat) – Anreicherung von anorganischem Phosphat – Reduktion der freien Energie aus der ATP-Hydrolyse – Anreicherung von Protonen und Laktat – Störung des sarkoplasmatischen Kalziumtransports – Desensitivierung der Myofibrillen gegenüber Kalzium – Kollaps des koronaren Gefäßsystems

ATP ist letztlich die Energiequelle des kontraktilen Prozesses. Verständlicherweise wurde deshalb die ischämie-induzierte Reduktion der Konzentration von ATP als ein Mechanismus der akuten ischämischen kontraktilen Dysfunktion vorgeschlagen. Experimentell kann dieser Zusammenhang bisher jedoch nicht bestätigt werden.

Unabhängig von Änderungen in der absoluten Konzentration des ATP ist jedoch die freie Energie aus der Hydrolyse des ATP von entscheidender Bedeutung. Bei isolierten, salin perfundierten Herzen korreliert zumindest quantitativ die Reduktion der freien Energie aus der ATP-Hydrolyse mit der Reduktion der kontraktilen Funktion.

Andere Mediatoren der regionalen kontraktilen Dysfunktion bei akuter Myokardischämie wurden vorgeschlagen, wie eine Akkumulation von Laktat, eine intrazelluläre Azidose oder eine Störung des sarkoplasmatischen Kalziumtransports. Auch ein Kollaps des koronaren Gefäßsystems könnte an der Reduktion der kontraktilen Funktion beteiligt sein. Die Anreicherung von anorganischem Phosphat aus dem Abbau von ATP und Kreatinphosphat ist wohl am ehesten der zentrale Mediator des frühischämischen Funktionsverlustes; der Anstieg des anorganischen Phosphats könnte dabei die kontraktile Funktion über eine Bindung von freiem Kalzium sowie einer Desensitivierung der Myofibrillen gegenüber dem freien Kalzium reduzieren.

Der Übergang von einem Mißverhältnis zwischen Angebot und Bedarf zum myokardialen „hibernation"

Die Myokardischämie wird traditionell als ein Mißverhältnis zwischen Energieangebot und -bedarf charakterisiert. In den ersten Sekunden nach einer akuten Reduktion der Koronardurchblutung übersteigt der Energiebedarf des Myokards sicherlich das reduzierte Energieangebot. Dieses kurzfristige Ungleichgewicht zwischen der regionalen kontraktilen Funktion (Energiebedarf) und der reduzierten Koronardurchblutung (Energieangebot) während der frühen Phase einer Myokardischämie wurde als relative Ischämie bezeichnet [5]. Wie zuvor beschrieben, löst eine Ischämie jedoch Mechanismen aus, die zu einem raschen Verlust der regionalen kontraktilen Funktion führen [7]. Zumindest in den ersten Minuten bis Stunden einer Myokardischämie ist die Reduktion der Funktion in Proportion zur Reduktion der Durchblutung. Ross prägte hierfür den Begriff „perfusion-contraction matching" [15]; dies ist ein Charakteristikum des „short-term hibernation":

Charakterisierung des „short-term hibernating myocardium"

- Gleichgewicht zwischen der reduzierten regionalen myokardialen Durchblutung und der reduzierten kontraktilen Funktion („perfusion-contraction matching")
- Erholung der kontraktilen Funktion nach Reperfusion
- Erholung metabolischer Parameter (Kreatinphosphat, Laktat) während andauernder Ischämie
- Rekrutierbare inotrope Reserve auf Kosten der metabolischen Erholung

Charakterisierung des „long-term hibernating myocardium"

- Reduktion der Anzahl der Myofibrillen und Zunahme des kollagenen Gewebes
- Erholung der kontraktilen Funktion nach Reperfusion

Ein Zustand von „perfusion-contraction matching" kann zumindest über 5 h anhalten. Im Experiment kann eine Reduktion der myokardialen Durchblutung, die die kontraktile Funktion um etwa 50% einschränkt, für 5 h aufrechterhalten werden, ohne daß sich Nekrosen in diesem dysfunktionalen Myokard entwickeln; nach Reperfusion erholt sich die kontraktile Funktion vollständig [8].

Metabolismus des „short-term hibernating myocardium"

Der metabolische Zustand eines moderat minderperfundierten Myokards erholt sich, obwohl die regionale kontraktile Dysfunktion sowie die Reduktion der myokardialen Durchblutung und des O_2-Verbrauchs anhalten [2, 3, 9, 16]. Nach 5 min einer Ko-

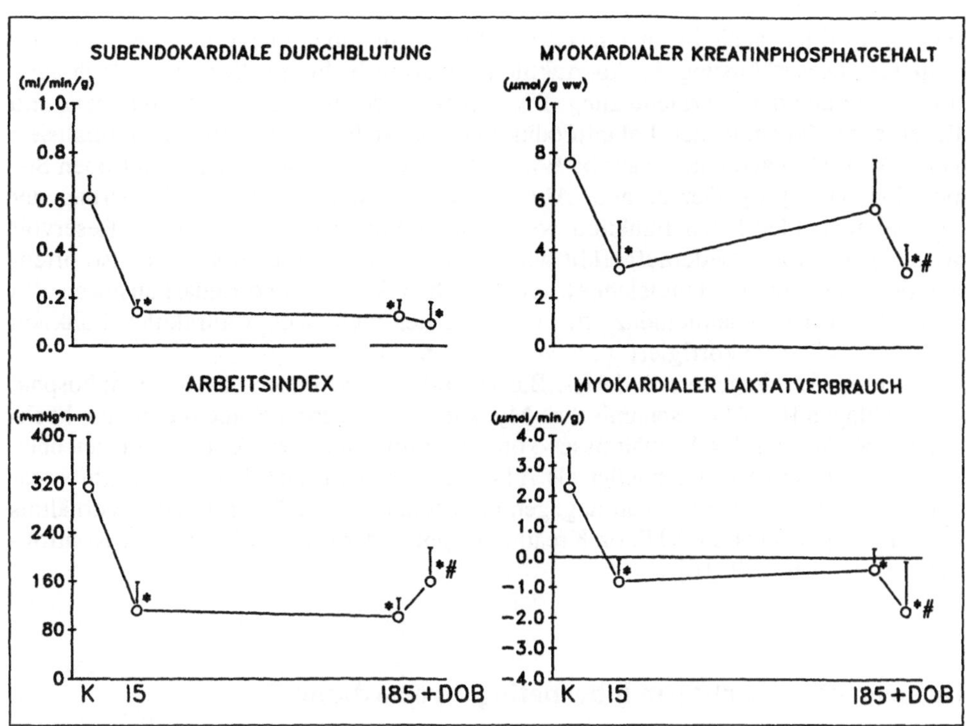

Abb. 1. Subendokardiale Durchblutung, regionale Herzarbeit, Kreatinphosphat und Laktatverbrauch während 90 min moderater Ischämie *(I)* mit anschließender intrakoronarer Dobutamininfusion *(Dob)*. Die subendokardiale Durchblutung der Vorderwand, die regionale kontraktile Funktion und der Kreatinphosphatgehalt waren nach 5 min Ischämie *(I 5)* deutlich reduziert. Der Laktatverbrauch war zu einer Nettolaktatproduktion umgekehrt. Eine Verlängerung der Ischämie auf 85 min *(I 85)* hatte keinen zusätzlichen Einfluß auf die subendokardiale Durchblutung oder die regionale kontraktile Funktion. Die myokardiale Laktatproduktion schwächte sich ab, während das Kreatinphosphat auf einen Wert zurückkehrte, der nicht mehr signifikant vom Kontrollwert verschieden war. Die Infusion von Dobutamin *(+ Dob)* nach 90 min Ischämie steigerte die regionale myokardiale Funktion signifikant und verursachte wiederum einen Anstieg der Laktatproduktion und eine Abnahme des Kreatinphosphatgehalts. Daten sind Mittelwerte ± SD. (Aus [16])

ronarstenosierung findet sich eine signifikante Laktatproduktion, ein Anstieg des koronarvenösen pCO_2 und eine Abnahme des koronaren pH. Alle 3 Parameter erholen sich jedoch allmählich über 3 h, trotz anhaltender Reduktion der regionalen myokardialen Durchblutung und des O_2-Verbrauchs und bei unveränderter regionaler kontraktiler Dysfunktion [3]. In ähnlicher Weise erholt sich das myokardiale Kreatinphosphat, wenn eine akute Myokardischämie im Experiment von 5 auf 60 min [9] oder 90 min [16] verlängert wird, obwohl die regionale kontraktile Funktion sich nicht erholt. Diese Ergebnisse weisen darauf hin, daß die regionale kontraktile Funktion nach moderater Minderdurchblutung abnimmt und damit über die Zeit eine partielle Normalisierung ischämie-induzierter metabolischer Veränderungen gestattet.

Rekrutierung einer inotropen Reserve auf Kosten der metabolischen Erholung als ein Beleg für „short-term hibernating myocardium"

Obwohl die Basisfunktion des ischämischen Myokards reduziert ist und bleibt, behält das minderdurchblutete Myokard seine Ansprechbarkeit auf eine inotrope Stimulation mit Dobutamin [16, 17]. Adrenerge Rezeptoren sind also noch zugänglich, die elektromechanische Kopplung kann noch stimuliert werden, und schließlich können die Myofibrillen auch in angemessener Weise mit einer Steigerung der Funktion reagieren. Dieser Anstieg der kontraktilen Funktion bedingt selbstverständlich auch eine Steigerung der Energienutzung. Die Abnahme des myokardialen Glykogens und die erneute Zunahme der Laktatproduktion, die sich zuvor teilweise normalisiert hatte (Abb. 1), legen eine anaerobe Energiebereitstellung während der inotropen Stimulation nahe [16]. Der erneute Abfall des Kreatinphosphats bei Steigerung der regionalen myokardialen Funktion weist darauf hin, daß dieses Energie-Reservoir rascher genutzt als wiederaufgefüllt wird. Die inotrope Stimulation kann also offensichtlich wiederum ein Ungleichgewicht zwischen Angebot und Bedarf auslösen, das zuvor durch die ischämieinduzierte Abnahme der regionalen kontraktilen Funktion zumindest teilweise korrigiert worden war (Abb. 1).

Als eine Art Angebots-Bedarfs-,,Barometer" wurde daher das Kreatinphosphat vorgeschlagen [6]. Akut ischämisches Myokard ist in diesem Sinne durch eine hochgradige Reduktion des Verhältnisses von Kreatinphosphat zu ATP gekennzeichnet, da Kreatinphosphat viel schneller als ATP reduziert ist [1, 6]. Von einem ,,hibernating myocardum" erwartet man dagegen ein normales oder übernormales Verhältnis von Kreatinphosphat zu ATP, da Kreatinphosphat über die Zeit hin bis auf Kontrollwerte zurückkehrt [9, 16].

Grenzen des ,,short-term hibernating myocardium"

Die sich ausbildende Balance von Energieangebot und -bedarf im ,,hibernating myocardium" kann leicht gestört werden. Wird nach den ersten 5 min einer Ischämie, die in ihrer Ausprägung myokardiales ,,hibernation" erlaubt, das Energieangebot weiter reduziert und/oder der Energiebedarf durch kontinuierliche inotrope Stimulation mit Dobutamin gesteigert, so wird die Entstehung des myokardialen ,,hibernation" verhindert und das Myokard infarziert ([19], Abb. 2).

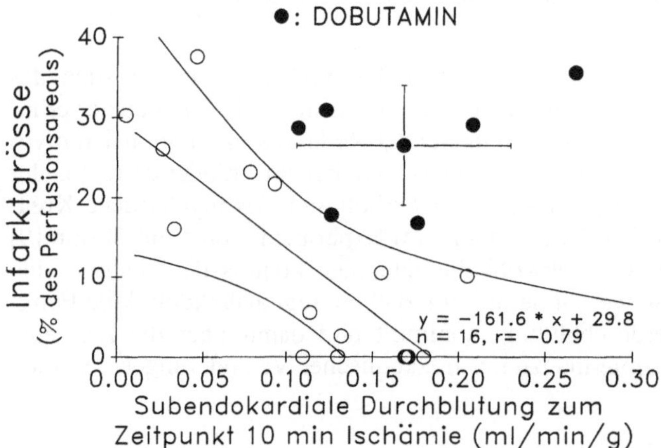

Abb. 2. Beziehung zwischen der subendokardialen Durchblutung und der Infarktgröße in Prozent des Perfusionsareals. Die *offenen Kreise* symbolisieren Daten von Tieren ohne inotrope Stimulation; die *ausgefüllten Kreise* sind Daten von Tieren, denen im Verlauf einer 90minütigen Ischämie für 85 min Dobutamin intrakoronar infundiert wurde. Die subendokardiale Durchblutung, die mit dem vollständigen Fehlen von Nekrosen und einer Erholung einiger metabolischer Parameter vereinbar ist, beträgt 0,18 ml/min/g. Das Ausmaß der Myokardnekrosen, gemessen nach 2stündiger Reperfusion, war in den Tieren, die der inotropen Stimulation mit Dobutamin unterzogen wurden, stärker ausgeprägt, als durch die Durchblutungsreduktion allein zu erwarten war. (Mod. nach [19])

14

Identifizierung des „hibernating myocardium"

Im Gegensatz zu ebenfalls dysfunktionalem, aber irreversibel geschädigtem Myokard kann im „hibernating myocardium" eine inotrope Reserve rekrutiert werden; die Rekrutierung der inotropen Reserve erfolgt dann auf Kosten der metabolischen Erholung (vgl. [16, 19] und Übersicht unten).

Rein formal gestattet im Experiment auch die myokardiale Kontraktionsform, nämlich das Ausmaß einer postsystolischen Wandverdickung während Ischämie die Unterscheidung zwischen irreversibel geschädigtem und vitalem, „hibernating myocardium" [14]. Das Ausmaß der postsystolischen Wandverdickung zum Ende einer 90minütigen Ischämie korreliert negativ mit dem Ausmaß an Nekrosen, positiv mit dem myokardialen Gehalt an Kreatinphosphat, dem Ausmaß der Steigerung der regionalen myokardialen Funktion während inotroper Stimulation, und der Erholung in der Reperfusion.

<table>
<tr><td>

Diagnose des „hibernating myocardium"

</td></tr>
<tr><td>

Nachweis eines „perfusion-contraction matching" (reduzierte kontraktile Funktion bei reduzierter Durchblutung)
- „Positronen Emissions Tomographie" (^{13}N, ^{15}O)
- 201TI-Szintigraphie, insbesondere nach Redistribution oder Reinjektion
- 99mTc-Sestamibi-Szintigraphie, insbesondere nach Redistribution oder Reinjektion

(Techniken, die die gleichzeitige Erfassung der regionalen myokardialen Funktion erfordern: z.B. durch Ventrikulographie, Echokardiographie)

</td></tr>
<tr><td>

Nachweis eines „perfusion-metabolism mismatch" (erhöhte glykolytische Aktivität bei reduzierter Durchblutung)
- Positronen Emissions Tomographie (^{18}FDG und ^{13}N oder ^{15}O)

</td></tr>
<tr><td>

Rekrutierung einer inotropen Reserve auf Kosten einer Verschlechterung der metabolischen Situation
- Streßechokardiographie
- Postextrasystolische Potenzierung während Ventrikulographie oder Echokardiographie

(Techniken, die die gleichzeitige Erfassung metabolischer Parameter erfordern: z. B. durch Positronen Emissions Tomographie, Laktatbestimmung aus dem Koronarsinus)

</td></tr>
</table>

Charakterisierung eines „long-term hibernating myocardium"

Tierexperimentelle Untersuchungen, die „hibernation" über mehr als wenige Stunden [8] beschreiben und charakterisieren, liegen nicht vor. „Long-term hibernation" oder „hibernation" im engeren Sinne, so wie der Begriff erstmals von Rahimtoola geprägt wurde, ist z.Z. ein nur klinisch definierter Zustand chronisch andauernder, schmerzloser ischämischer Dysfunktion, der sich nach Reperfusion bessert [10, 12]. Ein solcher Zustand kann klinisch bei verschiedenen Ausprägungen der koronaren Herzkrankheit bestehen: bei Patienten mit instabiler Angina, bei Patienten mit chronisch stabiler Angina, bei Patienten mit Myokardinfarkt im nicht von dem Infarkt betroffenen Myokard sowie bei Patienten mit Herzinsuffizienz [13]:

„Long-term hibernation" geht mit erheblichen morphologischen Veränderungen einher. In Biopsien von Patienten mit nach Bypassoperationen reversibler Dysfunktion wurde insbesondere ein Verlust an Myofibrillen, eine Desorganisation von Sarkomeren und ein Verschwinden des sarkoplasmatischen Retikulums manifest [4]. Das kollagene Bindegewebe nimmt zu. Selbst wenn also das Myokard trotz chronischer Minderperfusion vital bleibt und grundsätzlich eine Reversibilität gegeben ist, bestehen schwere morphologische Veränderungen. Verständlicherweise kann dann die vollständige Erholung der Funktion Monate brauchen [11].

„Hibernation" oder „Stunning" als Ursache der persistierenden kontraktilen Dysfunktion

Die Reduktion der kontraktilen Funktion könnte einerseits Folge einer persistierenden Ischämie sein, also einem wirklichen „hibernation" entsprechen. Andererseits könnte die Reduktion der kontraktilen Funktion Folge rezidivierender kurzer Ischämieepisoden mit nachfolgender Dysfunktion im Sinne eines „repetitiven Stunning" sein. In der Tat war in einer neueren Untersuchung bei Patienten mit vollständigem Verschluß des Ramus interventricularis anterior oder circumflexus der linken Koronararterie, aber guter Kollateralisierung eine chronische kontraktile Dysfunktion bei normaler Durchblutung zu finden. Allerdings war die Zunahme der Durchblutung während Dipyridamolinfusion deutlich reduziert. Es wäre daher denkbar, daß bei diesen Patienten mit normaler Ruhedurchblutung, aber eingeschränkter Koronarreserve wiederholte Episoden einer belastungsinduzierten Ischämie auftreten und als Folgezustand eines „repetitiven Stunning" eine chronische kontraktile Dysfunktion hinterlassen [21]. Diese Untersuchung schließt jedoch die Existenz eines echten „long-term hibernation" mit chronischer kontraktiler Dysfunktion aufgrund einer persistierenden Ischämie nicht aus.

Wichtige Fragen zum Phänomen des myokardialen „Hibernation" bleiben noch zu lösen:

1. Für wie lange kann das ischämische Myokard seine metabolische und strukturelle Integrität aufrechterhalten? Es ist möglich, daß der metabolische Zustand sich über die Zeit hinweg wieder verschlechtert. In diesem Szenario wäre der frühzeitige Verlust der kontraktilen Funktion während moderater Ischämie nur ein zeitlich begrenzter Mechanismus zur Verlängerung der myokardialen Vitalität, grundsätzlich aber befristet. Auf der anderen Seite wäre es auch denkbar, daß das Myokard einen solchen Zustand unbeschränkt aufrechterhalten kann. Geht der Zustand des „short-term hibernation" kontinuierlich in „long-term hibernation" über?
2. Welche Mechanismen sind für den Übergang von dem initialen Mißverhältnis von Energieangebot und -bedarf zu einem Zustand mit pari passu reduzierter Durchblutung und Funktion verantwortlich? Auszuschließen ist, daß eine Veränderungen der β-Adrenozeptoren an dem Übergang von dem initialen Mißverhältnis von Energieangebot und -bedarf zu einem Zustand des myokardialen „hibernation" beteiligt ist, da die β-Adrenozeptorendichte und -affinität gegenüber Katecholaminen im Verlauf von 90 min Ischämie unverändert bleibt [19]. Auch sind weder

das während Ischämie vermehrt freigesetzte Adenosin noch die Aktivierung ATP-abhängiger Kaliumkanäle für die Entstehung des myokardialen „hibernation" von Bedeutung, da weder nach dem gesteigerten Abbau des endogenen Adenosins durch intrakoronare Infusion von Adenosindeaminase [18] noch nach der vollständigen Blockade der ATP-abhängigen Kaliumkanäle mit Glibenclamid [20] eine Änderung der funktionellen oder metabolischen Parameter im „hibernating myocardium" folgt.

3. Für wie lange kann das ischämische Myokard seine Reagibilität auf eine inotrope Provokation aufrechterhalten? Einem progressiven Verlust der Myofibrillen folgt unweigerlich eine verminderte und letztendlich eine aufgehobene Ansprechbarkeit des Myokards auf eine inotrope Stimulation. Somit kann die Identifizierung von vitalem („hibernating") Myokard durch inotrope Stimulation im Laufe der Zeit verlorengehen.

4. Stellt die chronische kontraktile Dysfunktion beim Patienten echtes „Hibernation" im Sinne einer chronisch anhaltenden Ischämie oder die Reduktion auf wiederholte Episoden von Ischämie mit Reperfusion („repetitives Stunning") dar?

5. Läßt sich schließlich nach besserer Kenntnis der dem myokardialen „hibernation" zugrunde liegenden Mechanismen solches „hibernation" therapeutisch induzieren oder verstärken? Damit wäre vielleicht der zeitliche Spielraum zwischen dem Beginn ischämischer Symptome und dem Einsatz von Reperfusionsmaßnahmen zu vergrößern.

Zusammenfassung und klinische Konsequenzen

Eine Situation anhaltender kontraktiler Dysfunktion in vitalem Myokard, die sich nach Reperfusion normalisiert, wird myokardiales „hibernation" genannt. Der metabolische Zustand eines so minderperfundierten Myokards verbessert sich über die ersten Stunden, insofern die initial auftretende myokardiale Laktatproduktion mit der Zeit abgeschwächt ist und die Kreatinphosphatkonzentration nach einer kurzfristigen Reduktion bis auf die Ausgangswerte zurückkehrt. Im Zustand des „hibernation" kann das Myokard auf kurzfristige inotrope Stimulation durch Dobutamin mit gesteigerter kontraktiler Funktion reagieren. Diese Rekrutierung einer inotropen Reserve geschieht jedoch auf Kosten der metabolischen Erholung. Die Steigerung der kontraktilen Funktion während kurzdauernder inotroper Stimulation auf Kosten der metabolischen Erholung kann zur Identifizierung des „hibernating myocardium" genutzt werden. „Hibernation" in den ersten Stunden einer Myokardischämie („short-term hibernation") ist experimentell gut dokumentiert. „Hibernation" über Wochen und Monate („long-term hibernation") kann nur aus klinischen Studien vermutet werden. In Biopsien aus Myokardregionen mit chronischer kontraktiler Dysfunktion finden sich eine Abnahme und Desorganisation von Myofibrillen, eine Zunahme von Glykogengranula und eine Zunahme des kollagenen Bindegewebes. Nach Reperfusion bei chronisch dysfunktionalem Myokard kann sich auch bei Patienten die kontraktile Funktion erholen.

Die einzig sinnvolle Therapie des „hibernating myocardium" ist die Reperfusion, sei es durch chirurgische oder interventionell-kardiologische Maßnahmen. In der Klinik besteht das Problem in der diagnostischen Erfassung vitalen Myokards und der Abgrenzung vitalen, noch ischämischen und damit therapiebedürftigen „hibernating" von bereits reperfundiertem, aber ebenfalls dysfunktionalem „stunned" Myokard. Experimentell steht die Frage nach den zugrundeliegenden Mechanismen im Vordergrund.

Literatur

1. Camacho SA, Lanzer P, Toy BJ, Gober J, Velenza M, Botvinick EH, Weiner MW (1988) In vivo alterations of high-energy phosphates and intracellular pH during reversible ischemia in pigs: a 31P magnetic resonance spectroscopy study. Am Heart J 116: 701–708
2. Downing SE, Chen V (1990) Myocardial hibernation in the ischemic neonatal heart. Circ Res 66: 763–772
3. Fedele FA, Gewirtz H, Capone RJ, Sharaf B, Most AS (1988) Metabolic response to prolonged reduction of myocardial blood flow distal to a severe coronary artery stenosis. Circulation 78: 729–735
4. Flameng WR, Suy R, Schwarz F et al. (1981) Ultrastructural correlates of left ventricular contraction abnormalitiers in patients with chronic ischemic heart disease: Determinants of reversible segmental asynergy postrevascularization surgery. Am Heart J 102: 846–857
5. Gallagher KP, Matsuzaki M, Osakada G, Kemper WS, Ross J Jr (1983) Effect of exercise on the relationship between myocardial blood flow and systolic wall thickening in dogs with acute coronary stenosis. Circ Res 52: 716–729
6. Guth BD, Martin JF, Heusch G, Ross J Jr (1987) Regional myocardial blood flow, function and metabolism using phosphorus- 31 nuclear magnetic resonance spectroscopy during ischemia and reperfusion. J Am Coll Cardiol 10: 673–681
7. Guth BD, Schulz R, Heusch G (1993) Time course and mechanisms of contractile dysfunction during acute myocardial ischemia. Circulation 87 [Suppl IV]: IV-35-IV-42
8. Matsuzaki M, Gallagher KP, Kemper WS, White F, Ross J Jr (1983) Sustained regional dysfunction produced by prolonged coronary stenosis: gradual recovery after reperfusion. Circulation 68: 170–182
9. Pantely GA, Malone SA, Rhen WS, Anselone CG, Arai A, Bristow J, Bristow JD (1990) Regeneration of myocardial phosphocreatine in pigs despite continued moderate ischemia. Circ Res 67: 1481–1493
10. Rahimtoola SH (1982) Coronary bypass surgery for chronic angina – 1981. Circulation 65: 225–241
11. Rahimtoola SH (1985) A perspective on the three large multicenter randomized clinical trials of coronary bypass surgery for chronic stable angina. Circulation 72 [Suppl V]: V-123-V-135
12. Rahimtoola SH (1989) The hibernating myocardium. Am Heart J 117: 211–221
13. Rahimtoola SH (1991) Clinical overview of management of chronic ischemic heart disease. Circulation 84 [Suppl I]: I-81-I-84
14. Rose J, Schulz R, Martin C, Heusch G (1993) Post-ejection wall thickening as a marker of successful short term hibernation. Cardiovasc Res 27: 1306–1311
15. Ross J Jr (1991) Myocardial perfusion-contraction matching. Implications for coronary heart disease and hibernation. Circulation 83: 1076–1083
16. Schulz R, Guth BD, Pieper K, Martin C, Heusch G (1992) Recruitment of an inotropic reserve in moderately ischemic myocardium at the expense of metabolic recovery: a model of short-term hibernation. Circ Res 70: 1282–1295
17. Schulz R, Miyazaki S, Miller M, Thaulow E, Heusch G, Ross J Jr, Guth BD (1989) Consequences of regional inotropic stimulation of ischemic myocardium on regional myocardial blood flow and function in anesthetized swine. Circ Res 64: 1116–1126
18. Schulz R, Rose J, Heusch G (1994) Endogenous adenosine is not involved in the development of short-term myocardial hibernation. J Moll Cell Cardiol 26: 234 (Abstract)
19. Schulz R, Rose J, Martin C, Brodde OE, Heusch G (1993) Development of short-term myocardial hibernation: its limitation by the severity of ischemia and inotropic stimulation. Circulation 88: 684–695
20. Schulz R, Rose J, Martin C, Heusch G (1993) Activation of ATP-dependent potassium channels is not involvedin the development of short-term myocardial hibernation in swine. Circulation 88: I-632 (Abstract)
21. Van Overschelde JLJ, Wijns W, Depré C et al. (1993) Mechanisms of chronic regional postischemic dysfunction in humans. New insights from the study of noninfarcted collateral-dependent myocardium. Circulation 87: 1513–1523

Wachzustände („awareness") während der Narkose: Inzidenz, Ursachen, Vermeidung, rechtliche Aspekte

D. Schwender, S. Klasing, C. Madler, E. Pöppel, K. Peter

Die Möglichkeit, daß ein Patient während einer Operation aus einer Allgemeinanästhesie erwacht und gar Operationsschmerz oder andere chirurgische Manipulationen wahrnehmen und postoperativ bewußt erinnern kann, muß Patienten und Anästhesisten in äußerste Beunruhigung versetzen. Patienten, die solches erleben, sind während der Operation wach, völlig hilflos und in schrecklicher Panik. Nach einer Operation erinnern sie sich ängstlich und lebhaft an den Schmerz und andere Details des chirurgischen Eingriffs.

Patienten beschreiben ihre Erfahrung intraoperativer Wachheit als „den schlimmsten Alptraum aller Alpträume", „die schrecklichste Erfahrung im Leben", „erschreckender als im Krieg zu sein", „dem Tod ausgeliefert zu sein", „das Gefühl, sterben zu müssen", etc. Die Patienten fühlen sich gelähmt, hilflos, alleingelassen mit einer fürchterlichen Angst. Sie nehmen an, etwas sei vollkommen falsch gelaufen und sind nicht in der Lage, aktiv in das Geschehen einzugreifen. Postoperativ können sie ein sogenanntes posttraumatisches Streßsyndrom entwickeln. Ein solches Erlebnis wird wie ein weit außerhalb üblicher menschlicher Erfahrung liegendes Ereignis gewertet. Postoperativ treten Verhaltens- und Befindlichkeitsstörungen auf, die das weitere Leben des Patienten unter Umständen erheblich beeinflussen können. So wird das traumatische Ereignis immer wieder im Wachbewußtsein sowie in immerwiederkehrenden Alpträumen erlebt. Der Patient lebt mit der Angst, so etwas noch einmal erleben zu müssen und meidet Ereignisse, die von ihm mit dem Erlebnis in Zusammenhang gebracht werden. Schlafstörungen, Verletzungs- und Vernichtungsängste, Depression und Todesbefürchtung können sich einstellen. Oft sind die Patienten sehr zurückhaltend mit der Äußerung ihrer Beschwerden, da sie fürchten, ihr Geisteszustand könne für gestört gehalten werden. Die Symptome können für Monate bis Jahre bestehenbleiben und einer Wiedereingliederung ins Berufsleben im Wege stehen. Ob ein Patient postoperativ ein posttraumatisches Streßsyndrom entwickelt, wie ausgeprägt und dauerhaft es ist, scheint entscheidend mit dem Umstand in Beziehung zu stehen, ob intraoperativ Schmerz erlebt worden ist oder nicht. In der Untersuchung von Moermann et al. (1993) litten immerhin ca. 70% der Patienten unter Spätfolgen ihrer intraoperativen Wachheit und der Entwicklung eines mehr oder weniger ausgeprägten posttraumatischen Streßsyndroms. Die Hälfte der Patienten mit Spätfolgen erinnerte Schmerz, wohingegen nur 1 Patient ohne Spätfolgen über ein intraoperatives Schmerzerlebnis berichtete.

Die zum Glück seltenen Berichte, von Patienten, die sich bewußt an intraoperative Ereignisse und Erlebnisse erinnern können, stellen aber vermutlich nur die Spitze eines Eisberges dar. Möglicherweise werden unbewußt in weit größerem Umfang als bewußt, intraoperative Dinge wahrgenommen und auf einer dem Bewußtsein nicht zugänglichen Ebene im Gehirn gespeichert.

Dem Umstand, daß Allgemeinanästhesie kein Alles-oder-nichts-Phänomen ist und auch komplexe psychologische Funktionen während Anästhesie unter Umständen zum Teil verfügbar bleiben können, trägt am ehesten die Klassifizierung intraoperativer Wachphänomene von Jones (1994) Rechnung. Die von ihm vorgenommene Einteilung berücksichtigt, ob Schmerzen erlebt worden sind oder nicht, ob es sich um eine bewußte oder unbewußte Wachheit handelt sowie den möglicherweise unterschiedlichen Einfluß der Anästhetika auf einzelne, unter Umständen unabhängig voneinander funktionierende Gedächtnissysteme, wie das explizite und implizite Gedächtnis.

Jones (1994) unterscheidet im einzelnen die folgenden Wachheitsstufen während Anästhesie:

1. explizit erinnerbare, bewußte Wachheit und Erleben von Schmerz ("conscious awareness with explicit recall and with severe pain"),
2. explizit erinnerbare, bewußte Wachheit ohne Schmerzerlebnis ("conscious awareness with explicit recall but no complaint of pain"),
3. bewußte Wachheit mit Amnesie des expliziten Gedächtnisses und möglicher impliziter Erinnerung ("conscious awareness without explicit recall and possible implicit recall"),
4. unbewußte Wachheit mit Amnesie des expliziten Gedächtnisses und möglicher impliziter Erinnerung ("subconscious awareness without explicit recall and possible implicit recall"),
5. keine Wachheit ("no awareness").

Inzidenz intraoperativer Wachzustände

Jones (1994) schätzt die Häufigkeit bewußter Wachheit mit Schmerzerleben auf weniger als 1 Fall auf 3000 Allgemeinanästhesien in Großbritannien. Er bezieht sich hierbei auf 2 Studien, die die bewußte Wachheit während Allgemeinanästhesie untersuchten. In einer Studie von Pedersen und Johansen (1989) erlebten 2 Patienten von 7306 Patienten, die sich verschiedenen chirurgischen Eingriffen unterziehen mußten, intraoperative Wachheit und Schmerz. Dies entspricht einer Häufigkeit von 1 auf 3653. Lyons und McDonald (1991) untersuchten in einer prospektiven Studie intraoperative Wachphänomene bei 3076 Patientinnen, die sich einer Sectio caesarea unterziehen mußten. Lediglich eine Patientin beklagte geraume Zeit nach der Operation, intraoperativ Schmerz empfunden zu haben.

Bewußte Wachheit ohne Schmerzerleben ist häufiger als bewußte Wachheit mit Schmerzerleben. Darüber hinaus scheint die Häufigkeit sich über die letzten Jahre verändert zu haben. Utting (1990) untersuchte 500 Patienten, bei denen die Allgemeinanästhesie mit Lachgas 70 % aufrechterhalten wurde und berichtete eine Häufigkeit von 2 % bewußter Erinnerungen an intraoperative Ereignisse. Eine Häufigkeit von 1–2 % explizit erinnerbarer intraoperativer Wachzustände für Patienten, die sich den verschiedensten operativen Eingriffen unterziehen mußten, wurden ermittelt von Hutchinson (1960) (1,2 %), Harris (1971) (1,6 %), McKenna und Wilton (1973) (1,5 %) und Wilson (1975) (1,0 %) in den Jahren 1960–1975. Die neueste und vom Untersuchungskollektiv größte Studie wurde 1991 von Liu publiziert. Er konnte lediglich bei nur 0,2 % der untersuchten Patienten eine bewußte Erinnerung an intraoperative Ereignisse postoperativ feststellen. Diese Verminderung intraoperativer Wachepisoden, verglichen mit den früheren Studien, mag Veränderungen in der anästhesiologischen Praxis widerspiegeln sowie bereits Anzeichen dafür sein, daß Anästhesisten dem Problem der intraoperativen Wachheit eine erhöhte Aufmerksamkeit schenken.

Nur wenig bekannt ist bisher, welche Beziehung zwischen der Häufigkeit intraoperativer Wachphänomene und Art des operativen Eingriffs besteht. Wenig Zweifel besteht an der Beobachtung, daß in allen Situationen, in denen eine flachere Allgemeinanästhesie notwendig ist, eine höhere Inzidenz intraoperativer Wachphänomene anzutreffen ist. Diese wird zum Teil in der geburtshilflichen Anästhesie mit 7–28 %, in der akuten Traumatologie mit 11–43 %, bei Operationen am offenen Herzen unter Verwendung des kardiopulmonalen Bypasses mit bis zu 23 % und bei Bronchoskopien mit bis zu 8 % angegeben. Eine die verschiedenen operativen Eingriffe vergleichende Untersuchung liegt bislang jedoch noch nicht vor. Von den in Großbritannien der Medical Defence Union zwischen 1982 und 1986 gemeldeten Fällen intraoperativer Wachheit ereigneten sich in den operativen Bereichen Allgemeinchirurgie 31 %, geburtshilfliche Anästhesie 28 %, in der Gynäkologie 18 %, in der Orthopädie 11 % und in der Zahn-Mund-Kiefer-Chirurgie, HNO und Ophtalmologie 12 %. Evans (1987) ermittelte per Zeitungsinserat 27 Patienten, die intraoperative Wachzustände bewußt erinnerten; 9 waren aus dem Bereich Allgemeinchirurgie, 6 aus der Gynäkologie, 5 aus der HNO-Heilkunde, 4 aus der geburtshilflichen Anästhesie, 3 aus der Thoraxchirurgie und 1 aus der Orthopädie. Moermann und Mitarbeiter (1993) dokumentierten 26 Fälle, die bewußt erinnerbare intraoperative Wachzustände berichteten. Davon entfielen 10 von 26 auf die elektive Allgemeinchirurgie, 7 von 26 auf die akute Traumachirurgie, 5 von 26 auf die Tageschirurgie und 4 von 26 auf die Sectio caesarea. Diese Zahlen gestatten keine Rückschlüsse auf die Häufigkeit bewußt erinnerbarer Wachphänomene in bezug auf die Anzahl der in den verschiedenen operativen Teilgebieten durchgeführten Allgemeinanästhesien. Sie machen aber deutlich, daß intraoperative Wachphänomene nicht nur auf bestimmte Eingriffe in bestimmten operativen Teilgebieten oder auf bestimmte Patientengruppen beschränkt sind.

Nur 2 Untersuchungen geben detaillierte Auskunft darüber, was die intraoperativ erwachten Patienten wahrgenommen haben. Trotz der unterschiedlich zusammengestellten Untersuchungskollektive kommen diese beiden Studien zu sehr ähnlichen Ergebnissen (Evans (1987) ermittelte seine Patienten über Anzeigen in 4 Tageszeitungen, Moermann (1993) untersuchte Patienten, die ihm von Anästhesisten zugewiesen worden sind). Offensichtlich sind es vor allem akustische Wahrnehmungen, die postoperativ von den Patienten erinnert werden können (85–89 %). Ebenso häufig wird über das Gefühl der Muskelparalyse, der Unfähigkeit sich zu bewegen, berichtet (85–89 %), in 78–92 % waren diese Empfindungen begleitet von extremen Angstgefühlen, panikartigen Zuständen, dem Gefühl der Hilflosigkeit und Kraftlosigkeit. Erschreckend ist, daß 39–41 % der Patienten angeben, dabei Schmerz empfunden zu haben.

Bewußte Wachheit mit Amnesie ist naturgemäß schwer zu beurteilen und zu ermitteln, da die Patienten über ihre intraoperative bewußte Wachheit postoperativ nicht berichten können. Es gibt wenige Studien, die sich mit diesem Phänomen unter Verwendung einer sog. „isolierten Unterarmtechnik" oder „isolated forearm technique" befassen. Hierzu wird eine Blutdruckmanschette an einem Arm angelegt und knapp oberhalb des systolischen Blutdrucks aufgeblasen. Dies erlaubt es, daß ein Arm von der systemischen Wirkung der Muskelrelaxation ausgeschlossen bleibt und der Patient intraoperativ einfachen Kommandos, wie z.B. „Bitte drücken Sie meine Hand", nachkommen kann. Russell (1986, 1993) untersuchte allgemeinchirurgische Patienten und Tunstall (1977) und Schultetus (1986) untersuchten geburtshilfliche Patientinnen. Während Sectio caesarea waren es bei Tunstall (1977) 33 % und bei Schultetus (1986) 36–58 % der Patientinnen, die intraoperativ der Aufforderung, die Hand zu drücken, nachkamen. Russell (1986, 1993) ermittelte, daß während Narkoseaufrechterhaltung mit N_2O und Fentanyl 44 % und während Anästhesie mit Midazolam und Alfentanil sogar 72 % der Patienten intraoperativ in der Lage waren, nach Aufforderung die Hand zu drücken.

Wir haben uns bis hierher mit Fällen bewußter Wahrnehmung während Anästhesie beschäftigt, die mit der isolierten Unterarmtechnik intraoperativ oder postoperativ mit explizitem Erinnern an intraoperative Ereignisse erfaßt worden ist. Beim expliziten Erinnern handelt es sich um die freie bewußte Erinnerung an Ereignisse, die einem räumlichen und zeitlichem Rahmen und der Person als Erleber des Ereignisses zugeordnet werden kann. Im Gegensatz hierzu erfolgt implizites Erinnern unbewußt, ohne zeitliche und räumliche Zuordnung in einem inhaltlichen oder semantischen Kontext. Das Phänomen impliziter Erinnerung an intraoperative Ereignisse und die Möglichkeit des Lernens während Anästhesie ist in jüngster Zeit intensiv untersucht worden. Es liegen daher ausreichend experimentelle Belege vor, die das Phänomen der unbewußten Wahrnehmung während Narkose und der impliziten Erinnerung an intraoperative Ereignisse zweifelsfrei belegen.

Bei der Untersuchung impliziter Gedächtnisfunktionen während Anästhesie wurden in einer eher konventionellen Annäherung an die implizite Gedächtnisfunktion Veränderungen im postoperativen verbalen Verhalten untersucht. Millar und Watkinson (1983) zeigten, daß Patienten, die intraoperativ eine Liste von Worten gehört hatten, diese postoperativ signifikant eher wiedererkannten als Patienten einer Kontrollgruppe, denen intraoperativ ein neutrales Tonband vorgespielt worden war. Jelicic und Mitarbeiter (1990) und Roorda-Hrdlickova und Mitarbeiter (1990) zeigten implizite Erinnerungen für Zielworte, die während Anästhesie präsentiert worden waren bei einer Untersuchungsgruppe, verglichen mit einer Kontrollgruppe, die intraoperativ Meeresrauschen hörte. Block et al. (1991) fanden postoperativ implizite Erinnerungen mit einer Wortvervollständigungsaufgabe sowie Erinnerung an unsinnige Wortkonstruktionen, die während Anästhesie vorgespielt worden waren.

Ergänzt werden diese Studien durch zahlreiche Untersuchungen, in denen der Zugang zum impliziten Gedächtnis modifiziert wurde. So wurde versucht, über intraoperative Suggestionen den postoperativen Verlauf positiv zu beeinflussen. Auch unbewußte postoperative Verhaltensänderungen, wie das intraoperativ suggerierte Berühren des Ohrläppchens, der Nase oder des Kinns wurden als Beleg für Lernprozesse während Anästhesie herangezogen. In einigen dieser Studien wurde zum Nachweis intraoperativer Wahrnehmungen postoperativ Hypnose eingesetzt.

Obwohl zahlreiche Untersuchungen experimentellen Anhalt dafür geben, daß intraoperativ unbewußt Information aufgenommen und verarbeitet werden kann und diese postoperativ implizit erinnert werden kann, gibt es auch zahlreiche Studien, die es nicht vermochten, diese positiven Ergebnisse zu replizieren. Ghoneim u. Block (1992) stellen heraus, daß derzeit die Wirkmechanismen der verschiedenen zur Anästhesie verwendeten Medikamente auf die verschiedenen Gedächtnissysteme und vor allem das implizite Gedächtnis noch genauer analysiert werden müssen und Konzentrationen der allgemein verwendeten Anästhetika, die implizites Erinnern unterdrücken, noch genauer ermittelt werden müssen.

Ursachen für Wachzustände während Allgemeinanästhesie

Falsche Bedienung oder Fehlfunktion der Narkosegeräte, wie der leere Narkosegasverdampfer oder das Ansaugen von nicht mit Narkosegas durchmischter Außenluft durch den Beatmer, Fehleinstellung von Perfusoren bei intravenöser Anästhesie stellen mögliche Ursachen für eine nicht adäquate, oberflächliche Anästhesie und intraoperative Wachzustände dar. Durch eine Messung in- und exspiratorischer Narkosegaskonzentrationen im Atemgas des Patienten, können derartige Fehlfunktionen leichter entdeckt werden. Sie kommen jedoch trotz der immer aufwendigeren Technologie unserer Narkosegeräte immer noch vor. Bei bestimmten operativen Eingriffen und in bestimmten anästhesiologischen Situationen, wie bei der Sectio caesarea, bei der akuten Versorgung des polytraumatisierten Patienten, während herzchirurgischer Operationen, Bronchoskopie und bei erschwerter Intubation wird gelegentlich, zum Teil aus medizinischen Erwägungen heraus, eine flache Allgemeinanästhesie in Kauf genommen. Dies leistet intraoperativen Wachzuständen Vorschub, zumal in diesen Situationen die Beurteilung der sogenannten Narkosetiefe meist nicht möglich ist.

Bestimmte Narkoseverfahren und vor allem die zur Allgemeinanästhesie verwendeten Substanzen scheinen ebenfalls mit der Häufigkeit intraoperativer Wachzustände in Beziehung zu stehen. So wird in der Literatur vor allem über intraoperative Wachzustände kasuistisch berichtet, wenn ausschließlich ein Lachgas-Sauerstoff-Gemisch in Kombination mit Muskelrelaxanzien oder ausschließlich Opioide oder Opioide in Kombination mit Benzodiazepinen zur Aufrechterhaltung einer Allgemeinanästhesie eingesetzt werden. Russell (1986, 1993) belegte unter Anwendung der isolierten Unterarmtechnik, daß 44 % seiner Patienten, die zur Aufrechterhaltung Fentanyl und Lachgas erhielten und 72 % seiner Patienten, die Midazolam und Alfentanil zur Allgemeinanästhesie erhielten, ein bis mehrmals intraoperativ erwachten und der Aufforderung, die Hand zu drücken, nachkamen. Auch waren spontane, gezielte motorische Bewegungen als motorische Zeichen intraoperativer Wachzustände 7 mal häufiger während Narkoseaufrechterhaltung mit Flunitrazepam/Fentanyl als während Allgemeinanästhesie mit Isofluran zu beobachten.

Vermeidung von Wachzuständen während Allgemeinanästhesie

Eine gewissenhafte Überprüfung des Narkosegerätes sowie eine in- und exspiratorische Narkosegasmessung sollten eine Gerätedysfunktion als Ursache intraoperativer Wachzustände ausschließen. Darüber hinaus sind Richtlinien zur Verminderung der Häufigkeit intraoperativer Wachzustände aufgrund inadäquater Narkoseführung vorgeschlagen worden. Diese umfassen die ausreichende Prämedikation z.B. mit Benzodiazepinen, die Verabreichung einer über die sogenannte Einschlafdosis hinausgehende Einleitungsdosis mit zusätzlicher Nachinjektion des Einleitungsanästhetikums im Falle der schwierigen Intubation, das Vermeiden unnötiger Muskelrelaxierung, sofern diese nicht für Intubation oder operativen Eingriff benötigt wird, die zu Opioiden zusätzliche Gabe von Lachgas und einem volatilen Anästhetikum in einer Dosierung von mindestens 0,6–1 MAC. Gleiches wird auch in einem Editorial von Hug (1990) herausgestellt, indem er auf die Begrenzungen der Opioide als Allgemeinanästhetika hinweist und die Notwendigkeit einer zusätzlichen Anästhetikagabe unterstreicht. Auch wenn die zusätzliche Gabe z.B. eines volatilen Anästhetikums eine Hypotension hervorrufen könnte, so kann diese leicht und schnell ausreichend mit der Gabe von Vasopressoren oder der Antwort auf einen chirurgischen Reiz behandelt werden. Auch wenn der Zustand und das Überleben eines Patienten entscheidend von der Vermeidung hypotensiver Zustände abhängt, so Hug (1990), soll es erste Priorität der Allgemeinanästhesie sein, Bewußtlosigkeit und die Vermeidung intraoperativer Wachzustände zu garantieren.

Volatile Anästhetika scheinen auch in geringen Konzentrationen besonders geeignet, um die Häufigkeit intraoperativer Wachepisoden zu vermindern. Dies ist für die Substanzen Halothan, Enflurane und Isofluran für verschiedene operative Eingriffe belegt. So war die Inzidenz spontaner intraoperativer Aufwachreaktionen deutlich geringer, wenn Isofluran in Dosierungen von 0,4–0,8 Vol.-% eingesetzt wurde, als während Narkoseaufrechterhaltung mit Flunitrazepam und Fentanyl. Eindrücklich belegt auch die Studie von Lyons et al. (1991) den Einfluß des Anästhesieverfahrens und der Dosierung der Anästhetika auf die Inzidenz intraoperativer Wachphänomene bei Patientinnen, die sich einer Sectio caesarea unterziehen mußten. Nach Ablauf der ersten Studienhälfte wurde die Einleitungsdosis von Thiopental erhöht und 0,5 Vol.-% Halothan wurden durch 1 Vol.-% Isofluran zur Narkoseaufrechterhaltung ersetzt. Dies bewirkte eine Reduktion bewußter Wachepisoden von 13/1000 auf 4/1000.

Rechtliche Aspekte der Wachzustände während Allgemeinanästhesie

Ein Patient, der in eine Allgemeinanästhesie für einen chirurgischen Eingriff einwilligt, erwartet während der Operation ohne Bewußtsein und frei von Schmerzen oder anderen unangenehmen Empfindungen zu sein. Er erwartet nicht, daß er während der Operation die Gespräche des Operationsteams wahrnimmt, operative Manipulationen spürt oder gar Schmerzempfinden ausgesetzt ist. Es ist daher wenig verwunderlich, daß Patienten, die intraoperative Wachzustände erlebt haben, gerichtliche Schritte einleiten und die behandelnden Ärzte auf Schadensersatz verklagen. Dies waren in den Jahren 1960–1985 in Großbritannien im Mittel 4–5 Fälle pro Jahr. Im Jahre 1985 wurde in Großbritannien eine Patientin, die während einer Sectio caesarea wach war und Schmerzen empfand und in Folge ein posttraumatisches Streßsyndrom entwikkelte, mit 13 000 Englischen Pfund Entschädigung abgefunden. Die gerichtliche Auseinandersetzung fand ein reges öffentliches Interesse und wurde durch die Tagespresse weit verbreitet. Seither sind eine weit größere Zahl von Patienten mit ähnlichen Klagen, zumeist erfolgreich, in Großbritannien vor Gericht gegangen. Für die Vereinigten Staaten liegen bisher keine genauen Fallzahlen vor. In der Bundesrepublik Deutschland scheinen derzeit Klagen dieser Art eher äußerst selten. Mit zunehmendem Interesse der Öffentlichkeit für dieses Thema und Problem kann mit einer Häufung derartiger Fälle jedoch auch in der Bundesrepublik Deutschland gerechnet werden.

Grundlagen für die Klagen der Patienten sind ärztlicher Behandlungsfehler, Vertragsbruch durch den Anästhesisten oder die für ein solches Ereignis nicht vorliegende Einwilligung des Patienten. Im allgemeinen liegt die Beweislast auf der Seite des Patienten, der belegen muß, daß er z.B. im Operationssaal Gespräche mitangehört hat und postoperativ erinnern kann. Dieses muß im allgemeinen durch Zeugenaussagen bestätigt werden. Ist die flache Allgemeinanästhesie medizinisch begründet gewesen, liegt kein Behandlungsfehler vor. Ein Vertragsbruch liegt vor, wenn der Anästhesist dem Patienten während der präoperativen Visite versprochen hat, daß dieser während der Operation ohne Bewußtsein ist. Die dritte Grundlage für eine gerichtliche Auseinandersetzung ergibt sich aus dem Umstand, daß der Patient präoperativ weder über die Möglichkeit, während Narkose wach zu sein und Schmerz zu empfinden oder intraoperativ Geräusche oder Gespräche zu hören aufgeklärt worden ist, noch diesem zugestimmt hat. Für uns Anästhesisten ergibt sich hieraus, zumindest gefährdete Patienten (z.B. Sectio caesarea) auf die Möglichkeit intraoperativ zu erwachen etwas großzügiger als bisher hinzuweisen und dieses in Aufklärungs- und Einwilligungsbogen mit aufzunehmen. Um einer unnötigen Beunruhigung des Patienten entgegenzuwirken, sollte aber im Einzelfall auf die ggf. vorhandene medizinische Notwendigkeit einer etwas „flacheren" Allgemeinanästhesie hingewiesen werden. Es sollte dem Patienten versichert werden, daß auch im Falle eines intraoperativen Erwachens kein Grund zur Beunruhigung gegeben ist und der Anästhesist aufmerksam und auf den Umgang mit einer solchen Episode vorbereitet ist.

Literatur

1. Block RI, Ghoneim MM, Sum Ping ST, Ali MA (1991) Human learning during general anaesthesia and surgery. Br J Anaesth 66: 170
2. Evans JM (1987) Patients' experiences of awareness during general anaesthesia. In: Rosen M, Lunn JN (eds) Consciousness, awareness and pain in general anaesthesia. Butterworth, London, p 184
3. Ghoneim MM, Block RI (1992) Learning and consciousness during general anesthesia. Anesthesiology 76: 279
4. Harris TJB, Hetherington RR (1971) Dreaming associated with anaesthesia: the influence of morphine premedication and two volatile adjuvants. Br J Anaesth 43: 172

 5. Hug CC jr (1990) Does opioid ,,anesthesia" exist? Anesthesiology 73: 1
 6. Hutchinson R (1960) Awareness during surgery. Br J Anaesth 33: 463
 7. Jelicic M, Bonke B, Appelboom DK (1990) Indirect memory for words presented during anesthesia. Lancet II: 249
 8. Jones JG (1994) Perception and memory during general anaesthesia. Br J Anaesth 73: 31
 9. Liu WHD, Thorp TAS, Graham SG, Aitkenhead AR (1991) Incidence of awareness wwith recall during general anaesthesia. Anaesthesia 46: 435
10. Lyons G, MacDonald R (1991) Awareness during Caesarean section. Anaesthesia 46: 62
11. McKenna T, Wilton TNP (1973) Awareness during endotracheal intubation. Anaesthesia 28: 599
12. Millar K, Watkinson N (1983) Recognition of words presented during general anaesthesia. Ergonomics 26: 585
13. Moerman N, Bonke B, Oosting J (1993) Awareness and recall during general anesthesia. Anesthesiology 79: 454
14. Pedersen T, Johansen H (1989) Serious morbidity attributable to anaesthesia, consideration for prevention. Anaesthesia 44: 504–508
15. Roorda-Hrdlickova V, Wolters G, Bonke B et al. (1990) Unconscious perception during general anaesthesia, demonstrated by an implicit memory task. In: Bonke B, Fitch W, Millar K (eds) Memory and awareness in anaesthesia. Swets & Zeitlinger, Amsterdam/Lisse, p 150
16. Russell IF (1986) Comparison of wakefulness with two anaesthetic regimes. Br J Anaesth 58: 965
17. Russell IF (1993) Midazolam – Alfentanil: An anaesthetic? An investigation using the isolated forearm technique. Br J Anaesth 70: 42
18. Schultetus RR, Hill CR, Dharamraj CM, Banner TE, Berman LS. (1986) Wakefulness during Cesarean section after anesthetic induction with ketamine, thiopental, or ketamine and thiopental combined. Anesth Analg 65: 723
19. Tunstall ME (1977) Detecting wakefulness during general anaesthesia for Caesarean section. BMJ 1: 1321
20. Utting JE (1990) Clinical aspects of awareness during anaesthesia. In: Bonke B, Fitch W, Millar K (eds) Memory and awareness in anaesthesia. Swets & Zeitlinger, Amsterdam/Lisse, p 259
21. Wilson SL, Vaughan RW, Stephen CR (1975) Awareness, dreams and hallucinations associated with general anaesthesia. Anesth Analg 54: 609

Die klassische Blutgasanalyse (Säure-Basen-Status): Interpretation und Fehler

R. ZANDER

Anfang dieses Jahrhunderts verstand man unter dem Begriff „Blutgasanalyse" die dem Speziallabor vorbehaltene Messung der Sauerstoff- (cO_2, ml/dl) und Kohlendioxid- (cCO_2, ml/dl) Konzentrationen im Blut. Mit der Einführung von Elektroden zur Messung des pH-Wertes, des O_2-Partialdruckes (pO_2, mm Hg) und des CO_2-Partialdruckes (pCO_2, mm Hg) im Blutplasma konnte Mitte des Jahrhunderts die „klassische" Blutgasanalyse Einzug in die Klinik halten.

Diese klassische Blutgasanalyse, nämlich

— Messung von pH, pCO_2 [mm Hg] und pO_2 [mm Hg] und
— Berechnung des Base excess (BE, mmol/l) bei Vorgabe der Hb-Konzentration (cHb, g/dl) und unter Verwendung der berechneten
— (partiellen) O_2-Sättigung (psO_2, %) oder der
— Bikarbonatkonzentration $cHCO_3^-$ [mmol/l]

ist mittlerweile, v. a. methodisch bedingt, eine „moderne" Blutgasanalyse geworden, die je nach Gerätehersteller maximal beinhalten kann:

*Säure-Basen-Status**

Messung von	pH	pCO_2 [mm Hg] pO_2 [mm Hg]	cHb [g/dl]
Berechnung von	psO_2 [%]	Base excess (BE) [mmol/l]	$cHCO_3^-$[mmol/l]

O_2-Status

Messung von	sO_2 [%]	cHb [g/dl]	
	Hb-Derivate	cCOHb [%]	cMetHb [%]
	cO_2 [ml/dl]		

Elektrolytstatus

Messung von	cNa^+[mmol/l]	cK^+ [mmol/l] cCa^{2+}[mmol/l]	cCl^-[mmol/l]

Metabolitstatus

Messung von	$cLaktat^-$[mmol/l] cGlukose [mmol/l]

Gegenstand dieser Darstellung soll allerdings nur die eigentliche (klassische) Blutgasanalyse im Sinne des Säure-Basen-Status sein, auch wenn dieser unzweifelhaft direkte Zusammenhänge zu anderen Teilbereichen besitzt, wie z.B.

— Anstieg von $cLaktat^-$ (Metabolitstatus) als Folge einer Gewebshypoxie (O_2-Status) oder
— Umrechnung von cCa^{2+} (Elektrolytstatus) auf den Norm-pH von 7,40 (Säure-Basen-Status).

---

* In der Bezeichnung „Säure-Basen-Status" ist nach Duden „Basen" nicht der Plural von Base sondern der Singular, der mit einem Bindungs-"n" (Übergangslaut) mit dem folgenden Wort verbunden wird (vgl. z. B. auch Sonnenuntergang).

Diagnostisches Ziel

Ein Patient in körperlicher Ruhe produziert die Stoffwechselendprodukte Kohlendioxid (CO_2), Wasser (H_2O), Wasserstoffionen (H^+) und Ammonium (NH_3), die laufend eliminiert werden müssen. Jede Störung dieser Elimination führt zu einer Störung des Säure-Basen-Gleichgewichtes, die zu einer Abnahme des pH-Wertes (Azidose) oder Zunahme des pH-Wertes (Alkalose) im Extrazellularraum führt. Da nur der Extrazellularraum, d.h. das Blutplasma, in direktem Kontakt zu den Eliminationsorganen Lunge, Leber und Nieren steht, ist das Blutplasma das Zielorgan für Diagnostik und Therapie.

In körperlicher Ruhe eliminieren unter physiologischen Bedingungen

- die Lunge ca. 220 ml CO_2/min,
- die Leber ca. 40 mmol H^+ (Milchsäure)/h und
- die Nieren ca. 40–80 mmol H^+/Tag.

Während das im Stoffwechsel produzierte CO_2 als solches über die Lunge abgegeben wird, müssen H^+-Ionen in jedem Falle entweder vom Bikarbonat (HCO_3^-) des Extrazellularraumes bzw. des Plasmas oder vom Hämoglobin der Erythrozyten abgepuffert werden.

Die Folge davon ist:

1. eine vermehrte CO_2-Bildung ($HCO_3^- + H^+ \Rightarrow CO_2 + H_2O$) und Abgabe über die Lunge und
2. eine Abnahme der HCO_3^--Konzentration im Plasma bzw. Extrazellularraum sowie
3. eine Abnahme der Proteinat- (Hämoglobinat-)Konzentration im Blut und somit
4. eine Basenabweichung im Sinne eines negativen Base excess (BE) im Blut.

Der **pH-Wert** des Blutes (genaugenommen des Plasmas) zeigt daher an, ob das Gleichgewicht zwischen CO_2-Bildung und Elimination sowie H^+-Bildung und Elimination im Normbereich liegt, ein pH von 7,40 gilt als Normwert.

Der **pCO₂** des Blutes beschreibt eine normale oder gestörte CO_2-Elimination über die Lunge. Ein pCO₂ von 40 mm Hg gilt als normal, eine Abweichung davon ist typisch für eine **respiratorische** Störung des Säure-Basen-Status, also eine Störung der Lungenfunktion.

Der **BE** des Blutes schließlich charakterisiert die **nichtrespiratorische** Seite des Säure-Basen-Status, der Normalwert beträgt 0 mmol/l.

Als Ursachen nichtrespiratorischer Störungen kommen in Frage:

- metabolische, wenn eine Stoffwechselstörung vorliegt (z.B. Diabetes mellitus, Laktazidose),
- renale, wenn eine Nierenfunktionsstörung besteht (z. B. Anurie),
- intestinale, wenn vermehrt H^+ (Magensaft) oder HCO_3^- (Duodenalsekret) verloren gehen,
- hepatische, wenn die Leberfunktion eingeschränkt ist (z.B. Milchsäureverwertungsstörung) oder
- iatrogen, wenn Transfusionen (alte Blutbeutel) oder Infusionen (Aminosäurelösungen, Lösungen mit sog. metabolisierbaren Anionen wie Acetat, Laktat, Malat) parenteral zugeführt werden.

Grundsätzlich erfolgt die Diagnostik im arteriellen Blut, da auf diese Weise die Funktion des respiratorischen Regelorgans Lunge mitbeurteilt werden kann, was vor der Lunge, d.h. im venösen, zentralvenösen oder gemischtvenösen Blut, nicht möglich wäre.

Ermittlung der Meßwerte des Säure-Basen-Status

Wie bereits erwähnt werden die drei Meßwerte **pH, pCO$_2$ und pO$_2$** mit Elektroden erfaßt, die im Plasma zu liegen kommen.

Die Messung der Plasmawerte zeigt deshalb eine gute Präzision, weil alle drei Werte im Kontakt mit den Erythrozyten erhoben werden, die für eine Pufferung sorgen, nämlich der

- pH-Wert, der von der hohen Pufferkapazität des Plasma-HCO_3^-- und Erythrozyten-Hämoglobins stabilisiert wird,
- pCO$_2$, der den Druck des physikalisch gelösten CO_2 beschreibt, das im Gleichgewicht mit einer sehr hohen HCO_3^--Konzentration steht,
- pO$_2$, der dem Druck des physikalisch gelösten O_2 entspricht, der optimal aus dem großen O_2-Pool der chemischen Bindung des Hämoglobins im Erythrozyten gespeist wird.

Insbesondere was die beiden Gaselektroden betrifft, ist diese Pufferung entscheidend, da andernfalls die Präzision der Messung deutlich abnehmen kann:

Eine Abnahme des Hämatokrits bzw. der Hb-Konzentration des Blutes muß zwangsläufig zu einer Verschlechterung der Präzision führen. Die Messung von pO$_2$ und pCO$_2$ in einer Plasmaprobe oder einer 0,9%igen NaCl-Lösung kann je nach Hersteller der Geräte erhebliche Schwierigkeiten bereiten.

Aber auch Lipidemulsionen, die als Anästhetika oder Infusionslösungen zum Einsatz kommen, können zu Einschränkungen der Präzision führen, da die Meßbedingungen vor der Elektrode gestört werden.

Neben den drei genannten, ursprünglichen Meßwerten pH, pCO$_2$ und pO$_2$ werden heute von den meisten Blutgasanalysatoren zusätzlich noch die Hämoglobinkonzentration (cHb, g/dl) gemessen, da dieser Wert für die Berechnung des BE notwendig ist.

Ermittlung der berechneten Werte des Säure-Basen-Status

Ein traditionell schon immer vom Blutgasanalysator berechneter Wert ist die **O$_2$-Sättigung** der Blutprobe, genaugenommen die partielle O$_2$-Sättigung (psO$_2$, %), leider auch funktionelle Sättigung genannt. Darunter wird der prozentuale Anteil des oxygenierten Hämoglobins an der Summe von oxygeniertem plus desoxygeniertem Hämoglobin verstanden. Dazu wird im Rechner des Gerätes aus dem pO$_2$ und einer aktuellen (pH, pCO$_2$, BE) O$_2$-Bindungskurve der Blutprobe die psO$_2$ berechnet, die ihrerseits für die Berechnung des BE benötigt wird.

Da dieser berechnete Wert bezüglich seiner Präzision anderen Verfahren deutlich unterlegen ist, z. B. auch der mit einem Pulsoxymeter gemessenen partiellen O$_2$-Sättigung, sollte er heute keine weitere diagnostische Verwendung mehr finden. Dies um so mehr, als diese psO$_2$ der tatsächlichen O$_2$-Sättigung (sO$_2$, %), leider auch fraktionelle Sättigung genannt, deutlich unterlegen ist, wie sie z. B. von Häm- oder CO-Oxymetern ermittelt wird.

Der wichtigste berechnete Wert, aus pH, pCO$_2$ [mm Hg] und cHb [g/dl] ermittelt, ist der **Base excess (BE)** in mmol/l.

Während dem Blutgasanalysator bei älteren Geräten die cHb eingegeben werden mußte, wird diese heute meistens direkt bestimmt.

Definitionsgemäß muß der BE bei rein respiratorischen Störungen des Säure-Basen-Status unverändert 0 mmol/l betragen, auch wenn sich der pCO$_2$ und nachfolgend der pH deutlich ändern, z. B. im Sinne einer respiratorischen Azidose (pCO$_2\uparrow$, pH$\downarrow$) oder Alkalose (pCO$_2\downarrow$, pH$\uparrow$). Hingegen sind nichtrespiratorische Störungen definitionsgemäß durch einen veränderten BE mit normalem pCO_2 charakterisiert, solange sie nicht kompensiert sind.

Damit ist der BE, neben dem sog. Standardbikarbonat, die klassische nichtrespiratorische Größe des Säure-Basen-Status, die ursprünglich nomographisch, heute rechnerisch ermittelt wird. Entscheidend aber ist, daß der BE diejenige klinische Größe ist, die für eine mögliche therapeutische Korrektur aller nichtrespiratorischen Störungen des Säure-Basen-Haushalts benutzt wird.

Trotz unterschiedlicher Berechnungsformeln für den BE differieren die BE-Werte zwischen den wichtigsten Herstellern von Blutgasanalysatoren (AVL Medizintechnik, Ciba Corning, Intrumentation Laboratory, Nova biomedical, Radiometer) nur unwesentlich um ca. 1 mmol/l.

Während allgemein akzeptiert ist, daß sich der BE bei respiratorischer Änderung des pCO_2 und daraus resultierender Änderung des pH definitionsgemäß nicht ändern darf, ist diese Frage für eine Änderung des O_2-Partialdruckes bzw. der O_2-Sättigung und daraus resultierender Änderung des pH in der ursprünglichen Literatur sowie zwischen den verschiedenen Herstellern von Blutgas-Analysatoren strittig.

Wird nämlich eine Blutprobe bei $pCO_2 = 40$ mm Hg und $psO_2 = 96\%$ vollständig desoxygeniert ($psO_2 = 0\%$), so steigt der pH-Wert von 7,40 auf etwa 7,44 an. Für diese Blutprobe, die definitionsgemäß einen BE von 0 mmol/l aufweisen muß, werden derzeit von verschiedenen Geräten Werte zwischen $-1,1$ und $+5,7$ mmol/l angegeben.

Über diese Diskrepanzen informiert, haben die meisten Hersteller von Blutgasanalysatoren kürzlich angekündigt, die BE-Berechnungen zu verbessern. Leider ist es für den Benutzer eines Blutgasanalysators nicht einfach zu erkennen, ob der jeweilige Hersteller die Sättigungsabhängigkeit mit einrechnet oder nicht.

Zusätzlich erschwert wird die Situation dadurch, daß verschiedene Geräte für beide BE-Berechnungen unterschiedliche Bezeichnungen verwenden (z. B. BE in vivo vs. BE in vitro), was aus den jeweiligen Betriebsanleitungen nicht eindeutig hervorgeht.

Es kann davon ausgegangen werden, daß sich diese Situation wie folgt verbessern wird:

Die richtige Berechnung des BE unter Berücksichtigung der vorhandenen O_2-Sättigung stellt sicher, daß ein Blutgasanalysator nur einen BE ermittelt und anzeigt, der für jede arterielle, gemischtvenöse und venöse Blutprobe erhalten werden kann.

Anders formuliert: Der BE des venösen Blutes (*vor* der Lunge) muß per definitionem identisch sein mit dem des arteriellen Blutes (*nach* der Lunge), da der BE unabhängig von den respiratorischen Größen pCO_2 und pO_2 sein muß.

Der entscheidende Vorteil, nämlich Verzicht auf eine arterielle Blutentnahme zur Bestimmung des BE, wird später nochmals aufgegriffen werden.

Auch wenn die Hersteller von Blutgasanalysegeräten bisweilen eine Vielzahl zusätzlicher Parameter anbieten, deren theoretischer Hintergrund fraglich und deren therapeutischer Nutzen deshalb praktisch zu vernachlässigen ist, sollten für den klinischen Alltag möglichst einfache Meßwerte für Diagnostik und Therapie erhoben werden.

Praktisch überflüssig ist z. B. die Berechnung eines **BE der Extrazellularflüssigkeit** mit einer fiktiven cHb von 5 g/dl, auch wenn er sich für den Fall der respiratorischen Azidose gut begründen läßt: Ein Anstieg des pCO_2 führt in vivo im proteinarmen Extrazellularraum zu einer anderen pH- und damit BE-Änderung als unter In-vitro-Bedingungen im Blut. Der mögliche therapeutische Vorteil wurde praktisch nie genutzt.

Der berechnete Wert des **Standardbikarbonats** ($cHCO_3^-$, mmol/l), d.h. derjenigen $cHCO_3^-$, wie sie bei einem physiologischen pCO_2 von 40 mm Hg zu erhalten wäre, hat prinzipiell die gleiche Bedeutung als nichtrespiratorische Größe des Säure-Basen-Status:

Bei einem rechnerisch „künstlich" hergestellten pCO_2 von 40 mm Hg, d.h. „respiratorisch normal", muß das Blutplasma bei einem BE von 0 mmol/l eine $cHCO_3^-$ von 24 mmol/l aufweisen. Abweichungen hiervon beschreiben nichtrespiratorische Störungen.

Da keine Vorteile gegenüber dem BE zu erkennen sind, hat sich diese Größe nicht sehr durchsetzen können.

Das gleiche gilt für die von einzelnen Geräten berechnete **aktuelle $cHCO_3^-$** sowie das **Gesamt-CO_2** [ml/dl], die wegen ihrer aufwendigen Interpretation unter klinischen Bedingungen keine Akzeptanz gefunden haben.

Blutentnahme (arterielles Blut)

Wie bereits betont erfolgt die Diagnostik üblicherweise im arteriellen Blut. Da einige Blutgasanalysatoren für die vollständige Diagnostik, nämlich Erweiterung vom alleinigen Säure-Basen-Status auch auf den Sauerstoff-, Elektrolyt- und Metabolitstatus, Probenvolumina bis zu 400 µl benötigen, wird unter klinischen Bedingungen sehr häufig ein bestehender arterieller Zugang zur Probengewinnung mit einer **Spritze** benutzt. Als Alternative kommt die Punktion des Ohrläppchens in Frage, nachdem es mit einer lokalen Hyperämie vorbereitet wurde. Die lokale Hyperämie ist Voraussetzung dafür, daß in jedem Falle nur arterielles Blut gewonnen wird. Dazu muß allerdings die lokale Durchblutung (Hyperämie) soweit gesteigert werden, daß die arterio-venösen Differenzen für die entsprechenden Parameter (O_2 und CO_2) auf nahezu Null gebracht werden.

Während Probenvolumina von 100–150 µl, d.h. 4–6 Tropfen Blut, ohne Schwierigkeiten mit einer heparinisierten **Kapillare** aus dem hyperämisierten Ohrläppchen gewonnen werden können, gilt dies für Volumina von z.B. 400 µl nicht mehr.

Arterielles oder venöses Blut?

Die Frage, ob für die Blutgasanalyse arterielles oder venöses Blut eingesetzt werden kann, hängt zum einen von der Größe des Probenvolumens, also der *Anzahl* der beabsichtigten Bestimmungen, ab, zum anderen von der *Art* des Meßwertes.

Die reinen Blutgas-Messungen, nämlich pH, pCO_2 und pO_2 beim Säure-Basen-Status bzw. Messung der sO_2 und cO_2 beim Sauerstoffstatus, erforden eine arterielle Probengewinnung.

Alle anderen Messungen, nämlich:

- cHb des Säure-Basen-Status,
- cHb, cCOHb und cMetHb des O_2-Status sowie
- alle Meßwerte des Elektrolyt- und des Metabolitstatus erfordern dies allerdings nicht mehr.

Selbst beim Säure-Basen-Status reduziert sich das Erfordernis einer arteriellen Blutprobengewinnung bei strenger Indikation allein auf die respiratorischen Meßwerte pCO_2 und pO_2 zur Überwachung der Lungenfunktion des Patienten, während die nichtrespiratorische Seite, nämlich der BE wie gezeigt aus jeder arteriellen oder venösen Blutprobe erfolgen kann. Somit könnte die Anzahl arterieller Punktionen auf ein Minimum reduziert werden.

Die Diagnostik des Säure-Basen-Status aus dem zentralvenösen oder besser gemischtvenösen Blut eines Pulmonalis-Katheters kann dann sinnvoll sein, wenn allein der (richtig berechnete) BE beurteilt werden soll.

Tabelle 1. Primäre, nicht kompensierte Störungen des Säure-Basen-Haushalts

Diagnose	pH	pCO2 [mm Hg]	BE [mmol/l]
Normal	7,40	40 ± 4	0 ± 2
Respiratorische Azidose	< 7,37	> 44	0 ± 2
Respiratorische Alkalose	> 7,43	< 36	0 ± 2
Nichtrespiratorische Azidose	< 7,37	40	< -2
Nichtrespiratorische Alkalose	> 7,43	40	$> +2$

Ob die Beurteilung des pCO_2 im gemischtvenösen Blut unter Notfallbedingungen bei Änderung des Herzminutenvolumens diagnostisch verwertbar ist, bleibt abzuwarten, da die Interpretation aufwendig sein dürfte.

Interpretation

Während der pH-Wert allein keine sinnvolle Diagnostik erlaubt, ist dies zusammen mit dem gemessenen pCO_2 und dem mit cHb und psO_2 errechneten BE sehr wohl möglich, wie dies in Tabelle 1 gezeigt wird.

Bei genauer Betrachtung wird sich die *Therapie* möglicher Störungen an den beiden Werten pCO_2 und BE ausrichten:

1. Änderung der Beatmung bei Änderungen des pCO_2 und
2. Mögliche Einleitung einer Therapie zur Korrektur des BE.

Indikation zur Blutgasanalyse oder „Blutige vs. unblutige Blutgasanalyse"

Die „blutige" Blutgasanalyse wird heute z.T. auch „nicht blutig", d.h. nicht invasiv, ermöglicht, so daß eine diskontinuierliche durch eine kontinuierliche Überwachung des Patienten ersetzt werden kann.

Die Analyse der endexspiratorischen Gaszusammensetzung mit modernen Anästhesiegasmonitoren beim spontan atmenden oder beatmeten Patienten läßt eine Bestimmung der alveolären Partialdrücke für CO_2 ($pACO_2$) und O_2 (pAO_2) zu.

Im Falle der Nebenstromkapnometer der neueren Generation (Korrektur des Barometerdruckes, der O_2- und N_2O-Querempfindlichkeit und des Wasserdampfdruckes) kann der endexspiratorische pCO_2 ($peECO_2$) mit einer Genauigkeit von 1–2 mm Hg bestimmt werden, eine Genauigkeit, die von manchen Blutgasanalysatoren im arteriellen Blut ($paCO_2$) nicht erreicht wird.

Da unter physiologischen Bedingungen die Differenz zwischen dem $pACO_2$ und dem $paCO_2$ ($AaDCO_2$) nicht größer als 1 mm Hg ist, können die drei Werte gleichgesetzt werden, nämlich:

$$paCO_2 = pACO_2 = peECO_2$$

Selbst wenn die $AaDCO_2$ in manchen klinischen Situationen (z.B. intrapulmonaler Shunt) Werte von 2–5 mm Hg annimmt, kann doch während kontinuierlichem kapnometrischem Monitoring auf eine arterielle (blutige) Blutgasanalyse verzichtet werden.

Die Übetragung dieses Sachverhaltes auf die Bestimmung des $peEO_2$, also

$$paO_2 \approx pAO_2 = peEO_2$$

kann mit der Einschränkung erfolgen, daß die $AaDO_2$ auch unter physiologischen Bedingungen größer als 1 mm Hg ist. Da aber selbst eine $AaDO_2$ von 5 mm Hg im Bereich von 70–100 mm Hg zu keiner nennenswerten, und damit klinisch bedeutsamen Änderung der arteriellen O_2-Sättigung führt, kann während kontinuierlicher Überwachung des $peEO_2$ in vielen Fällen auf die arterielle (blutige) Bestimmung des paO_2 verzichtet werden.

Dies um so mehr als heute routinemäßig die arterielle O_2-Sättigung mit einem Pulsoxymeter überwacht wird (hier genügt zur Überwachung des paO_2 sehr wohl die pulsoxymetrische partielle O_2-Sättigung psO_2).

Eine Überwachung des $paCO_2$ und des paO_2 mit sog. transkutanen Elektroden kann in diesem Zusammenhang für den Erwachsenen nicht empfohlen werden, da diese Methoden zu langsam und zu ungenau sind. Sie können Blutgasanalysen – auch nur temporär – nicht ersetzen.

Fehlermöglichkeiten, Kalibrierung, Qualitätskontrolle

Präanalytische Fehler entstehen zumeist durch mangelhafte Blutprobengewinnung und fehlerhafte Lagerung der Blutproben. Jede noch so kleine Luftblase in der Kapillare oder Spritze muß zu einer Abnahme des pCO_2 und Zunahme des pO_2 führen, da es zu einer möglichen Äquilibrierung der Blutprobe mit dem pCO_2 (0 mm Hg) und dem pO_2 (150 mm Hg) der Luft kommen muß. Die Heparinisierung von Kapillaren und Spritzen hingegen verursacht heute praktisch keine Fehler mehr.

Während Glaskapillaren keine nennenswerten Änderungen der Gaspartialdrücke verursachen, gilt dies für Kunststoffspritzen nicht. Paradoxerweise führen die meisten, speziell für Blutgasanalysen auf dem Markt angebotenen Spritzen zu deutlichen Abweichungen der Gaspartialdrücke insbsondere bei längerer Lagerungszeit zwischen Blutabnahme und Analyse im Blutgasanalysator. Die einfachsten 2-ml-Spritzen, die im klinischen Alltag verwendet werden, genügen den Anforderungen am ehesten.

Jede Lagerung einer Blutprobe über 10–15 min hinaus sollte vermieden werden, da der Metabolismus von Erythrozyten und Leukozyten zu einer Abnahme des pO_2 und einer Zunahme des pCO_2 führt. Eine besondere Gefahr stellt die Sedimentation der Erythrozyten dar, die schon nach wenigen Minuten Lagerungszeit zu Fehlern führen kann.

Intraanalytische Fehler sind in den meisten Fällen auf eine mangelhafte Kalibrierung der Elektroden zurückzuführen. Die Kalibrierung der beiden Gaselektroden erfolgt mit angefeuchteten Kalibriergasen, daher kann die spätere Messung im Blut zu Abweichungen führen. Dies wird heute durch automatische Kalibrierzyklen weitgehend vermieden.

Da praktisch alle Hersteller von Blutgasanalysatoren vor einigen Jahren die weltweit akzeptierten Phosphatpuffer (pH 6,841 und 7,383) für die Kalibrierung der pH-Elektroden durch Hepes-Puffer eigener Rezeptur ersetzt haben, weisen pH-Elektroden einzelner Hersteller bisweilen Probleme bei der Präzision des zu messenden Blut-pH-Wertes auf.

Die von jedem Hersteller für seine Geräte angebotenen wäßrigen Kontrollmaterialien in Ampullen zur internen Qualitätskontrolle weisen nach wie vor einige Probleme auf, die sich an den großzügigen Zielwertbereichen ablesen lassen.

Für den Base excess (BE, mmol/l), der nur rechnerisch aus beiden Meßwerten ermittelt wird, werden allerdings keine Zielwertbereiche angegeben. Diese schwanken im ungünstigsten Falle, d.h. wenn nach Herstellerangaben gerade noch zulässige pH- bzw. pCO_2-Werte gemessen werden und der BE daraus berechnet wird, je nach Hersteller z.B. (Level 2, Normalwerte) wie folgt:

Hersteller	maximale BE-Differenz
Ciba Corning	8,0 mmol/l
Nova biomedical	6,2 mmol/l
Radiometer	4,9 mmol/l

Hier bedarf es offensichtlich noch weiterer Arbeit zur Verbesserung der Qualitätskontrolle.

Blutgasanalyse unter speziellen Bedingungen

An dieser Stelle sollen wenigstens 2 Beispiele für Blutgasanalysen angeführt werden, die bezüglich des pO_2 einerseits und des pCO_2 andererseits spezielle Probleme aufzeigen.

Bei der **Berechnung des Shuntvolumens (%)** soll aus dem arteriellen pO_2 unter der Bedingung der Hyperoxie, d.h. Atmung von reinem Sauerstoff, auf einen möglichen pulmonalen Shunt geschlossen werden, d.h. welche Anteile des Herzzeitvolumens in Prozent funktionell am Alveolarraum vorbei die arterielle Seite erreichen.

Dies kann aus der Analyse des paO_2 dann erfolgen, wenn einige Minuten nach Erhöhung der FIO_2 auf 1,0 die Abweichung zum theoretischen paO_2 von 673 mm Hg ($pB–pH_2O–paCO_2$ bzw. 760–47–40 mm Hg = 673 mm Hg) eine möglichst präzise Bestimmung des paO_2 erfolgt. Das Shuntvolumen wird dann aus dem gemischtvenösen und dem arteriellen O_2-Gehalt berechnet, ein Shunt von z.B. 10 % vermindert den p_aO_2 um 200 mm Hg.

Die entsprechende Blutgasanalyse des arteriellen Blutes erfordert somit hier eine Präzision der pO_2-Messung von wenigstens 40 mm Hg (2 % Shunt) unter hyperoxischen Bedingungen. Eine genaue Analyse zeigt aber, daß diese Präzision nur sehr schwer zu erreichen ist, da jede noch so kleine Luftblase, der O_2-Verbrauch der Leukozyten, die Sedimentation der Erythrozyten, der unter Hyperoxie nicht zugängliche O_2-Pool des Hämoglobins sowie die O_2-Diffusion in das Wandmaterial von Spritze und Leitungssystem des Blutgasanalysators eine deutliche Unterschätzung des paO_2 verursachen müssen.

Bei der Bestimmung des **intramukosalen pH** wird versucht, über die Messung des CO_2-Partialdruckes einer 0,9%igen NaCl-Lösung in einem CO_2-durchlässigen Katheter, den sog. intramukosalen pCO_2 ($piCO_2$, mm Hg) als Kenngröße der Mesenterialperfusion zu bestimmen. Dem liegt die Vorstellung zugrunde, daß eine Minderperfusion des Magen-Darm-Traktes zu einem Anstieg des $piCO_2$ führen sollte, da der CO_2-Abtransport behindert wird:

Eine zu diagnostizierende Halbierung der Mesenterialdurchblutung beispielsweise würde die arteriovenöse CO_2-Partialdruckdifferenz ($avDCO_2$, mm Hg) verdoppeln. Die Umrechnung in einen fiktiven intramukosalen pH (sog. pHi) erscheint fragwürdig und überflüssig.

Die blutgasanalytische Präzision der pCO_2-Messung in einer bei 37°C auf einen Sollwert äquilibrierten 0,9%igen NaCl-Lösung unterscheidet sich aber erwartungsgemäß (s. oben) erheblich je nach Gerät: Der Sollwert von 45 mm Hg wird mit 44,0 mm Hg (Radiometer ABL 505), mit 40,3 mm Hg (Ciba Corning 278), mit 27,0 mm Hg (Ciba Corning 178) oder sogar mit nur 21,7 mm Hg (Nova Stat Profile 5) bestimmt.

Es ist offensichtlich, daß unter diesen erschwerten Bedingungen, d. h. wäßrige Lösung mit nur physikalisch gelöstem CO_2, eine präzise Messung des pCO_2 kaum möglich ist.

Literatur

1. Mertzlufft F, Zander R (1991) Intraoperatives respiratorisches Monitoring: Kombinierte Überwachung von O_2 -Versorgung und CO_2 -Entsorgung mit Pulsoxymetrie und Kapnometrie. Anästhesiol Intensivmed Notfallmed Schmerzther 26: 482–486
2. Müller-Plathe O (1982) Säure-Basen-Haushalt und Blutgase. Thieme, Stuttgart
3. Risch S (1994) Präanalytische Fehlerquellen bei der Bestimmung des arteriellen O_2-Partialdruckkes unter Hyperoxie und ihre Bedeutung für die alveolo-arterielle O_2-Partialdruckdifferenz. Med. Dissertation, Homburg/Saar
4. Siggaard-Andersen O (1974) The acid-base status of the blood, 4th edn. Munksgaard, Copenhagen
5. Zander R (1993) Diagnostik der O_2-Versorgung über den O_2-Status des Blutes. Anästhesiol Intensivmed Notfallmed Schmerzther 28: 34–39
6. Zander R (1993) Physiologie und Klinik des extrazellulären Bikarbonat-Pools: Plädoyer für einen bewußten Umgang mit HCO_3^-. Infusionsther Transfusionsmed 20: 217–235
7. Zander R, Mertzlufft F (1992) Überprüfung der Präzision von Kapnometern. Anästhesiol Intensivmed Notfallmed Schmerzther 27: 42–50
8. Zander R, Mertzlufft F (1990) Oxygen parameters of blood: definitions and symbols. Scand J Clin Lab Invest 50 [Suppl 203]: 177–185
9. Zander R, Mertzlufft F (1994) Tentative recommendation on terminology and definitions in respiratory physiolgy: resume of the ISOTT consensus session 1992. In: Vaupel P et al. (eds) Oxygen transport to tissue XV. Plenum Press, New York

Energieträger in der parenteralen Ernährung kritisch kranker Patienten

M. ADOLPH

Nach Operationen, Traumen sowie im Verlauf septischer Krankheitsprozesse kommt es zu verschieden stark ausgeprägten Stoffwechselveränderungen, die Gemeinsamkeiten bezüglich ihrer Entwicklungsrichtung aufweisen, im Hinblick auf ihren Ausprägungsgrad allerdings unterschiedlich zu beurteilen sind. Diese Stoffwechselprozesse werden unter Begriffen wie Postaggressionssyndrom, Eiweißkatabolismus oder katabole Streßphase zusammengefaßt. Unabhängig von dem Bemühen, einzelne Schweregrade zu definieren, lassen sich gemeinsame Charakteristiken wie gesteigerte Glukoneogenese und Lipolyse, erhöhter Energieumsatz sowie eine ausgeprägt negative Stickstoffbilanz herausarbeiten. Ausgelöst und unterhalten werden diese Stoffwechselphänomene von hormonellen Imbalancen, die durch stark erhöhte Wirkspiegel der insulinantagonistisch wirkenden Katecholamine, des Kortisons und des Glukagons gekennzeichnet sind. Obwohl auch das Insulin etwas vermehrt ausgeschüttet wird, bewirken diese Antagonisten über eine zunehmende Insulinresistenz deutliche Anstiege der Blutzuckerwerte als Ausdruck einer gestörten Glukosehomöostase (Black et al. 1982; Shangraw et al. 1989). Neben den klassischen Streßhormonen greifen auch andere Hormone wie das Thyroxin, das antidiuretische Hormon, das Aldosteron und das Wachstumshormon in diese komplizierten Stoffwechselabläufe ein (Elliott et al. 1983). Inwieweit die beschriebenen hormonellen Veränderungen allein verantwortlich sind für die erwähnten Stoffwechselbesonderheiten, läßt sich derzeit nicht eindeutig beantworten. Vielmehr muß vermutet werden, daß auch andere, vom Organismus als Reaktion auf eine vitale Bedrohung synthetisierten Peptide, die sog. Zytokine, eine wesentliche Rolle in diesem Zusammenhang spielen (Clowes et al. 1983).

Bedürfen Patienten während des Postaggressionsstoffwechsels einer parenteralen Ernährung, sollte diese nicht nur den veränderten Energiebedarf (Adolph et al. 1990) berücksichtigen, sondern auch der metabolischen Situation angepaßt sein, um die ohnehin vorhandenen Stoffwechselveränderungen nicht zusätzlich zu verstärken. Primäres Ziel der parenteralen Ernährung ist es, den Proteinbestand des Körpers durch Verminderung des Eiweißabbaues, Förderung der Proteinsynthese oder Kombination beider Vorgänge zu erhalten bzw. wiederherzustellen. Die Frage, ob alle parenteral verabreichbaren Energieträger, d.h. Glukose, die Nicht-Glukose-Kohlenhydrate Fruktose und Xylit sowie die Fettemulsionen diese Aufgabe erfüllen können, wird nach wie vor unterschiedlich beantwortet (Bäßler 1972; Eckart 1990; Georgieff et al. 1990; Keller 1989).

Höhe des Energiebedarfs

Bei sorgfältiger Planung eines parenteralen Ernährungsregimes ist die Höhe der zu wählenden Energiezufuhr essentielle Kenngröße, die sich sowohl an den metabolischen Besonderheiten wie an dem aktuellen Bedarf zu orientieren hat. Der Bedarf wiederum ist keine statische Größe, die mit einfachen Mitteln zu beschreiben wäre, sondern ein Wert, der individuell höchst unterschiedlich sein kann und darüber hinaus zeitlich rasch veränderlich ist, ein Punkt, der bei postoperativen, mehr noch aber bei kritisch kranken Patienten besondere Aufmerksamkeit erfordert.

In der älteren, vorwiegend amerikanischen Literatur, wurde der Energiebedarf nicht selten überschätzt, so daß bei daraufhin falsch/hoch eingestellter Energiezufuhr, die zudem meist einseitig nur mit Kohlenhydraten erfolgte, unerwünschte Nebenwirkungen auftraten wie Leberverfettung mit konsekutiver Organinsuffizienz (Eckart et al. 1984), hohe endogene Kohlendioxidproduktion mit zusätzlicher Belastung des Eliminationsorganes Lunge (Askanazi et al. 1981; Adolph et al. 1993) sowie unterschiedliche hyperglykämiebedingte Komplikationen. Waren die Patienten zusätzlich primär mangelernährt, so mündete die Überforderung des Stoffwechsels mit Energieträgern nicht selten in eine Phosphatdepletion (Weinsier et al. 1980) oder einen Thiaminmangel (Neeser et al. 1990) mit den entsprechenden Folgeerscheinungen ein.

Bemerkenswert ist, daß die Gesamtheit all dieser Komplikationen weitgehend vermeidbar ist, wenn die Energiesubstitution an dem tatsächlichen Bedarf ausgerichtet wird, d.h. diesen nicht oder nur wenig überschreitet. Darüber hinaus sind metabolische Komplikationen aufgrund klinischer Erfahrung auch dadurch einzugrenzen, daß zu Beginn der Ernährungstherapie die Energiezufuhr langsam – stufenweise – gesteigert wird. Dieses therapeutische Verhalten, welches am ehesten als Adaptation an die vorgegebenen Stoffwechselbesonderheiten zu verstehen ist, muß noch mehr und vor allem bei primär mangelernährten Patienten unbedingte Beachtung finden. Als weiterer Schutz vor unerwünschten Nebenwirkungen einer zu hohen Energiezufuhr ist nicht nur zu Beginn, sondern während des gesamten Verlaufes der Ernährungstherapie die Überwachung der zugeführten Energiedonatoren durch engmaschige Kontrollen der entsprechenden Serumglukose und -triglyzeridwerte dringend zu empfehlen (Adolph et al. 1994).

Ist erst einmal die Bedeutung des Energiebedarfs als orientierende Richtgröße für ein parenterales Energieangebot herausgearbeitet, stellt sich meist rasch die Frage nach einer praktikablen aber dennoch exakten Methode zur Erfassung dieses Parameters im klinischen Routinealltag. Ideal wäre eine direkte Messung des Energieverbrauchs im Sinne der indirekten Kalorimetrie, sprich punktuelle oder kontinuierliche Erfassung des O_2-Verbrauchs bei spontanatmenden bzw. beatmeten Patienten. Die Industrie bemühte sich in den zurückliegenden Jahren unter Heranziehung modernster Mikroelektronik und stets weiterentwickelter Gas-Sensoren mit mehr oder weniger großem Erfolg, entsprechende Gerätesysteme auf den Markt zu bringen. Es muß allerdings festgehalten werden, daß nur wenige Systeme einen gelungenen Kompromiß zwischen erforderlicher Genauigkeit und klinischer Praktikabilität erkennen lassen (Adolph et al. 1990). Alternativ bieten sich prinzipiell Tabellen- und Formelwerke an, die neben einer geschlechtsspezifischen Unterscheidung und dem Alter im wesentlichen Körpergröße und Körpergewicht als Basiswerte berücksichtigen. Bei kritisch kranken Patienten ist allerdings insbesondere der letztgenannte Parameter durch Veränderungen im Wasserhaushalt einem ständigen Wechsel unterworfen, wodurch die Genauigkeit und somit der Nutzeffekt dieser Formelpakete erheblich eingeschränkt ist.

Da einerseits die unmittelbare Messung des Energieverbrauchs technisch sehr aufwendig und in der Regel mit hohen Kosten verbunden ist, andererseits aber Formel- und Tabellenwerke ihre klinische Tauglichkeit nicht unter Beweis stellen konnten (Foster et al. 1987), sollen folgende auf eigenen Ergebnissen (Adolph et al. 1990) und Angaben in der Literatur (Behrendt et al. 1989; Bursztein et al. 1989; Shizgal et al. 1988; Wilmore et al. 1975) basierende Empfehlungen als Orientierung dienen. Dabei werden die von Harris u. Benedict (1919) angegebenen Formeln quasi als Referenz benutzt, d.h. die in Abhängigkeit von dem aktuellen Krankheitsbild zu erwartenden Zunahmen des Energieverbrauchs als prozentuale Steigerungsraten angegeben.

Berechnung des basalen Energieumsatzes (BEE) nach Harris u. Benedict (1919)

BEE (m) = 66 + (13,7 G) + (5 H) − (6,8 A)
BEE (w) = 655 + (9,6 G) + (1,8 H) − (4,7 A)
(*m* Mann, *w* Frau, *G* Körpergewicht in kg, *H* Körpergröße in cm, *A* Alter in Jahren)

Zu erwartende Zunahmen des Energieverbrauches (in % über Harris u. Benedict):

- unkomplizierter postoperativer Verlauf nach Wahleingriffen: + 10 %,
- isoliertes Schädel-Hirn-Trauma: + 25 %,
- nicht-septischer Verlauf nach einem Polytrauma: + 30 %,
- Krankheitsverlauf mit septischen Komplikationen nach operativen Eingriffen oder Traumen: + 45 %,
- Verbrennungen in Abhängigkeit von dem betroffenen Hautareal, z. B. bei 20 %iger Verbrennung: + 50 %.

Aus diesen Steigerungsraten lassen sich folgende Richtwerte für die Energiezufuhr ableiten:

- postoperativ: 25–30 kcal/kg KG/Tag,
- Polytrauma: 30–35 kcal/kg KG/Tag,
- Sepsis: 25–40 kcal/kg KG/Tag,
- Verbrennungen: 30–45 kcal/kg KG/Tag.

Es soll an dieser Stelle nochmals betont werden, daß diese Richtgrößen bei der Erstellung eines Infusionsplanes allenfalls orientierenden Charakter besitzen. Vielmehr muß die Energiezufuhr an die aktuellen Stoffwechselbesonderheiten angepaßt werden, d. h. die Höhe der Gesamtkalorienzufuhr sowie die Zusammensetzung der Energieträger muß unter Umständen wiederholt modifiziert werden, um die Überlastung einzelner oxidativer und nichtoxidativer Zyklen zu vermeiden.

Deckung des Energiebedarfs

Kohlenhydrate

Es gibt keinen Zweifel darüber, daß unter normalen Stoffwechselbedingungen, wie man sie beispielsweise bei der langzeitparenteralen Ernährung eines Patienten mit Kurzdarmsyndrom vorfindet, Glukose das Kohlenhydrat der Wahl darstellt. Glukose wird ubiquitär, d. h. in allen Geweben verwertet, besitzt eine hohe Umsatzrate, wirkt durch eine Stimulation der Insulinsekretion anabol und kann routinemäßig im klinischen Alltag mit einfachen und kostengünstigen Methoden überwacht werden. Nach heutigem Kenntnisstand ist die oxidative Glukoseverwertung auf 5 bis maximal 6 g/kg KG/Tag begrenzt, d. h. enteral oder parenteral angebotene Glukose wird wie andere Energieträger auch nur zum Teil akut verbrannt (Wolfe et al. 1979). Der nicht unmittelbar oxidierte Anteil wird in Glykogen oder Fett umgebaut und in entsprechende Depots abgespeichert, ein Prozeß, der allein den Energieverbrauch um etwa 20 % steigert (Flatt 1978).

Wie bereits erläutert wurde, kommt es postoperativ, posttraumatisch und während septischer Krankheitsprozesse in jedem Fall zu einer Zunahme des Energieverbrauchs, den der Organismus durch eigene Maßnahmen zu decken versucht. Als Ausdruck dieser metabolischen Reaktion beobachtet man unter anderem eine Zunahme der renalen Stickstoffausscheidung, die bedingt ist durch eine energetische Verwertung verzweigtkettiger Aminosäuren in der Muskulatur bzw. durch die Glukoneogenese aus glukoplastischen Aminosäuren. Ein wesentliches Charakteristikum dieser Stoffwechselphase ist die eben schon erwähnte gesteigerte und im Gegensatz zum Hungerstoffwechsel nicht unterdrückbare Glukoneogenese, die als Ausdruck dafür verstanden werden kann, daß in dieser kritischen Phase kohlenhydratabhängige Gewebe wie Gehirnzellen, bestimmte Zellgruppen des Blutes, das Nierenmark sowie die für die Reparationsvorgänge notwendigen Fibroblasten mit dem benötigten Substrat Glukose zu versorgen sind.

In diesem Zusammenhang sind Befunde von Shaw u. Wolfe (1989) erwähnenswert, die sowohl bei gesunden Probanden als auch bei polytraumatisierten Patienten unter Nüchternbedingungen, alleiniger Glukoseapplikation (21 µmol/kg/min) und vollständig parenteraler Ernährung (Gesamtenergiezufuhr: 2000–2500 kcal/Tag, 50 % Kohlenhydrat- und 50 % Fett-Kalorien, 1,7 g Aminosäuren/kg KG/Tag) die endogene Glukoseproduktion sowie Suppression derselben einschließlich der oxidativen Umsatzkapazität für Glukose mit Hilfe von Isotopentechniken untersuchten. Während die endogene Glukoseproduktion bei den Polytraumatisierten signifikant höher war als bei den Probanden (20,8 ± 1,5 µmol/kg/min vs. 13,9 ± 0,4 µmol/ kg/min) führte die alleinige intravenöse Glukosezufuhr nur bei den Gesunden zu einer nahezu vollständigen (96 %) Suppression, während bei den Schwerverletzten lediglich ein Rückgang von 47 % beobachtet werden konnte. Die Kapazität zur oxidativen Verwertung der Glukose war bei den polytraumatisierten Patienten deutlich eingeschränkt. Nur 23 ± 4 % der vom Plasma aufgenommenen Glukose wurden unmittelbar oxidiert, 29 ± 11 % unterlagen einem Recycling via Cori-Zyklus. Die entsprechenden Meßwerte für die Gesunden betrugen 36 ± 2 % für die Oxidation und 10 ± 1 % für das Recycling. Unter vollständig parenteraler Ernährung der polytraumatisierten Patienten nahm zwar der oxidierte Prozentanteil für Glukose zu (45 ± 12 %), gleichzeitig stieg aber auch der Anteil der rezirkulierenden, nichtutilisierten Glukosemenge auf 50 ± 3 % an.

Die unter den besonderen Stoffwechselbedingungen der Postaggressionsphase gesteigerte, durch exogene Glukosezufuhr nicht zu unterbindende endogene Glukoseproduktion sowie die eingeschränkte Kapazität zur oxidativen Verwertung der Glukose bei gleichzeitig gesteigertem Rezirkulieren der nichtutilisierten Glukosemenge untermauern die Feststellung, daß Glukose allein nicht geeignet ist, um im Rahmen eines parenteralen Ernährungsprogramms den Energiebedarf zu decken. Als alternative Energieträger bieten sich die Nicht-Glukose-Kohlenhydrate Sorbit, Fruktose und Xylit an, für die unter verschiedenen experimentellen und klinischen Bedingungen der Nachweis geführt werden konnte, daß sie den Glukosestoffwechsel nicht oder aber signifikant weniger beeinflussen als in gleicher Dosierung zugeführte Glukose (Förster 1974; Georgieff et al. 1987).

Als Nachteile der Zuckeraustauschstoffe wurden in der Vergangenheit wiederholt erwähnt: deren auch nicht insulinunabhängige Verwertung und eine im Vergleich zu Glukose geringere Umsatzkapazität, die in der klinischen Routine nur mit einem erhöhten Laboraufwand verbundene Möglichkeit zur Bestimmung der Substratkonzentrationen sowie das vereinzelte Auftreten unerwünschter Stoffwechselwirkungen wie ein Abfall der Adenosinnukleotide in der Leber sowie ein Bilirubin-, Harnsäure-, evtl. auch Laktatanstieg. Letztgenannte Veränderungen waren unter bedarfsadaptierten Zufuhrraten allerdings nie, sondern nur unter experimentellen Bedingungen mit klinisch nicht üblichen, extrem hohen Dosierungen zu beobachten gewesen. Für die Anwendung von Nicht-Glukose-Kohlenhydraten im Rahmen eines parenteralen Ernährungsregimes spricht der oben bereits erwähnte Nachweis einer geringeren Beeinflussung des Glukosestoffwechsels bei vergleichbaren Zufuhrraten der einzelnen Kohlenhydrate sowie ein geringerer exogener Insulinbedarf. Die Gesamtheit all dieser Beobachtungen spricht dafür, daß durch Einbeziehung von Zuckeraustauschstoffen insgesamt stabilere Verhältnisse im Kohlenhydratstoffwechsel zu erzielen sind, obwohl sicherlich ein Teil der Nicht-Glukose-Kohlenhydrate – wenn auch nur protrahiert – zu Glukose umgewandelt wird. Unerwünschte Nebenwirkungen sind durch Einhalten der Dosierungsempfehlungen vermeidbar (Bundesgesundheitsamt, Aufbereitungskommission B 10, 1990). Die bereits angesprochene geringere Umsatzkapazität der Zuckeraustauschstoffe als Gegenargument kann insofern entkräftet werden, als die erwähnten Energieträger nie allein, sondern immer als Mischpräparat, d.h. zusammen mit Glukose unter Beachtung der aktuellen Stoffwechselsituation und der empfohlenen Obergrenzen für die parenterale Kohlenhydratdosierung verabfolgt werden.

Dosierungsrichtlinien für die verschiedenen Kohlenhydrate (B 10, BGA, 1990)

Kohlenhydrate	Maximale Infusionsgeschwindigkeit (g/kg KG/h)	Zufuhrraten (g/kg KG/Tag)
Glukose	0,25	5–(6)
Fruktose	0,125	3
Sorbit	0,125	3
Xylit	0,125	3

Nach Keller (1989) müssen als Hauptargument gegen die Verwendung von Sorbit oder Fruktose die z.T. tödlich verlaufenen Fälle mit hereditärer Fruktoseintoleranz (HFI) angesehen werden. Hierbei erhielten Patienten die genannte Substanz, ohne daß eine entsprechende Anamnese erhoben wurde oder ermittelt werden konnte bzw. weil nicht bekannt war, daß beim Abbau von Sorbit Fruktose entsteht. In den veröffentlichten Kasuistiken war es immer unter der Infusion von Fruktose aufgrund des zu spät erkannten angeborenen Fruktose-1-Phosphat-Aldolase-B-Mangels zu schweren Hypoglykämien mit abdominellen Symptomen, Azidosen, Organschäden bis hin zum Multiorganversagen gekommen (Fauth et al. 1991; Sachs et al. 1991). Derart schwerwiegende Komplikationen sind bei entsprechender Aufklärung des für die Ernährungstherapie verantwortlichen medizinischen Personals einerseits und entsprechender Patientenanamnese andererseits vollständig vermeidbar. In der Regel genügt präoperativ die einfache Frage an den Patienten nach der Vertäglichkeit von Obst oder Süßspeisen. Ist die Verträglichkeit gegeben, so kann eine hereditäre Fruktoseintoleranz mit Sicherheit ausgeschlossen werden. Sollte der Patient z.B. nach einem schweren Unfall nicht in der Lage sein, die Frage zu beantworten, so ist meist kurzfristig eine entsprechende Befragung der Angehörigen möglich. Nur in den extrem seltenen Fällen, in denen weder eine Eigen- oder Fremdanamnese bezüglich. Fruchtzuckerunverträglichkeit möglich ist, muß diese vor der ersten parenteralen Anwendung von Fruktose oder Sorbit durch einen Test ausgeschlossen werden. Zu diesem Zweck werden 0,2 g Fruktose/kg KG als Bolus injiziert, um die spezifische Symptomatik einer hereditären Fruktoseintoleranz unter anderem anhand eines schnellen Abfalls der Blutglukosekonzentration zweifelsfrei erkennen zu können (Eckart 1994).

Bei Einhaltung der oben angegebenen Dosierungsrichtlinien sind für den Zuckeraustauschstoff Xylit keine metabolischen Nebenwirkungen bekannt geworden. Georgieff et al. (1987) konnten zeigen, daß durch die Limitierung der Glukosezufuhr auf 3 g/kg KG und den Ersatz eines Teils der Glukosekalorien durch Xylit und Fett sowohl der Glukoseumsatz des Gesamtkörpers als auch die hepatische Glukoseproduktion erheblich gesenkt werden können. Die Steigerung der Glukoseoxidation während Xylitzufuhr geht ohne signifikante Erhöhung des Glukoseumsatzes einher.

Dadurch, daß Xylit (Lang 1971) im Gegensatz zu Glukose initial in der Leber metabolisiert wird, bleibt die gesteigerte Bildung und der erhöhte Umsatz von Alanin, Glutamin und Laktat aus. Gleichzeitig erfolgt eine nur geringfügige Steigerung der rezirkulierenden, nichtutilisierten Glukosemenge. Nach Ansicht der Arbeitsgruppe um Georgieff ist Xylit folglich bei der Normalisierung der Glukoneogeneserate, des Blutglukosespiegels und des Insulinspiegels in der akuten Phase nach einem Trauma der Glukose eindeutig überlegen. Die genannten Autoren weisen darauf hin, daß diese Wirkungen von Xylit bedingt auch für die Fruktose gelten, wobei anzumerken ist, daß quantitative Isotopenmessungen fehlen. Gelfand u. Sherwin (1986) konnten jedoch zeigen, daß die intravenöse Anwendung von Fruktose – 100 g/Tag – ohne wesentliche Beeinflussung der Glukosehomöostase eiweißsparend wirkt.

Neben den bereits erwähnten Dosierungsrichtlinien für die Nicht-Glukose-Kohlenhydrate bleibt die empfohlene maximale Infusionsgeschwindigkeit für Glukose in Höhe von 0,25 g/kg KG/h entsprechend 6 g/kg KG/Tag nachzutragen. Dies ist zugleich die vom Bundesgesundheitsamt (1990) empfohlene Maximaldosierung; das heißt: unabhängig davon, ob Glukose oder Xylit allein bzw. in Kombination oder aber Dreizuckerlösungen (Glukose, Fruktose und Xylit) parenteral angeboten werden, sollte unter normalen Stoffwechselbedingungen die Tagesdosis einen Wert von 350–400 g/Tag (entsprechend 5–6 g/kg KG/Tag) nicht überschreiten. Ist die Stoffwechselhomöostase gestört, wie dies z.B. in der Postaggressionsphase zu beobachten ist, so wird eine Reduktion der Gesamtkohlenhydratzufuhr auf 200–300 g/Tag (entsprechend 2–4 g/kg KG/Tag) dringend empfohlen.

Fette

Fettemulsionen als integraler Bestandteil der parenteralen Ernährung sind in der Vergangenheit überwiegend unter dem Aspekt des Energieträgers erörtert worden. Die nichtenergetische Bedeutung von Fettemulsionen rückt erst in jüngerer Zeit in den Brennpunkt klinischer und wissenschaftlicher Interessen. Fette sind nicht nicht nur Strukturbestandteil von Zellen und Geweben, sondern gleichzeitig auch Lieferant von C-Atomen für unterschiedliche Biosynthesen und fungieren darüber hinaus als Träger essentieller Fettsäuren und fettlöslicher Vitamine (Lang 1979). Besondere Aufmerksamkeit verdienen die Fettemulsionen als Donator von Ausgangssubstanzen für die Eicosanoidsynthese, deren Erforschung in bezug auf die vielfältigen Synthesewege und späterer physiologischer Wirkprofile in den letzten Jahren beachtliche Fortschritte erzielen konnte (Adolph et al. 1990).

Obwohl Fett ein selbstverständlicher, sprich fester Bestandteil unserer normalen Ernährung ist und bei intravenöser Verabfolgung im Quervergleich zu anderen Energieträgern wesentliche Vorteile bietet – wie peripher-venöse Applizierbarkeit und fehlende Verluste über Nieren und Darm –, wurde es nicht allgemein im Rahmen parenteraler Ernährungsregime eingesetzt. Hauptargumente gegen eine intravenöse Applikation waren, daß ein Patient in bislang normalem Ernährungszustand ausreichende Fettreserven besäße, nach Operationen und Traumen ohnehin ein deutlich gesteigerter Fettabbau zu beobachten sei, Kohlenhydrate bei äquikalorischem Angebot die Stickstoffbilanz günstiger als Fett beeinflussen würden, Fett – parenteral verabfolgt – vom Organismus nur zum Teil akut oxidiert werde und überdies die unter Streßzuständen beeinträchtigte Glukoseverwertung nachteilig beeinflusse (Bäßler 1976; Long et al. 1977). Diese Argumente wurden zwischenzeitlich nicht nur mehrfach widerlegt, vielmehr gibt es, wie oben bereits erläutert, eindeutige Hinweise dafür, daß die alleinige Applikation von Kohlenhydraten mit schwerwiegenden unerwünschten Stoffwechselnebenwirkungen bzw. Komplikationen behaftet sein kann. Darüber hinaus bietet Fett in der parenteralen Applikationsform neben den bereits genannten Fakten weitere Vorteile wie eine Entlastung des Leberstoffwechsels, eine deutliche Reduktion der Kohlendioxydproduktion sowie einen hohen Energiegehalt in kleinen Flüssigkeitsvolumina (Eckart 1990). Sowohl die Entlastung des Eliminationsorgans Lunge durch Verminderung der Kohlendioxydproduktion, verbunden mit der Möglichkeit zur Reduktion von Atemminutenvolumina, als auch eine restriktive Flüssigkeitszufuhr sind von besonderem therapeutischem Wert bei beatmeten Patienten mit respiratorischer Insuffizienz (Adolph et al. 1993).

In diesem Zusammenhang ist erwähnenswert, daß nicht nur der Wunsch nach kleinen Flüssigkeitsvolumina zur Empfehlung 20%iger Fettemulsionen führte, sondern auch deren in Relation zu 10%igen Emulsionen niedrigerer Phospholipidgehalt nach derzeitigem Kenntnisstand günstiger zu beurteilen ist. Nach Carpentier et al. (1989) sollten 10%ige Fettemulsionen nicht mehr eingesetzt werden, da nachgewiesen werden konnte, daß im Überschuß zugeführte Phospholipide die Hydrolyse von Triglyzeriden verzögern, den Zellmembranen Cholesterin entziehen und zu einer Zunahme der Phospholipid- und Triglyzeridkonzentration sowie des freien Cholesterins im Plasma führen.

Zahlreiche Studien konnten bei Patienten in reduziertem Ernährungszustand wie auch postoperativ zeigen, daß Fett und Kohlenhydrate sich hinsichtlich ihrer stickstoffsparenden Wirkung nicht unterscheiden (Eckart et al. 1990). Diesen Befunden stehen Ergebnisse anderer Arbeitsgruppen gegenüber, die bei schwerkranken Patienten einen positiven Einfluß einer Fettapplikation auf den Eiweißstoffwechsel nicht feststellen konnten bzw. eine diesbezügliche Überlegenheit der Kohlenhydrate bestätigten (Long et al. 1977; Woolfson et al. 1977). Eine genauere Analyse der in die einzelnen Studien einbezogenen Patienten erklärt diese zu beobachtende Diskrepanz durch Unterschiede im primären Ernährungszustand, der jeweils aktuellen Stoffwechselphase während des Untersuchungszeitraumes, des Gesamtkalorienangebotes sowie des Fettanteiles in den verschiedenen Ernährungsregimen. Die differenten Ergebnisse veranlaßten Elwyn et al. (1980) zu der Feststellung, daß der stickstoffsparende Effekt von Fett dem der Glukose gleich sei, aber auch in Abhängigkeit von den genannten Einflußfaktoren völlig fehlen kann. So wird bei einem jungen polytraumatisierten Mann in primär gutem Ernährungszustand während eines ausgeprägten Postaggressionsstoffwechsels eine klinisch bedeutsame Reduktion der enormen Stickstoffverluste selbst durch einen hohen Fettanteil im Ernährungsregime kaum zu erzielen sein. Demgegenüber wird Fett bei einem unterernährten muskelschwachen älteren Menschen eine den Kohlenhydraten ebenbürtige eiweißsparende Wirkung entfalten. In diesem Zusammenhang darf nicht unerwähnt bleiben, daß in jüngeren amerikanischen Ernährungsstudien Fett und Glukose jeweils zur Hälfte der Nichteiweißkalorien als Energieträger angeboten werden (Eckart et al. 1990).

Eine zurückhaltende, z.T. sogar ablehnende Haltung gegenüber einer routinemäßigen Fettgabe wurde u.a. auch damit begründet, daß Fett die nach schweren Traumen oder Operationen bzw. bei septischen Krankheitsprozessen ohnehin verminderte Glukosetoleranz und -verwertung zusätzlich verschlechtere. Hingewiesen wurde dabei stets auf die von Randle et al. (1963) beschriebenen Stoffwechselzusammenhänge, wonach aus der β-Oxidation vermehrt anflutendes Acetyl-CoA die Glykolyseenzyme hemmt und gleichzeitig eine verminderte muskuläre Glukoseaufnahme und -oxidation zu beobachten ist. Verschiedene Arbeitsgruppen haben mit unterschiedlichen Techniken die im sog. „glucose fatty acid cycle" zusammengefaßten experimentellen Untersuchungsergebnisse auch für den menschlichen Organismus bestätigt und zeigen können, daß durch eine parenterale Applikation von langkettigen, aber auch durch ein Gemisch von mittel- und langkettigen Triglyzeriden muskuläre Glukoseaufnahme, Glukoseoxidation, v.a. aber die Glukosespeicherung signifikant vermindert werden (Thiebaud et al. 1982; Jauch et al. 1982).

Aus diesen Studienresultaten heraus läßt sich aber keinesfalls eine Kontraindikation zur kombinierten parenteralen Fett-/Kohlenhydratgabe ableiten, da allgemeine klinische Beobachtungen unterschiedlicher Arbeitsgruppen darauf hinweisen, daß sich ein bei kritisch Kranken meist gestörter Glukosestoffwechsel durch Reduktion der angebotenen Kohlenhydratkalorien bei äquikalorischem Ersatz durch Fett meist normalisieren läßt. Dies spiegelt sich nicht zuletzt in einem geringeren Insulinbedarf und einem deutlichen Rückgang renaler Glukoseverluste wider. Unklar bleibt aber stets die individuelle Reaktion des gestörten Metabolismus auf die angebotenen Energieträger, so daß die dringende Empfehlung ausgesprochen werden muß, diese beim Aufbau eines parenteralen Ernährungsprogramms durch entsprechende Serumkontrollen von Glukose und Triglyzeriden engmaschig zu überwachen.

Nachdem mittelkettige Triglyzeride bereits über lange Jahre mit Erfolg in der enteralen Ernährung von Patienten mit Malabsorptions- und Maldigestionssyndromen unterschiedlicher Genese eingesetzt worden waren (Greenberger et al. 1969), wurde diese Triglyzeridklasse zu jeweils gleichen Gewichtsteilen mit langkettigen Triglyzeriden physikalisch gemischt und emulgiert der parenteralen Applikationstechnik zugeführt (Eckart et al. 1980). Vorteile gegenüber langkettigen Triglyzeriden versprachen nicht nur einige physikalische Besonderheiten wie kleinere Molekülgröße, fehlende Doppelbindung sowie größere Wasserlöslichkeit (Wolfram 1994), sondern auch Studienresultate, die für eine schnellere Spaltung, fehlende oder geringe Carnitinabhängigkeit (Rössle et al. 1990), minimale Wiederveresterung, eine bislang nie nachgewiesene Speicherung im Körpergewebe sowie eine stärkere Ketogenese und raschere Oxidation sprachen (Bach et al. 1982, 1989; Scheig 1968).

Bestätigt werden konnte bei gesunden Versuchspersonen (Metges et al. 1991) und beatmeten Intensivpatienten (Adolph et al. 1989) mit Hilfe ^{13}C-markierter Triglyzeride, daß mittelkettige Triglyzeride in einem signifikant höheren Prozentsatz als langkettige oxidiert werden. Inwieweit der höhere oxidative Umsatz im Rahmen einer Katabolie Vorteile bietet, d. h. bezogen auf den Körpereiweißbestand protektiv wirkt, wurde anhand von Stickstoffbilanzen untersucht. Einige klinische Untersuchungen an Patienten nach Operation bzw. nach Trauma ließen durch MCT/LCT-Emulsionen einen größeren stickstoffretinierenden Effekt und eine bessere Stickstoffbilanz als durch LCT-Emulsionen erkennen (Ball 1993; Lünstedt et al. 1987). Diese Befunde werden durch eine geringere Abgabe von Aminosäuren aus dem Skelettmuskel nach Infusion von MCT/LCT-Emulsionen gestützt (Wolfram et al. 1990).

Carpentier et al. (1990) haben bei Patienten mit Kurzdarmsyndrom und entzündlichen Darmerkrankungen unter einer langzeitparenteralen Ernährung keine negative Beeinflussung bzw. eine Besserung der Leberfunktion speziell dann beobachtet, wenn als Fettkomponente eine MCT/LCT-Emulsion eingesetzt wurde. Als mögliche Ursachen dieser günstigen Wirkung vermuteten die genannten Autoren eine geringere Fettablagerung in der Leber bei Anwendung der Mischemulsion. Gleichzeitig sahen sie in dem stärkeren Ketonkörperanstieg einen Schutz der Leberfunktion, da Ketonkörper als Nährsubstrat der Darmmukosa deren Barrierenfunktion erhalte und somit den Übertritt leberschädigender Substanzen aus dem Darm verhindere.

Auch Immunfunktionen werden von MCT/LCT-Mischemulsionen weniger beeinträchtigt. Bei einer Anwendung von 10 Tagen bis 2 Wochen beobachtete man mit MCT-haltigen Fettemulsionen eine deutlich geringere Verschiebung der Relation von T-Helfer- zu T-Suppressor-Zellen (Gogos et al. 1990; Sedman et al. 1989). Kuse et al. (1990) ernährten Patienten nach Lebertransplantation parenteral entweder fettfrei oder in Kombination mit einer MCT/LCT-Mischemulsion. Dabei zeigte sich im wesentlichen, daß die Klärfunktion des RES, verschiedene Leukozytenfunktionen und die Lebermorphologie durch die Fettkomponente nicht negativ beeinflußt worden waren.

Vorteile der mittelkettigen Triglyzeride (MCT) und der MCT-haltigen Fettemulsionen im Vergleich zu den langkettigen Triglyzeriden (LCT) sowie deren Auswirkungen auf die klinische Anwendung (nach Wolfram 1994):

Physikochemische Merkmale	Physiologische Besonderheiten	Klinische Vorteile
Geringere Molekülgröße Größere Wasserlöslichkeit	Günstigere Verteilung in Fett tröpfchen und Lipoproteinen	Raschere Spaltung Raschere Elimination aus dem Blut
	Besserer Zugang der Lipasen Carnitinunabhängiger Transport durch Mitochondrienmembran Ketogene Wirkung	Bevorzugte Aufnahme ins Gewebe Bevorzugte Oxidation Günstigere Wirkung auf Stickstoffbilanz, Leber- und Immunfunktion

Mit Beginn der parenteralen Fettgabe sollte ähnlich wie bei den Kohlenhydraten ein stufenweiser Aufbau bis zu einer Dosierungsobergrenze von 1,0–1,5 g Fett/kg KG/Tag erfolgen. Dies entspräche bei einem 70 kg schweren Patienten etwa 100 g Fett pro Tag bzw. einer 500-ml-Flasche einer 20%igen Fettemulsion. Bei einer anzustrebenden Fett-Kohlenhydrat-Relation von etwa 35% zu 65% muß unter Berücksichtigung des gleichzeitig angebotenen Aminosäureanteiles die Kohlenhydratzufuhr derart dosiert werden, daß die gewünschte Gesamtkalorienzufuhr, angepaßt an die aktuelle Stoffwechselsituation, eingehalten bzw. nur geringfügig überschritten wird.

Kontraindikationen gegen eine parenterale Fettgabe sind aus isolierten Organinsuffizienzen allein nicht ableitbar, vielmehr ist ein parenterales Fettangebot nach derzeitigem Kenntnisstand selbst bei akuter Pankreatitis und Niereninsuffizienz unter engmaschiger Kontrolle der Stoffwechselparameter nicht nur möglich, sondern durchaus sinnvoll (Druml et al. 1983; Lochs 1982). Kontraindiziert ist die Gabe von Fett, wie im übrigen jede Form einer intravenösen Ernährung, bei einem O_2-Mangel in der Peripherie. Dies ist in der Regel bei einem mit einer Gewebeminderperfusion einhergehenden Schock zu beobachten. Beim Vorliegen einer primären Fettstoffwechselstörung ist Fett nur zur Substitution essentieller Fettsäuren zu applizieren. Nach Massivtransfusionen und beim Vorliegen schwerer Gerinnungsstörungen sollte unter dem Gesichtspunkt einer weitgehenden Entlastung des RES auf eine Fettzufuhr vorübergehend verzichtet werden.

Literatur

1. Adolph M, Eckart J (1990) Importance of indirect calorimetry for the nutrition of intensive care patients. In: Müller MJ, Danforth E, Burger AG, Siedentopp U (eds) Hormones and nutrition in obesity and cachexia. Springer, Berlin Heidelberg New York Tokyo, pp 139–162
2. Adolph M, Eckart J (1993) Parenteral nutrition in respiratory failure. In: Schlierf G (ed): Recent advances in clinical nutrition 3, chapter 22. Smith-Gordon, London, pp 251–264
3. Adolph M, Eckart J (1994) Parenterale Ernährung: Indikationen und Aufbau. Chir Gastroenterol 10: 178–186
4. Adolph M, Eckart J, Metges C, Neeser G, Wolfram G (1989) Die Oxidationsrate unterschiedlicher, parenteral verabfolgter ^{13}C-markierter Triglyzeride bei polytraumatisierten Patienten. In: Wolfram G, Eckart J, Adolph M (Hrsg) Künstliche Ernährung. Karger, Basel (Beitr. Infusionstherapie, Bd 25, S 439–455)
5. Adolph M, Eckart J, Neeser G (1990) Neue Aspekte der parenteralen Fettzufuhr. In: List WF, Kröll W (Hrsg) Postaggressionsstoffwechsel und parenterale Ernährung. Maudrich, Wien (Beitr. Anästh Intens Notfallmed, Bd 33, S 91–115)

6. Askanazi J, Nordenström J, Rosenbaum S, Elwyn DH, Hyman A, Carpentier YA, Kinney JM (1981) Nutrition for the patient with respiratory failure: glucose vs. fat. Anesthesiology 54: 373–377

7. Bach A, Babayan V (1982) Medium chain triglycerides: an update. Am J Clin Nutr 36: 950–-962

8. Bach A, Frey A, Lutz O (1989) Clinical and experimental effects of medium-chain-triglyceride-based fat emulsions – a review. Clin Nutr 8: 223–235

9. Bäßler KH (1976) Zur Zweckmäßigkeit von Fettemulsionen im Rahmen der parenteralen Ernährung. Infusionstherapie 3: 198–200 (1976)

10. Ball MJ (1993) Parenteral nutrition in the critically ill: use of medium chain triglyceride emulsion. Int Care Med 19: 89–95

11. Behrendt W (1988) Kontinuierliche Messung des posttraumatischen Energieverbrauches. Zuckschwerdt, München

12. Black PR, Brooks DC, Bessey PQ, Wolfe RR, Wilmore DW (1982) Mechanisms of insulin resistance following injury. Ann Surg 196: 420–435

13. Bundesgesundheitsamt (15. Okt. 1990) Bekanntmachung über die Zulassung von Infusionslösungen. Bundesanzeiger 212: 6059–6060

14. Bursztein S, Elwyn DH, Askanazi J, Kinney JM (1989) Energy metabolism, indirect calorimetry, and nutrition. Williams & Wilkins, Baltimore

15. Carpentier YA (1989) Intravascular metabolism of fat emulsions / The Arvid Wretlind Lecture ESPEN 1988. Clin Nutr 8: 115–125

16. Carpentier YA, Richelle M, Haumont D, Deckelbaum RJ (1990) New developments in fat emulsions. Proc Nutr Soc 49: 375–380

17. Clowes GHA, George BC, Villee CA (1983) Muscle proteolysis induced by a circulating peptide in patients with sepsis and trauma. N Engl J Med 308: 545–552

18. Druml W (1987) Fettstoffwechsel und Aminosäurenstoffwechsel bei akutem Nierenversagen. Zuckschwerdt, München (Klin Ernähr., Bd 28)

19. Eckart J (1990) Fett. In: Ahnefeld FW, Grünert A, Schmitz JE (Hrsg) Parenterale Ernährungstherapie. Springer, Berlin Heidelberg New York Tokyo (Beitr. Klin. Anästhesiol. Intensivther., Bd 40, S 25–51)

20. Eckart J (1994) Kohlenhydrate. In: Hartig W (Hrsg): Moderne Infusionstherapie – Künstliche Ernährung. Zuckschwerdt, München, S 222–226

21. Eckart J, Adolph M (1990) Fette in der parenteralen Ernährung. In: Schlimgen R, Kalff G (Hrsg): Infusion, Transfusion, enterale und parenterale Ernährung. Perimed, Erlangen, S 175–201

22. Eckart J, Neeser G (1984) Sind Leberfunktionsstörungen beim Intensivpatienten auch Folge einer parenteralen Ernährung? In: Eckart J (Hrsg) Kritische Bewertung aktueller Therapiemaßnahmen in der Intensivmedizin. Karger, Basel (Beitr. Intens. Notfallmed., Bd 2, S 248–262)

23. Eckart J, Adolph M, v d Mühlen U, Naab V (1980) Fat emulsions containing medium chain triglycerides in parenteral nutrition of intensive care patients. JPEN 4: 360–366

24. Elliott M, Alberti KGMM (1983) The hormonal and metabolic response to surgery and trauma. In: Kleinberger G, Deutsch E (eds) New aspects of clinical nutrition. Karger, Basel, pp 247–270

25. Elwyn DH, Kinney JM, Gump FE, Askanazi J, Rosenbaum SH, Carpentier YA (1980) Some metabolic effects of fat infusions in depleted patients. Metabolism 29: 125–132

26. Fauth U, Halmágyi M (1991) Äthiologie, Pathophysiologie und klinische Bedeutung der hereditären Fruktoseintoleranz. Infusionstherapie 18: 213–222

27. Flatt JP (1978) The biochemistry of energy expenditure. In: Bray GA (ed) Recent advances in obesity research, vol 2. Newman, London, pp 211–228

28. Förster H (1974) Zuckeraustauschstoffe in der parenteralen Ernährung. Ernähr Umsch 21: 306–310

29. Foster G, Knox L, Dempsey D, Mullen J (1987) Caloric requirements in total parenteral nutrition. J Am Coll Nutr 6: 231–253

30. Gelfand RA, Sherwin RS (1986) Nitrogen conservation in starvation revisited: protein sparing with intravenous fructose. Metabolism 35: 37–44

31. Georgieff M (1987) Intravenöse Ernährung – Möglichkeiten und Grenzen der Anwendung von Glukose und Xylit nach Trauma und Sepsis unter besonderer Berücksichtigung des Leberstoffwechsels. Infusionstherapie 14: 93–97

32. Georgieff M, Rügheimer E (1990) Kohlenhydrate in der parenteralen Ernährung. In: Ahnefeld FW, Grünert A, Schmitz JE (Hrsg) Parenterale Ernährungstherapie. Springer, Berlin (Beitr. Klin. Anästhesiol. Intensivther., Bd 40, S 13–24)

33. Georgieff M, Moldawer LL, Bistrian BR, Blackburn GL (1985) Xylitol, an energy source for intravenous nutrition after trauma. JPEN 9: 199–209

34. Gogos CA, Kalfarentzos FE, Zoumbos NC (1990) Effect of different types of total parenteral nutrition on T-lymphocyte subpopulations and NK cells. Am J Clin Nutr 51: 119–122

35. Greenberger N, Skillman T (1969) Medium chain triglycerides. Physiologic considerations and clinical implications. N Engl J Med 280: 1045–1058

36. Harris JA, Benedict FG (1919) Standard basal metabolism constants for physiologists and clinicians. In: A biometric study of basal metabolism in man. Carnegie Institute of Washington 279: 223–250

37. Jauch KW, Hailer S (1988) Verwertung MCT-haltiger Fettemulsionen in Streßsituationen. In: Creutzfeld W, Schauder P (Hrsg) Mittelkettige Triglyzeride in der parenteralen Ernährung. Karger, Basel (Beitr. Infusionstherapie, Bd 20, S 145–155)

38. Keller U (1989) Zuckeraustauschstoffe Fructose und Sorbit: ein unnötiges Risiko in der parenteralen Ernährung. Schweiz Med Wochenschr 119: 101–106

39. Kuse ER, Kemnitz J, Kotzerke J, Wassmann R, Gubernatis G, Ringe B, Pichlmayr I (1990) Fat emulsions in parenteral nutrition after liver transplantation: the recovery of the allografts RES function and histological observations. Clin Nutr 9: 331–336

40. Lang K (1971) Xylit-Stoffwechsel und klinische Verwendung. Klin Wochenschr 49: 233–245

41. Lang K (1979) Biochemie der Ernährung. Steinkopff, Darmstadt

42. Lochs H (1982) Parenterale Ernährung bei akuter Pankreatitis. In: Kleinberger G, Dölp R (Hrsg) Basis der parenteralen und enteralen Ernährung. Zuckschwerdt, München (Klin Ernähr. Bd 10, S 180–185)

43. Long J, Wilmore D, Mason A, Pruitt B (1977) Effect of carbohydrate and fat intake on nitrogen excretion during total intravenous feeding. Ann Surg 185: 417–422

44. Lünstedt B, Deltz E, Köhler M, Bruhn A (1987) Randomisierte Studie zum Vergleich zwischen langkettigen (LCT) und mittelkettigen (MCT) Triglyceriden als Kalorienträger in der postoperativen Ernährungstherapie. Infusionstherapie 14: 61–64

45. Metges C, Wolfram G (1991) Medium- and long-chain triglycerides labeled with ^{13}C: a comparison of oxidation after oral or parenteral administration in humans. J Nutr 121: 31–36

46. Neeser G, Eckart J, Lichtwarck-Aschoff M, Wengert P, Adolph M (1990) Mangelsituation: Vitamin B_1. In: Wolfram G, Eckart J, Adolph M (Hrsg) Künstliche Ernährung. Karger, Basel (Beitr. Infusionsther., Bd 25, S 142–160)

47. Randle PJ, Garland PB, Hales CN, Newsholme EA (1963) The glucose fatty-acid cycle: its role in insulin sensitivity and the metabolic disturbances of diabetes mellitus. Lancet I: 785–789

48. Rössle C, Carpentier YA, Richelle M, Dahlan W, DAttelis NP, Fürst P, Elwyn DH (1990) Medium chain triglycerides induce alterations in carnitine metabolism. Am J Physiol 258: E 944–E 947

49. Sachs M, Asskali F, Encke A, Förster H (1991) Stoffwechselveränderungen bei Patienten mit hereditärer Fruktoseintoleranz. Med Klin 86: 574–581

50. Scheig R (1968) Hepatic metabolism of medium chain fatty acids. In: Senior JR (ed) Medium chain triglycerides. University of Pennsylvania Press, Philadelphia, pp 39–49

51. Sedman PC, Brennan TG, Somers SS, Ramsden CW, Guillou PJ (1989) Effects of different total parenteral nutrition regimens on host antitumour immune response. Br J Surg 76: 1350–1351

52. Shangraw RE, Jahoor F, Miyoshi H, Neff WA, Stuart CA, Hendon DN, Wolfe RR (1989) Differentiation between septic and postburn insulin resistance. Metabolism 38: 983–989

53. Shaw JHF, Wolfe RR (1989) An integrated analysis of glucose, fat, and protein metabolism in severely traumatized patients. Ann Surg 209: 63–72

54. Shizgal HM, Martin MF (1988) Caloric requirement of the critically ill septic patient. Crit Care Med 16: 312–317

55. Thiébaud D, DeFronzo R, Jacot E et al. (1982) Effect of long chain triglyceride infusion on glucose metabolism in man. Metabolism 31: 1128–1136

56. Weinsier R, Krumdiek C (1980) Death resulting from overzealous total parenteral nutrition: the refeeding syndrome revisited. Am J Clin Nutr 34: 393–399

57. Wilmore DW, Mason AD, Johnson DW, Pruitt BA (1975) Effect of ambient temperatures on heat production and heat loss in burn patients. J Appl Physiol 38: 593–597

58. Wolfe RR, Allsop JR, Burke JF (1979) Glucose metabolism in man: responses to intravenous glucose infusion. Metabolism 28: 210–220

59. Wolfram G (1994) Der Einsatz von Fettinfusionen in der postoperativen Ernährung. Chir Gastroenterol 10: 173–176

60. Wolfram G, Hailer S, Metges C, Adolph M, Jauch KW, Eckart J (1990) Medium chain triglycerides in total parenteral nutrition. In: Kim Wha Young, Lee Yang Cha, Lee Ki Yull et al. (eds) Proceedings of the 14th International Congress of Nutrition (1989). Seoul, pp 541–546

61. Woolfson A, Heatley R, Allison S (1977) Significance of insulin in the metabolic response to injury. In: Richards J, Kinney J (eds) Nutritional aspects of care in the critically ill. Churchill Livingstone, Edinburgh, pp 367–388

Neueste Entwicklungen der Rechtsprechung zur ärztlichen Sterbehilfe

Das Urteil des Bundesgerichtshofs vom 13. September 1994 – Az. 1 StR 357/94

H. Lilie

Der Bundesgerichtshof (BGH) hat in einer auch in der Presse bekanntgemachten Entscheidung vom 13. September 1994 eine deutliche Abkehr von seiner bisherigen strengen Handhabung im Bereich der Sterbehilfe vollzogen. Noch der 3. Strafsenat des BGH hatte in einer Entscheidung aus dem Jahre 1984 (BGHSt, *Amtliche Sammlung der Entscheidungen des BGHs in Strafsachen*, Band 32, Seite 367 ff.; sog. Wittig-Fall) eine strikte Verpflichtung zu lebenserhaltenden Maßnahmen auch nach einem ins Werk gesetzten Suizidversuch angenommen, wenn der Patient nicht mehr bei Bewußtsein ist und eine Rettungschance besteht. Das sollte selbst dann gelten, wenn der Patient nur mit schwersten Schädigungen zu retten ist. Nur in krassen Ausnahmefällen war danach eine anderslautende Gewissensentscheidung des Arztes zu akzeptieren und eine Bestrafung abzulehnen.

In der Wuppertaler-Krankenschwestern-Entscheidung aus dem Jahre 1991 (BGHSt 37, 376 ff.) hat der 3. Senat bereits eine Tendenzwende erkennen lassen, als er für die Frage, welche lebensverlängernden Maßnahmen im Rahmen der Intensivbehandlung Sterbender unbedingt zu ergreifen sind, auf den mutmaßlichen Willen des Patienten abstellte. In der hier interessierenden jüngsten Entscheidung ist der 1. Strafsenat diesem Weg nicht nur gefolgt, sondern hat die Bedeutung des Patientenwillens bereits im Vorfeld des unumkehrbaren Sterbevorgangs ausdrücklich anerkannt. Reichweite und Grenzen dieser Rechtsprechungsänderung erschließen sich indes nur bei einer genauen Analyse der Entscheidungsgründe.

Der zugrundeliegende Lebenssachverhalt

Bisher liegt allein der Originalabdruck der Urteilsgründe vor. Danach lag der Entscheidung folgender Sachverhalt zugrunde: In der ersten Instanz hatte das Landgericht Kempten die beiden Angeklagten, nämlich einen Arzt und den Sohn einer Patientin, wegen versuchten Totschlages, zu einer Geldstrafe verurteilt. Da beide diese Verurteilung nicht hinnehmen wollten, legten sie Revision zum BGH ein. In Strafsachen bedeutet das, daß der BGH an die Feststellung des Sachverhalts des Landgerichts gebunden ist und nur noch überprüfen darf, ob die Vorschriften des materiellen Rechts und des Verfahrensrechts, in diesem Fall also des Strafgesetzbuchs und der Strafprozeßordnung, richtig auf diesen Sachverhalt angewendet worden sind. Grundlage für die Diskussion ist deshalb der Sachverhalt, den das Landgericht bei seiner Verurteilung zugrunde gelegt hat.

Nach den Feststellungen des Landgerichts waren die beiden Angeklagten, der Arzt und der Sohn einer 72jährigen Frau, Anfang März 1993 auf Vorschlag des Arztes übereingekommen, die künstliche Ernährung der Patientin spätestens ab dem 15.03.1993 einzustellen. Die Patientin, die in der Pflegeabteilung des Marien-Heimes in Kempten untergebracht war, war bereits seit September 1990 nach einem Herzstillstand und anschließender Wiederbelebung, schwersthirngeschädigt. Sie war nicht mehr ansprechbar und ständig auf künstliche Ernährung angewiesen. Es lag ein appalisches Syndrom vor. Nach ärztlichem Ermessen war eine Besserung des Zustands nicht zu erwarten. Die festgestellte Ausgangskrankheit war ein ausgeprägtes hirnorganisches Psychosyndrom im Rahmen einer präsenilen Demenz mit Verdacht auf Alzheimer-Krankheit. Nach dem Herzstillstand im September 1990 war sie auch schluckunfähig. Die von dem angeklagten Arzt verordnete Sondennahrung mußte nach aufgetretenen Komplikationen mit einer Nasensonde ab Ende 1992 über eine Magensonde durchgeführt werden.

Weiter beschreibt das Landgericht, daß die Patientin seit Ende 1990 nicht mehr ansprechbar, geh- und stehunfähig war und auf optische, akustische und Druckreize lediglich mit Gesichtszuckungen oder Knurren reagierte. Der angeklagte Arzt sah die Patientin einmal wöchentlich und behandelte dabei leichtere Erkrankungen mit Salben und Schmerzmitteln. Der Zustand der Patientin veränderte sich nach der Einbringung der Magensonde nicht. Vitalfunktionen waren vorhanden, Anzeichen für Schmerzempfinden bestanden nicht.

Diese Gesamtsituation führte zu den Ereignissen, die der 1. Strafsenat des BGH zu entscheiden hatte. Wörtlich heißt es in der Entscheidung:

„Anfang 1993 wandte sich der Arzt, Dr. T., an den Angeklagten S. und schlug ihm vor, den Zustand der Patientin, bei der keine Besserung zu erwarten sei, dadurch zu beenden, daß die Sondenernährung eingestellt und statt dessen lediglich Tee verabreicht würde. Dadurch würde der Tod von Frau S. binnen zwei bis drei Wochen eintreten, ohne daß sie leiden müsse. Auf entsprechende Frage des Angeklagten S. erklärte der Arzt Dr. T., dieses Vorgehen sei rechtlich abgesichert. Herr S. vertraute auf diese Erklärung und holte keinen weiteren Rechtsrat ein. Er beriet sich jedoch mit einigen Verwandten und Freunden und klärte sich schließlich etwa Anfang März 1993, also nach etwa dreimonatiger Überlegungszeit, gegenüber Dr. T. mit diesem Vorschlag einverstanden."

Bei der Entscheidung des Herrn S. spielte auch der Umstand eine Rolle, daß seine Mutter ihm gegenüber vor 8–10 Jahren, nachdem sie in einer Fernsehsendung einen Pflegefall mit Gliedversteifung und Wundliegen gesehen hatte, geäußert hatte, so wolle sie nicht enden.

Wahrscheinlich wäre dieser Fall weder vor die Gerichte noch sonst bekanntgeworden, wenn der Arzt das weitere Vorgehen mit den Pflegekräften diskutiert hätte. Er schrieb nämlich, ohne vorher mit dem Pflegepersonal gesprochen zu haben, eine Eintragung in das im Schwesternzimmer des Pflegeheimes ausliegende Verordnungsblatt:

„Im Einvernehmen mit Dr. T. möchte ich, daß meine Mutter nur noch mit Tee ernährt wird, sobald die vorhandene Flaschennahrung zu Ende ist oder aber ab 15.3.1993."

Da man davon ausging, daß das Pflegepersonal dieser Weisung folgen würde, haben beide Angeklagten diese unterschrieben. Man glaubte, daß Frau S. nun innerhalb weniger Wochen wegen fehlender Nahrungszufuhr sterben würde.

Wider Erwarten verständigte jedoch der Pflegedienstleiter, der Bedenken gegen die rechtliche Zulässigkeit der Absetzung der Flaschennahrung hatte, am 17.03.1993 das Amtsgericht und dort das Vormundschaftsgericht von diesem Eintrag. Dieses Gericht hatte nämlich den Sohn der Patientin, Herrn S., zu deren Pfleger mit dem Wirkungskreis Aufenthaltsbestimmung, Zuführung zu ärztlicher Behandlung und Vermögensverwaltung, bestellt. Der Pflegedienstleiter teilte dem Vormundschaftsgericht Kempten mit, daß die vorhandene Sondennahrung nur noch bis zum 22. März reichte. Das Vormundschaftsgericht verweigerte im Wege einer einstweiligen Anordnung die Genehmigung zu dem von dem Sohn und dem Arzt gemeinsam geplanten Vorgehen. Deshalb beantragte Herr S. am 23.03.1993 beim Amtsgericht ausdrücklich die Genehmigung zur Umstellung der Ernährung auf Tee. Diese wurde jedoch nach Anhörung eines Sachverständigen, der Beteiligten sowie Inaugenscheinnahme der Betroffenen am 21. Mai 1993 versagt.

Der Arzt Dr. T. stellte daraufhin die Behandlung der Patientin ein. Ein anderer Arzt übernahm die Betreuung. Frau S. verstarb am 29.12.1993 infolge eines Lungenödems. Da aus dem Sachverhalt nicht hervorgeht, wie die Staatsanwaltschaft von dem Fall Kenntnis erlangt hat, bleibt mir nur die Vermutung, daß der Vormundschaftsrichter, als er am 22.03.1993 die Genehmigung zum Abbruch der Flaschenernährung verweigerte, den Vorgang an die Staatsanwaltschaft abgegeben hat.

Die Probleme des Falles aus rechtlicher und ärztlicher Sicht

Die Entscheidung des BGH wird 3 Kreise besonders beschäftigen, die diese Entscheidung unter völlig anderen Aspekten zu diskutieren haben.

a) Sicherlich wird die Entscheidung in Ärztekreisen unter der Frage diskutiert werden, ob und ab welchem Zeitpunkt der Behandlungsabbruch zulässig ist, da es sich nicht um passive Sterbehilfe sondern um Hilfe zum Sterben durch Unterlassen handelt.
b) Die Entscheidung wird aber auch in den Kreisen der Stationsleitungen und Pflegedienstleitungen aufmerksam gelesen werden. Immerhin haben sich hier Pflegekräfte dadurch gegen eine Anweisung des Arztes gewendet, daß sie offensichtlich ohne zu fragen den Vormundschaftsrichter angerufen haben und damit auch, wenn ich es einmal so formulieren darf, die Lawine des Strafrechts überhaupt erst losgetreten haben. Die Krankenpflegekräfte haben also den Fall überhaupt aus dem geschlossenen Regelkreis Arzt–Pfleger–Pflegeheim in die Öffentlichkeit gebracht. Eine immer mehr zu beobachtende Verselbständigung der Pflege hat sich hier ausgewirkt.
c) Außerhalb des medizinischen Bereichs wird diese Entscheidung darüber hinaus auch den Strafjuristen noch längere Zeit begleiten. Auch aus der Perspektive des Juristen wirft der Fall nämlich mehrere schwerwiegende Probleme auf, die eine genaue Einordnung des Geschehens erschweren.

Vorfragen aus der Sicht des Juristen

Die letztgenannten Fragen sollen zunächst in aller Kürze behandelt werden; sie sind aber wichtig für die eigentliche Dramatik des Falles.

Wenn wir kurz überlegen, so ist doch aufgrund der Eintragung der Ärzte in das sogenannte Verordnungsblatt überhaupt nichts passiert. Jedenfalls ist der Tod der Frau S. nicht durch die von den beiden Angeklagten geplante Tat, nämlich Einstellung der Sondennahrung, eingetreten. Das beiden Angeklagten vorzuwerfende Verhalten liegt in der gemeinsamen Anweisung an das Pflegepersonal, ab einem bestimmten Zeitpunkt nur noch mit Tee zu ernähren, also die Zuführung der kalorienreichen Ernährung zu beenden. Wäre es dadurch zum Tod der Patientin gekommen, so würde der Jurist dies als eine Tötung durch Unterlassen bezeichnen. Die Besonderheit dieses Falles liegt darin, daß der Tod nicht eingetreten ist, daß wir also nur von einer versuchten Tötung durch Unterlassen sprechen können. Der Unterlassende wird aber überhaupt nur bestraft, wenn er eine Verpflichtung zum Handeln hat.

Zu Recht stellt das Gericht fest, daß für den Arzt aufgrund des Behandlungsvertrags eine Lebenserhaltungspflicht bestanden hat. Gleichzeitig hatte der Sohn aufgrund der verwandtschaftlichen Beziehungen und darüber hinaus als gerichtlich bestellter Pfleger – das war noch in der Zeit vor dem Betreuungsgesetz – für die ärztliche Hilfe zu sorgen. Bei Wertung des gesamten Lebensvorganges liegt aber das eigentliche Unrecht des Verhaltens in der aus dieser Garantenstellung folgenden Pflicht, alles zur Lebenserhaltung Notwendige zu tun.

Das Besondere des Falles liegt nun aber darin, daß die beiden Angeklagten selbst davon ausgegangen sind, Frau S. werde erst 2–3 Wochen nach Absetzen der Sondennahrung sterben. Das bedeutet, daß zwischen der Entscheidung, die Ernährung auf kalorienarme Flüssigkeitsversorgung umzustellen, und dem eigentlich vorausgesehenen Todeseintritt, eine nicht unerhebliche Zeitspanne liegen würde. Hinzu kommt, daß das eigentliche Unterlassen, das den Tod hervorruft, nicht beim Sohn oder Arzt, sondern auf seiten des Krankenpflegepersonals angesiedelt gewesen wäre. Mit anderen Worten: Damit das Leben der Frau S. akut gefährdet gewesen wäre, müßte aufgrund der Entscheidung der beiden Angeklagten die Ernährung der Frau tatsächlich auch eingestellt werden, erst dann wäre mit dem Eintritt des Todes nach Ablauf einer weiteren Frist zu rechnen gewesen.

Juristisch formuliert geht es darum, ob die beiden Angeklagten mit der Eintragung in das Verordnungsblatt bereits unmittelbar zu einer versuchten Tötung angesetzt haben. Auf den Punkt gebracht geht es um die Frage: Ist die Eintragung in das Verordnungsblatt eine noch straflose Vorbereitung oder ein bereits strafbarer Versuch des Totschlags durch Unterlassen. Diese unter Juristen höchst umstrittene Frage hat der 1. Strafsenat des BGH dahin entschieden, daß die Grenze zum Versuchsbeginn für die beiden Angeklagten überschritten sei, daß unmittelbar zum Totschlag durch Unterlassen angesetzt worden sei, weil durch die Eintragung das Leben der Patientin konkret gefährdet gewesen war. Das Rechtsgut Leben war bereits in einem hohen Maß gefährdet, so der BGH, als die Erklärung in das Pflegejournal geschrieben wurde.

Bleibt noch der Gesichtspunkt des untätigen Pflegepersonals. Der BGH ist der Auffassung, daß die Untätigkeit des Pflegepersonals einer Verurteilung wegen versuchten Totschlags durch Unterlassung nicht entgegenstehe. Daß sich das Pflegepersonal über die Anordnung der Angeklagten hinweggesetzt hat, führt zu dem Ergebnis, daß sich die Angeklagten zur Tatausführung eines untauglichen Mittels bedient haben und der Versuch daher von vornherein nicht zur Vollendung kommen konnte. Nach herrschender Auffassung ist aber auch ein solcher untauglicher Versuch strafbar, weil der Entschluß auch zur abstrakten Beeinträchtigung der Rechtsordnung in dem Verhalten der Angeklagten zu Tage tritt und strafwürdig ist.

Als Zwischenergebnis kann zunächst folgendes festgehalten werden:
Obwohl nichts als die Eintragung in das Verordnungsblatt passiert ist, qualifiziert der BGH, und dem könnte man zustimmen, das Verhalten als einen untauglichen Versuch eines Tötungsdelikts durch Unterlassen.

Die Voraussetzungen zulässiger ärztlicher Sterbehilfe

Auf einer zweiten Ebene ist die Frage angesiedelt, ob dieser versuchte Totschlag durch Unterlassen deshalb nicht zu bestrafen ist, weil es sich um einen zulässigen Fall der Sterbehilfe handelt.

Dabei ist es mir besonders wichtig hervorzuheben, daß der 1. Strafsenat deutlich betont, daß die hier vorliegende Situation nicht unter den Begriff der sog. passiven Sterbehilfe zu subsumieren ist. In enger Anlehnung an die Richtlinien der Bundesärztekammer für die Sterbehilfe wird passive Sterbehilfe in Abhängigkeit von der unmittelbaren Todesnähe, also mit einem bereits begonnenen Sterbevorgang, definiert. Das Grundleiden des Kranken muß nach ärztlicher Überzeugung unumkehrbar sein, einen tödlichen Verlauf angenommen haben und der Tod in kurzer Zeit eintreten. Der BGH hebt hervor, daß diese Form der passiven Sterbehilfe Hilfe *beim* Sterben ist. In diesen Fällen ist, so der BGH, der Arzt berechtigt, auf lebensverlängernde Maßnahmen, wie Beatmung, Bluttransfusion oder künstliche Ernährung, zu verzichten.

Das von den beiden Angeklagten in diesem Fall geplante Verfahren bezeichnet der BGH m. E. zutreffenderweise als den Abbruch einer einzelnen lebenserhaltenden Maßnahme. Um die erforderliche Abgrenzung zur passiven Sterbehilfe deutlich zu machen, gebraucht der BGH hier die Formel „Hilfe *zum* Sterben". Die Zulässigkeit der Hilfe zum Sterben macht der BGH abhängig von einem entsprechenden Patientenwillen. Dieser Patientenwille wird als Ausdruck der allgemeinen Entscheidungsfreiheit und des Rechts auf körperliche Unversehrtheit aus Art. 2 Abs. 2 Satz 1 Grundgesetz uneingeschränkt anerkannt. „Jeder hat das Recht auf Leben und körperliche Unversehrtheit."

Die wirklich wichtigen Ausführungen macht der BGH dann zu der Frage, unter welchen Voraussetzungen diese Hilfe zum Sterben zulässig ist, wenn der tatsächliche Patientenwillen weder dem Arzt noch den Angehörigen oder Betreuern bei einem entscheidungsunfähigen Kranken unbekannt sind. Dies ist die in der Praxis wirklich stets kritische Situation. Die Aussagen hierüber waren dem Strafsenat so wesentlich, daß er sie als Leitsätze der Entscheidung vorangestellt hat. Der BGH formuliert:

„Bei einem unheilbar erkrankten, nicht mehr entscheidungsfähigen Patienten kann der Abbruch einer ärztlichen Behandlung oder Maßnahme ausnahmsweise auch dann zulässig sein, wenn die Voraussetzungen der von der Bundesärztekammer verabschiedeten Richtlinien für die Sterbehilfe nicht vorliegen, weil der Sterbevorgang noch nicht eingesetzt hat. Entscheidend ist der mutmaßliche Wille des Kranken."

Diese wichtige Formel des BGH kann man wohl als Neuland bezeichnen. Bislang werden Fälle, bei denen der Sterbevorgang noch nicht eingesetzt hatte, differenziert behandelt. Lebenserhaltende Maßnahmen dürfen auf ausdrückliches und ernstliches Verlangen des Patienten nur mit dem Rückgriff auf Art. 2 Abs. 2 Satz 1 Grundgesetz abgebrochen werden. Eine strafbare Tötung auf Verlangen (§ 216 Strafgesetzbuch) wird in diesem Unterlassen nicht gesehen. Jedem Kranken steht das Recht zu, in jeder Situation ärztliche Hilfe abzulehnen und gegebenenfalls ein Krankenhaus zu verlassen.

Eigentlich problematisch sind Fälle wie der hier vorliegende. Mit dieser Entscheidung formuliert der BGH eine Reihe von Kriterien, wie der mutmaßliche Wille des Patienten zum Abbruch der ärztlichen Behandlung oder Maßnahme ermittelt werden kann. Vorangestellt wird beim BGH – und ich meine, das ist selbstverständlich –, daß an die Annahme eines Einverständnisses in diesem Fall besonders strenge Anforderungen zu stellen sind. Die Kriterien definiert der BGH in dem zweiten Leitsatz. Dies sind zunächst:

a) frühere mündliche oder schriftliche Äußerungen des Patienten – hier wird eine sog. Patientenerklärung nochmals ausdrücklich in ihrer Wirksamkeit legitimiert. Dabei knüpft der BGH freilich keine allzu konkreten Ansprüche an eine Patientenerklärung an.
   Damit hätte ich schon Probleme.
b) Ein weiteres Kriterium ist die religiöse Überzeugung bzw. die sonstigen persönlichen Wertvorstellungen des Patienten. Es gibt Anlaß, nochmals darauf hinzuweisen, daß der mutmaßliche Wille durch Gespräche mit den Angehörigen zu ermitteln ist, denn diese können in der Regel gerade über diese persönlichen Wertvorstellungen und religiösen Überzeugungen des einzelnen etwas aussagen.
c) Schließlich wird als drittes Kriterium die altersbedingte Lebenserwartung oder das Erleiden von Schmerzen herangezogen. Daß dieses Kriterium angesichts der Tendenz zur Bewertung der konkreten Lebenssituation des Patienten nicht ganz ungefährlich ist, liegt auf der Hand.

Der BGH fordert, daß diese Kriterien unter dem Aspekt des mutmaßlichen Willens des Patienten zum Tatzeitpunkt, also im Verhältnis zu dem Moment abgewogen werden, in dem man sich zum Abbruch der Behandlung entscheidet.

Ein wichtiger dritter Aspekt im Zusammenhang mit der Frage des Behandlungsabbruchs ist der in der Praxis häufigste Problemkreis. In der Regel weiß man nämlich nichts darüber, was der Patient als seinen Willen in einer entsprechenden Situation artikulieren würde. Die ganz wesentliche und für die Praxis m. E. besonders bedeutsame Frage gilt den Kriterien, die dann heranzuziehen sind, wenn auch bei einer sorgfältigen Prüfung keine Kriterien für die Feststellung des individuellen mutmaßlichen Willens des Kranken nachzuweisen sind. In diesen Fällen soll, so der BGH, auf Kriterien zurückgegriffen werden, „die *allgemeinen* Wertvorstellungen entsprechen". Hier gibt uns der BGH freilich erneut Rätsel auf. Wie diese allgemeinen Kriterien zu ermitteln sind, wird kaum erklärt. Nach solchen allgemeinen Wertvorstellungen, so der BGH, hat im Zweifel der Schutz des menschlichen Lebens Vorrang vor persönlichen Überlegungen des Arztes, der Angehörigen oder einer anderen beteiligten Person. Weiter meint der BGH, daß im Einzelfall die Entscheidung naturgemäß auch davon abhängen wird, wie aussichtslos die ärztliche Prognose und wie nahe der Patient dem Tode ist. Die entscheidende Formel lautet: „Je weniger die Wiederherstellung eines nach allgemeinen Vorstellungen menschenwürdigen Lebens zu erwarten ist, und je kürzer der Tod bevorsteht, um so eher wird ein Behandlungsabbruch vertretbar sein."

Mir nicht ganz nachvollziehbar zitiert der BGH in diesem Zusammenhang eine Entscheidung zur mutmaßlichen Einwilligung bei der Operationserweiterung (BGHSt 35, 246, 250). Dort heißt es zusammengefaßt, daß die Operationserweiterung auf der Basis eines hypothetischen Willens dann zulässig sei, wenn dieser Wille mit dem übereinstimmt, was gemeinhin als normal und vernünftig angesehen wird.

Ausblick

An anderer Stelle hat der BGH einmal gesagt, daß ein Revisionsurteil nur eine Antwort auf den zu entscheidenden Fall geben kann. Dabei vertritt der BGH in letzter Zeit verstärkt die Auffassung, daß alle Rechtssätze, die bei der Beurteilung des dem BGH unterbreiteten Falles aufgestellt werden und die als juristisch maßgeblicher Gesichtspunkt die Sachentscheidung tragen, für andere Fälle nur gelten können, wenn sie der entschiedenen Sache in wesentlichen Punkten gleichkommen, in wesentlichen Punkten gleichgelagert oder gleichartig sind und wenn die Sachverhalte die gleichen tatsächlichen Elemente bzw. lediglich nichtrechtserhebliche Unterschiede aufweisen.

Wenn man unter dieser Einschränkung zu verallgemeinernde Prinzipien der hier vorliegenden Entscheidung entnehmen will, so könnte man formulieren, daß bei einem unheilbar erkrankten und nicht entscheidungsfähigen Patienten der Abbruch einer ärztlichen Behandlung ausnahmsweise auch dann zulässig ist, wenn es kein Fall der Sterbehilfe ist. Kriterien für die Zulässigkeit ergeben sich aus dem formulierten Willen des Patienten oder aus seinem besonders sorgfältig zu ermittelnden mutmaßlichen Willen. Gibt es für diesen keine Anhaltspunkte, so kann auf allgemeine Wertvorstellungen zurückgegriffen werden, wobei im Zweifel der Schutz des menschlichen Lebens Vorrang vor den persönlichen Überlegungen des Arztes und der Angehörigen hat.

Im konkreten Fall war mit diesem Ergebnis den Angeklagten noch lange nicht geholfen. Der ohnehin schon äußerst komplizierte Fall wird durch zwei weitere juristische Knoten in seiner Lösung noch schwerer verständlich.

Der Arzt hatte den Sohn auf dessen Befragen dahingehend aufgeklärt, daß das geplante Verhalten rechtlich abgesichert sei und man sich nicht strafbar mache. Der Sohn der später verstorbenen Patientin hatte diesen Ausführungen Glauben geschenkt. Juristisch formuliert glaubte er damit, daß sein Handeln nicht verboten sei, befand sich also in einem Verbotsirrtum. Im Falle eines Verbotsirrtums wird man nicht bestraft, wenn die Irrtumssituation für den Angeklagten unvermeidbar war. Im wesentlichen hat der BGH das Urteil aufgehoben und zur erneuten Verhandlung an das Landgericht zurückverwiesen, weil er die Auffassung vertrat, daß das Landgericht nicht ausreichend Feststellungen dazu getroffen hat, warum sich der Sohn der Patientin nicht beim Vormundschaftsgericht erkundigt hatte und warum der Arzt geglaubt hatte, so handeln zu dürfen.

Literatur

1. Dölling D (1987) Zulässigkeit und Grenzen der Sterbehilfe. Medizinrecht: 6 ff.
2. Fritsche P (1993) Der Arzt und seine Verpflichtung zur Sterbehilfe., Medizinrecht (H.4): 126 ff.
3. Herzberg ED (1988) Straffreie Beteiligung am Suizid und gerechtfertigte Tötung auf Verlangen. Juristenzeitung: 182 ff.
4. Kutzer K (1994) Strafrechtliche Grenzen der Sterbehilfe, Neue Zeitschrift für Strafrecht (H. 3): 110 ff.
5. Lilie H (1993) Sterbehilfe. Juristische Aspekte eines ethischen Problems. Scientia halensis, Wissenschaftsjournal der Martin-Luther-Universität Halle-Wittenberg (H.2): 23 ff.
6. Otto H (1986) Recht auf den eigenen Tod? Strafrecht im Spannungsverhältnis zwischen Lebenserhaltungspflicht und Selbstbestimmung; Gutachten D zum 56. Deutschen Juristentag in Berlin. Beck, München
7. Schreiber H-L (1986) Das Recht auf den eigenen Tod – zur gesetzlichen Neuregelung der Sterbehilfe, Neue Zeitschrift für Strafrecht (H. 8.): 337 ff.
8. Schroeder F-C (1994) Beihilfe zum Selbstmord und Tötung auf Verlangen. Zeitschrift für die gesamte Strafrechtswissenschaft 106: 565 ff.
9. Ulsenheimer K (1988) Arztstrafrecht in der Praxis. In: Augstein J, Beulke W, Schreiber H-L (Hrsg) Reihe Praxis der Strafverteidigung, Bd 7. Decker & Müller, Heidelberg, S 174 ff.

Die schwierige Intubation –
heutige Möglichkeiten des Managements

B. LANDAUER, F. BRANDL

„Nicht Ignoranz, sondern die Ignoranz
der Ignoranz ist der Tod des Wissens."
A. N. Whitehead

Seit dem Erscheinen der von dem Kasseler Chirurgen Franz Kuhn im Jahre 1911 publizierten Schrift *Die perorale Intubation* hat sich das dort in seinem Prinzip beschriebene und von dem schottischen Arzt Sir William MacEwen bereits 30 Jahre vorher inaugurierte Verfahren als eine der Standardtechniken des anästhesiologischen, notfall- und intensivmedizinischen Repertoires etabliert. Wesentliche Fortschritte sind dabei in den letzten Jahrzehnten weniger im Grundsätzlichen als in der Ausweitung anästhesiologisch-pharmakologischer Möglichkeiten, insbesondere der Einführung von Muskelrelaxanzien sowie in der Technologie der verwendeten Komponenten, wie Laryngoskope und Tubusmaterial, zu verzeichnen.

Nach wie vor gibt es Kranke, bei denen sich meist aus anatomischen Gründen Maskenbeatmung und konventionelle Intubationstechniken äußerst schwierig gestalten oder gänzlich versagen, um im Extremfall in der von allen Anästhesisten gleichermaßen gefürchteten „Can't ventilate/can't intubate"-Situation zu enden.

Definitionen

Dabei versteht man unter einer „schwierigen Maskenbeatmung" die Situation, in der ein Anästhesist allein, trotz Beatmung mit 100% Sauerstoff, nicht in der Lage ist, eine Sättigung von über 90% bei diesbezüglich unkompromittierten Kranken zu erzielen oder ein bereits bestehendes Ventilationsdefizit zu korrigieren.

Von einer „schwierigen Laryngoskopie" spricht man, wenn es trotz Druckes auf den Kehlkopf nicht gelingt, auch nur Teile der Stimmbänder direkt sichtbar zu machen, was einem Grad III bzw. IV der Befundklassifizierung nach Cormack u. Lehane entspricht.

Von einer „schwierigen Intubation" sollte dann die Rede sein, wenn zur erfolgreichen Tubusplazierung mehr als 3 Versuche vonnöten sind oder die einschlägigen Bemühungen mehr als 10 Minuten in Anspruch nehmen. In „sehr schwierigen Fällen" gelingt unter solchen Umständen eine Intubation erst nach Methodenwechsel, im allgemeinen durch Zuhilfenahme des Fiberbronchoskops oder Verschieben des Eingriffs auf einen späteren Zeitpunkt und Methodenwechsel.

Prädiktoren einer schwierigen Laryngoskopie/Intubation

Daß bei Patienten mit offensichtlichen Gesichtsanomalien, Einschränkungen der Kieferbeweglichkeit, raumfordernden Prozessen im Bereich der oberen Luftwege, anatomischen Mißbildungen der Halswirbelsäule sowie bei Kranken mit anamnestisch bekannten Intubationsschwierigkeiten keine besonderen Prädiktoren vonnöten sind, versteht sich von selbst.

Da sich aber auch phänotypisch in dieser Hinsicht völlig unauffällige Kranke überraschend als Kandidaten für eine schwierige Intubation herausstellen können, hat die Suche nach entsprechenden Indikatoren nicht aufgehört.

Als eher „unspezifische" Verdachtsmomente – absolut verläßliche Zeichen gibt es nicht – sind dabei zu werten: Übergewicht, Einschränkung von Kiefer-, Kopf- und Halswirbelsäulenbeweglichkeit, „fliehendes" Kinn, „voluminöse" obere Schneidezähne, Schwierigkeiten bei der Maskenbeatmung nach Narkoseeinleitung sowie Begleiterkrankungen, die mit einer Behinderung der allgemeinen Gelenkfunktion einhergehen, wobei v. a. die chronische Polyarthritis und der länger bestehende Diabetes mellitus zu nennen sind.

Wohl wegen seiner Einfachheit wird in diesem Zusammenhang häufig das von Mallampati 1983 angegebene Verfahren als Screeningtest empfohlen, wonach sich die Intubation um so leichter gestalten soll, je mehr bei geöffnetem Mund und herausgestreckter Zunge von den Gaumenbögen und dem Zäpfchen sichtbar sind.

Da sowohl Sensivität als auch Spezifität dieses Tests deutlich zu wünschen übrig lassen, empfiehlt sich seine Kombination mit anderen Verfahren, wobei an erster Stelle die einfache Bestimmung des thyreomentalen Abstands nach Patil zu erwähnen ist. Hierbei signalisiert bei voll rekliniertem Kopf eine Distanz zwischen Schildknorpel und Kinnspitze von 7 cm und weniger schlechte, eine solche von über 7 cm gute Intubationsbedingungen. Nach einer Überprüfung durch Frerk kann die Kombination von Mallampati- und Patil-Test durchaus ernstzunehmende Hinweise auf zu erwartende Intubationsschwierigkeiten geben.

Häufigkeit der schwierigen Intubation

Nach Untersuchungen von Rose u. Cohen gelangen von 18 205 an ihrer Institution durchgeführten „klassischen" Intubationsmanövern 94,1 % problemlos, 2,5 % gestalteten sich nach ihren eigenen Worten als „mühsam", 1,8 % mit mehr als 2 „Intubationsanläufen" als „schwer"; 0,3 % der Intubationen gelangen erst nach Methodenwechsel und 0,05 % erst nach Verschieben des Eingriffs *und* Methodenwechsel. Erfreulicherweise war bei keinem dieser Patienten Beatmung bzw. Intubation unmöglich.

Samsoon u. Young gaben 1987 die Häufigkeit einer schwierigen Intubation, basierend auf einer Untersuchung von 13 380 allgemeinchirurgischen Patienten, mit 1:2 230 – entsprechend 0,04 % – an. Überraschenderweise war in ihrem geburtshilflichen Krankengut diese Inzidenz mit 1:280 fast um gut eine Zehnerpotenz höher.

Als Gründe hierfür lassen sich vermuten: eine suboptimale Patientensituation infolge ungünstiger Lagerung, zu oberflächlicher Narkose sowie unzureichender Muskelrelaxation; Defizite des anästhesiologischen Know-how; allgemeine Hektik bei Notfalleingriffen; ein voll intakter Zahnstatus der in der Regel jungen Patientinnen sowie deren generelle „Durchsaftung".

Daß die Häufigkeit der schwierigen Intubation stark durch das jeweils zu versorgende operative Krankengut bestimmt wird (z.B. Mund-Kiefer-, plastische-, Neurochirurgie, Traumatologie und Orthopädie), ist einleuchtend. Wir selbst rechnen pro 1 000 Intubationsnarkosen mit 1–2 schwierigen, auf konventionellem Wege nicht oder nur mit „Brachialgewalt" durchzuführenden Intubationen.

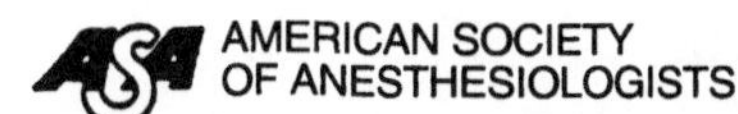

DIFFICULT AIRWAY ALGORITHM

1. Assess the likelihood and clinical impact of basic management problems:

   A. Difficult Intubation

   B. Difficult Ventilation

   C. Difficulty with Patient Cooperation or Consent

2. Consider the relative merits and feasibility of basic management choices:

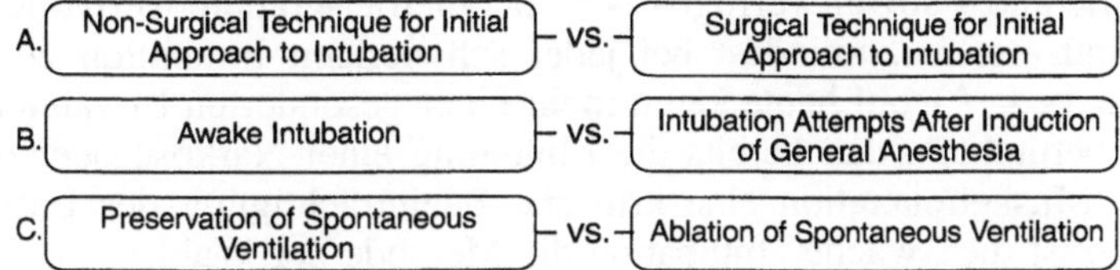

3. Develop primary and alternative strategies:

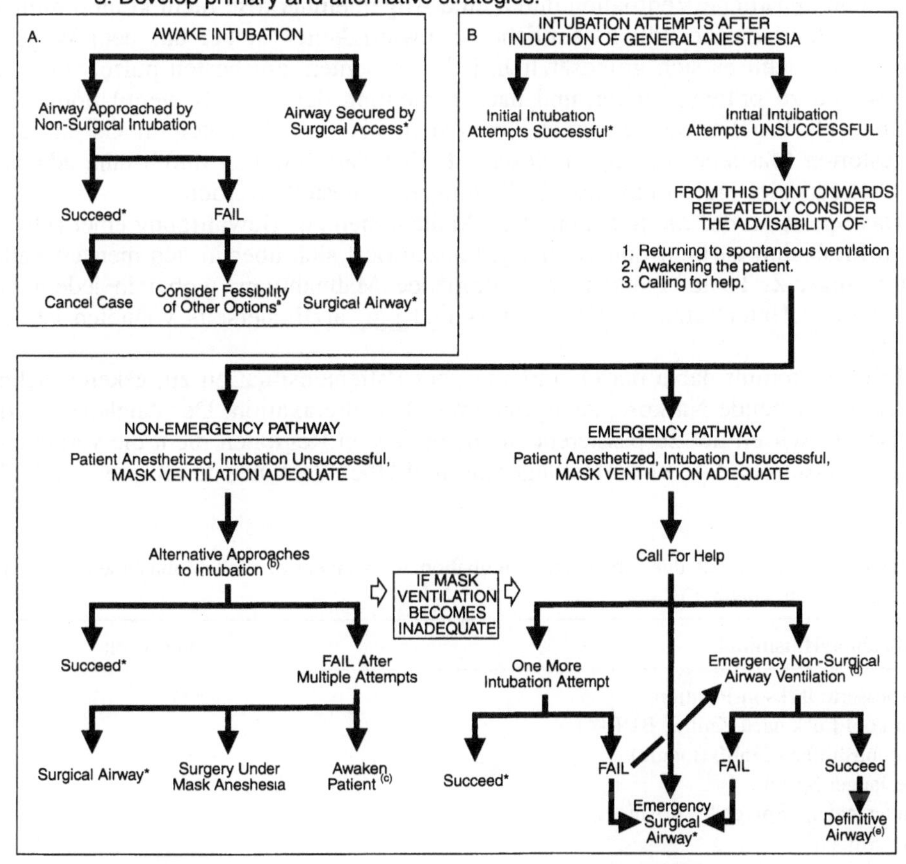

Abb. 1. „Difficult airway algorithm" der American Society of Anesthesiologists

Management der schwierigen Intubation

Konventionelle Techniken

Für das Management der schwierigen Intubation hat die American Society of Anesthesiologists einen „difficult airway algorithm" erarbeitet, der die entscheidenden Strategien und Optionen in einer derartigen, für den Kranken höchst komplikationsträchtigen Situation aufzeigt (Abb. 1). Es sei an dieser Stelle an die bekannte angelsächsische Devise „A patient does not die from failure of tracheal intubation, but from failure of oxygenation" erinnert. Aufgrund dieser Tatsache kommt der Sicherung einer ausreichenden Ventilation höchste Priorität zu. Daß in diesem Zusammenhang Pulsoxymetrie und – soweit verfügbar – Kapnometrie/-graphie wertvolle Monitorhilfe leisten und erstere zumindest bei jeder schwierigen Intubation zur Verfügung stehen sollte, bedarf wohl heute kaum mehr einer gesonderten Erwähnung.

Steht zu befürchten, daß bereits die Einleitung einer Narkose oder die sie komplettierende Muskelrelaxation eine kritische Beeinträchtigung des Luftweges nach sich zieht, so ist die „wache" Intubation die Methode der Wahl.

In der überwiegenden Mehrzahl der Fälle jedoch werden Freihaltung der Atemwege und künstliche Ventilation durch eine Allgemeinnarkose nicht kompromittiert. Um allerdings diesbezüglich sämtlichen Schwierigkeiten sicher aus dem Wege zu gehen, empfiehlt es sich grundsätzlich, jeden Patienten, am besten pulsoxymetrisch überwacht, zu präoxygenieren und nach Einleitung der Narkose ventilationsmäßig solange als Problemkandidaten zu betrachten, bis das Gegenteil in Gestalt einer ungestörten Maskenbeatmung erwiesen ist. Erst dann können durch eine adäquate Muskelrelaxation gute Intubationsbedingungen hergestellt werden.

Das Spektrum der „konventionellen" Maßnahmen zur Bewältigung einer schwierigen Intubation ist bunt und vielfältig, konzentriert sich aber in den meisten Fällen auf wenige, z. T. aufeinander abzustimmende Maßnahmen, wobei in jedem Fall qualifizierte Unterstützung pflegerischer- und ggf. ärztlicherseits vonnöten ist (Tabelle 1).

Priorität kommt dabei der Optimierung der Patientensituation zu, gekennzeichnet durch ausreichende Narkose, Analgesie und Muskelrelaxation. Der Angleichung der optischen Achsen der zu passierenden anatomischen Regionen dient die verbesserte Jackson-Position, d. h. eine Hochlagerung und Überstreckung des Kopfes (Abb. 2).

Tabelle 1. Management der schwierigen Intubation – „konventionelle" Maßnahmen und deren Wertigkeit (von * bis ***)

Maßnahme/Hilfsmittel	Wertigkeit
Verbesserte Jackson-Position	***
Kehlkopfdruck nach Knill („BURP")	***
Führungshilfen (Draht, Bougie)	***
Überlanger Spatel	**
Sonderspatel, „Spiegel"-, Prismenspatel	*
Sondertuben	*
„Blinde" nasotracheale Intubation	*
Magill-Zange, Intubationshaken	*
Starre Endoskope, auch nach Bumm oder Bullard	*
Retrograde Intubation	(*)
Obturator	(*)
Verzicht auf Intubation	**
Larynxmaske	**
Tracheotomie/Koniotomie (als „ultima ratio" lebensrettend! ***)	*

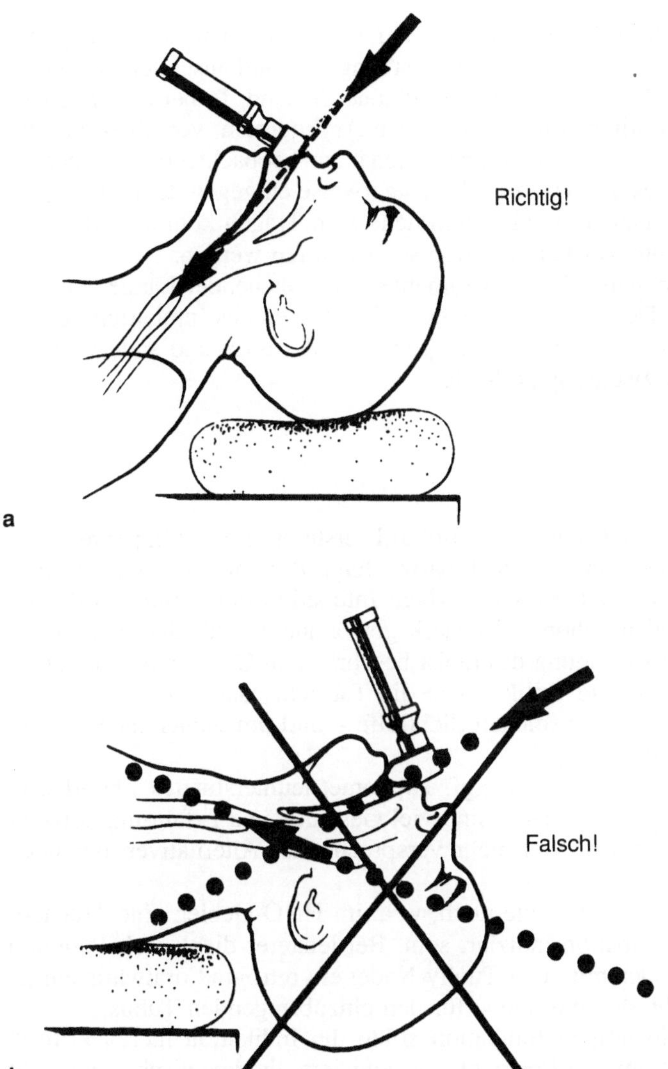

Abb. 2. „Richtige" (a) und „falsche" (b) Intubationslagerung. Man beachte bei ersterer (verbesserte Jackson-Position) die Laryngoskopie und Tubusplazierung erheblich erleichternde Kongruenz der optischen Achsen

Die Verschiebung des Kehlkopfes nach hinten ("backward"), oben ("upward") und rechts ("rightward") durch Druck ("pressure") genügt in vielen Fällen, den Larynxeingang in das Sichtfeld des Anästhesisten zu bringen und so bereits die Intubation zu ermöglichen bzw. zu erleichtern. Nicht zu verwechseln ist dieses von Knill unter dem Begriff BURP empfohlene Manöver mit dem regurgitationsverhindernden Sellick-Handgriff, der vielfach die Intubationskonditionen eher verschlechtert als verbessert.

Eine statische Anpassung der Tubuskonfiguration an die jeweiligen anatomischen Gegebenheiten des Patienten läßt sich durch den Einsatz von Führungsdrähten erzielen. In den meisten Fällen genügt es dabei, durch „hockeyschlägerartige" Abwinklung des distalen Tubusendes die anatomische Situation zu kompensieren. Es ist jedoch darauf zu achten, daß der Führungsdraht die Tubusspitze keinesfalls überragt und, daß er, um Verletzungen zu vermeiden, bei Passage des Tubus in den Larynxeingang entfernt wird.

Zu empfehlen sind auch elastische Bougies zur atraumatischen Sondierung des dem Blick des Anästhesisten verborgenen Trachealeingangs und anschließenden Plazierung des Endotrachealtubus, gleichsam als Schiene dienend. Dabei ist ein „Aufsitzen" des Tubus auf den Stimmbändern bzw. den Aryknorpeln, vor allem bei der Verwendung weitlumiger Kaliber, ein immer wieder zu beobachtendes Hindernis. Ihm kann durch Drehung des Tubus – zweckmäßigerweise entgegen dem Uhrzeigersinn, so daß seine Schräge gleichsam als Gleitfläche zum Tragen kommt, falls möglich flankiert durch eine gute Muskelrelaxation – abgeholfen werden.

In besonderen Fällen können solche Instrumente in ausreichender Länge auch als Reintubationshilfe dienen. Demgegenüber spielen Variationen des Intubationsspatels hinsichtlich Größe, Form und sonstiger Konzeption, Sondertuben und anderweitiges Instrumentarium eine eher zweitrangige Rolle.

Alternative Techniken

Starre Endoskope, etwa nach Bumm oder Bullard, ersteres mit anklippbarer 30°- bzw. 70°-Winkel-Optik zur indirekten Sichtbarmachung des sonst nicht direkt darstellbaren Kehlkopfes, leisten bei der schwierigen Intubation nur bedingt Hilfe. Zu ihren prinzipiellen Nachteilen gehören der stark gewöhnungsbedürftige endoskopische Blick, die zusätzliche Einengung des meist beschränkten Oropharyngealraumes durch die zusätzlich eingebrachte Optik sowie die Tatsache, daß bei weitem nicht alle Intubationsprobleme mit einer solchen Sichthilfe – und um nichts anderes handelt es sich hier – lösbar sind.

Um Intubationsschwierigkeiten durch ggf. kapnometrieunterstütztes „blindnasales" Vorgehen erfolgreich zu bewältigen, sind viel Geschick und Erfahrung notwendig, die in Anbetracht heute sehr viel mehr versprechender Alternativen nur noch selten anzutreffen sind.

In wenigen Fällen können auch heute noch, v. a. im HNO-Gebiet, eine Tracheotomie oder „retrograde" Intubation indiziert sein. Bei letzterer dient nach Punktion der Membrana cricothyreoidea mit einer Tuohy-Nadel ein retrograd oralwärts eingeführter Katheter oder Draht als Leitschiene für den einzubringenden Tubus.

In jedem Fall einer schwierigen Intubation sollte die Indikation hierzu kritisch überprüft werden; dies v. a. mit der Frage, ob das anvisierte therapeutische Ziel nicht zweckmäßigerweise auf einem anderen – Patienten und Anästhesisten weniger belastenden – Weg, etwa dem einer Maskennarkose oder Regionalanästhesie, angesteuert werden kann.

Dabei hat in Situationen, in denen eine endotracheale Intubation nicht absolut indiziert ist, die Larynxmaske mittlerweile ihren festen Platz. Vereinzelt wird sie auch als Intubationshilfe empfohlen, wobei an das durch sie zu plazierende Tubuskaliber größenmäßig keine allzugroßen Anforderungen gestellt werden dürfen.

„Golden standard": Fiberbronchoskopie

„Golden standard" in weit über 90% der schwierigen Intubation ist die aktive, fiberoptisch kontrollierte Plazierung des Endotrachealtubus mit Hilfe eines modernen flexiblen Bronchoskops. Obwohl das Verfahren im Prinzip bereits Ende der 60er Jahre beschrieben wurde, kann es erst in den letzten Jahren als die Lösung der schwierigen Intubation schlechthin empfohlen werden. Stand in den Anfangszeiten doch v. a. mangelnde Gerätetechnik und -qualität einer weiteren Verbreitung dieses Verfahrens entgegen, so ist es heute auch vom diesbezüglich Unerfahrenen rasch zu erlernen.

Zu den unbestreitbaren Vorzügen der Fiberbronchoskopie gehört, daß sie auch unter schwierigen Umständen eine erfreulich hohe Erfolgsrate besitzt, wobei der nötige Zeitaufwand vergleichsweise gering ist. Führen bei den „konventionellen" Intubationsbemühungen – wie bereits erwähnt – vor allem Übung und Geschick des Durchführenden sowie häufig auch ein nicht unerhebliches Maß an Glück zum Erfolg, so benötigt die technisch allerdings anspruchsvollere Fiberbronchoskopie auch bei schwierigen anatomischen Gegebenheiten nur wenig Erfahrung und ist selbst vom diesbezüglich ungeübten Anästhesisten innerhalb kurzer Zeit zu erlernen. Da der Patient dabei auch wach bleiben kann und der einzuschlagende Weg nicht „blind", sondern aktiv und „optisch kontrolliert" gesucht wird, beinhaltet dieses Verfahren kein nennenswertes Sicherheitsrisiko. Dies ist dann um so bedeutsamer, wenn es sich um Kranke handelt, deren durch eine Intubation zu sichernder Luftweg bereits durch das zugrundeliegende Leiden „per se" in mehr oder minder großem Ausmaß kompromittiert ist.

Die Grenzen dieses Verfahrens sind erreicht, wenn Blut bzw. massive Sekretion die Sicht oder anatomische Hindernisse die Passage des in Abhängigkeit von seinem Kaliber mehr oder minder elastischen Gerätes in die Trachea behindern.

„Ultima ratio"

Bei Versagen sämtlicher Techniken einschließlich der Fiberbronchoskopie bleibt bei akut hypoventilationsbedrohten Patienten als „Ultima ratio" nur noch die notfallmäßige Punktion der Membrana cricothyreoidea oder die perkutane Koniotomie.

Für erstere kommt vor allem der für solche Situationen konzipierte Transtrachealkatheter nach Ravussin mit der Möglichkeit einer überbrückenden O_2-Insufflation bzw. Jetventilation in Betracht. Zur Koniotomie und anschließenden Beatmung werden ebenfalls gebrauchsfertige Sets (z.B. Nu-trake®) angeboten, wobei das Mini-Trach-II®-Koniotomiebesteck von Portex mit einem Kanülenkaliber von 4 mm eine vorteilhafte Zwischenposition einnimmt.

Indikatoren einer erfolgreichen Intubation

Da, wie Scott einmal treffend formulierte: „Patients do not die from failure to intubate. They die either from failure to stop trying to intubate or from undiagnosed oesophageal intubation", ist den Indikatoren einer erfolgreichen Intubation besondere Aufmerksamkeit zu widmen. Dabei ist die Tubusplazierung unter Sicht zweifellos der Hauptgarant einer korrekten Lage. Sie wird außerdem bestätigt durch einen entsprechenden Auskultations- und Inspektionsbefund des Thorax, das typische „Beatmungsgefühl", ein exspiratorisches Beschlagen der Tubusinnenseite, einen positiven exspiratorischen CO_2-Nachweis sowie eine adäquate Oxygenierung des Patienten (am einfachsten verifiziert mit Hilfe der Pulsoxymetrie).

In jedem Fall läßt sich die korrekte Lage auch bronchoskopisch feststellen, wie dies bei der Verwendung von Doppellumentuben routinemäßig zu empfehlen ist.

Sollten sich dennoch Unsicherheiten ergeben, so ist der Anästhesist, auch wenn es ihm schwerfällt, gut beraten, entsprechend der bekannten Devise „If in doubt – take it out", den Tubus zu entfernen, die Ventilation überbrückend anderweitig zu sichern und die Intubation erneut in Angriff zu nehmen.

Extubation und Nachsorge

Nach einer schwierigen Intubation sollte postnarkotisch der Tubus stets solange „in situ" belassen werden, bis sich der Kranke wieder vollständig erholt hat und selbst für die sichere Freihaltung seiner Atemwege sorgen kann. In diesbezüglich „unübersichtlichen" Fällen ist daran zu denken, unter Umständen ein langes Bougie als Reintubationshilfe bis zur vollständigen Klärung der Luftwegsituation intratracheal zu belassen.

Nach „Brachialmaßnahmen" kann eine antiödematöse Medikation angezeigt sein. In jedem Fall jedoch ist der Patient postnarkotisch – zweckmäßigerweise in schriftlicher Form – darüber aufzuklären, daß er schwierig zu intubieren ist und daß er dies im Falle einer weiteren Narkose auch seinem Anästhesisten mitteilen sollte.

Alles in allem bestätigen die heutigen Möglichkeiten des konventionellen, alternativen und v. a. fiberoptischen Management der schwierigen Intubation, situations- und sachgerecht angewandt, das von Franz Kuhn bereits im Jahre 1911 aufgestellte Postulat, wonach „... es bei der Intubation absolut nicht statthaft ist, Gewalt anzuwenden. Dementsprechend sollte auch bei dieser unblutigen Operation Blut nicht zum Vorschein kommen. In Wirklichkeit gilt es ja auch bei keiner Phase des Eingriffes, Hindernisse zu überwinden. Verfährt man richtig, dann muß der ganze Akt der Operation leicht, gefällig und gewaltlos gelingen; der Induktor muß leicht in der Hand ruhen, die Tube, nachdem sie richtig auf den Aditus aufgesetzt ist, leicht und von selbst in die Tiefe gleiten."

Literatur

1. American Society of Anesthesiologists' Task Force (1993) Practice guidelines for management of difficult airway. Anesthesiology 78: 597
2. Benumof JL (1991) Management of difficult adult airway. Anesthesiology 75: 1087
3. Benumof JL (1992) Laryngeal mask airway. Anesthesiology 77: 843
4. Benumof JL (1994) Difficult laryngoscopy: Obtaining the best view. Can J Anaesth 41: 361
5. Bumm P (1992) Intubationshilfe durch starre Endoskope. Anästhesiol Intensivmed Notfallmed Schmerzther 27: 279
6. Cobley M, Vaughan RS (1992) Recognition and management of difficult airway problems. Br J Anaesth 68: 90
7. Cormack RS, Lehane J (1984) Difficult tracheal intubation in obstetrics. Anaesthesia 39: 1105
8. Dogra S, Falconer R, Latto IP (1990) Successful difficult intubation. Tracheal tube placement over a gum-elastic bougie. Anaesthesia 45: 776
9. Emslander HP, Daum S (1988) Fiberbronchoskopie. Dustri, München-Deisenhofen
10. Frerk CM (1991) Predicting difficult intubation. Anaesthesia 46: 1005
11. Jaschinski U, Eckart J (1992) Erste Erfahrungen mit starren Winkeloptiken als Intubationshilfe bei der schwierigen Intubation. Anästhesiol Intensivmed Notfallmed Schmerzther 27: 286
12. King TA, Adams AP (1990) Failed tracheal intubation. Br J Anaesth 65: 400
13. Knill RL (1993) Difficult laryngoscopy made easy with „BURP". Can J Anaesth 40: 279
14. Kuhn F (1902) Die pernasale Tubage. Münch Med Wochenschr 49: 1456
15. Landauer B (1993) Management der schwierigen Intubation unter besonderer Berücksichtigung des Einsatzes der Fiberbronchoskopie. DAAF Refresher Course 19: 128
16. Mallampati RS (1983) Clinical signs to predict difficult tracheal intubation. Can Anaesth Soc J 30: 316
17. Mallampati RS, Gugino LD, Desai SP, Waraska P, Freiberger D (1985) A clinical sign to predict difficult tracheal intubation. A prospective study. Can Anaesth Soc J 32: 429
18. Murphy P (1967) A fiberoptic endoscope used for nasal intubation. Anaesthesia 22: 489
19. Patil VU, Sretzling LC, Zander HL (1983) Fiberoptic endoscopy in anaesthesia. Year Book Medical Publishers, Chicago
20. Reissel E, Orko R, Lindgren L (1990) Predictability of difficult laryngoscopy in patients with long-term diabetes mellitus. Anaesthesia 45: 1024
21. Rose DK, Cohen MM (1994) The airway: Problems and predictions in 18 500 patients. Can J Anaesth 41: 372

22. Samsoon GLT, Young IRB (1987) Difficult tracheal intubation: A retrospective study. Anaesthesia 42: 487
23. Scott DB (1986) Endotracheal intubation: Friend or foe. Br Med J 292: 157
24. Vaughan RS (1989) Airways revisited. Br J Anaesth 62: 1
25. Williams KN, Carli F, Cormack RS (1991) Unexpected, difficult laryngoscopy: A prospective study in routine general surgery. Br J Anaesth 66: 38
26. Wilson ME, Spiegelhalter D, Robertson JA, Lesser P (1988) Predicting difficult intubation. Br J Anaesth 61: 211

Postoperative Übelkeit, Würgen und Erbrechen (PÜWE)

W. TOLKSDORF

Postoperative Übelkeit und Erbrechen stellen noch immer ein großes Problem dar: neben den subjektiv unangenehmen Empfindungen können sie auch zu ernsthaften Komplikationen wie Aspiration, Entgleisungen im Wasser- und Elektrolythaushalt sowie in besonders schweren Fällen auch zu Wundzerreißungen führen.

Die Inzidenz wird zwar in der Literatur vielfach korrekt angegeben, doch täuschen Angaben in Übersichtsarbeiten, wie z.B. kürzlich zu lesen war [3], mit Durchschnittsangaben von 20–25 % über die tatsächliche Bedeutung des Problems hinweg. Nach eigenen Erfahrungen wird dem Anästhesisten erst bei der konsequenten Durchführung postoperativer Visiten deutlich, wie häufig PÜWE auftritt: vor allem bei gynäkologischen Eingriffen, Schieloperationen u.a. (s. unten) stellt sich das Problem in seinem vollen Umfang dar. Für den – auch wissenschaftlich – besonders Interessierten seien die Übersichtsarbeiten [5] und [6] empfohlen. Sie dienen als Grundlage für die nachfolgenden Ausführungen, wobei jedoch auch meine persönliche Meinung, basierend auf meiner praktischen und wissenschaftlichen Beschäftigung mit diesem Thema, zum Tragen kommt.

Physiologie

Beim Erbrechen handelt es sich primär um einen Schutzreflex, der dazu dient, unverträgliche Stoffe aus dem Magen-Darm-Trakt zu entfernen. Die zentralnervöse Struktur, die an diesem Vorgang hauptsächlich beteiligt ist, liegt in der Medulla oblongata. Sie besteht aus 2 Strukturen:

- einem Neuronenverband im Bereich der Formatio reticularis, dem eigentlichen Brechzentrum,
- der Area postrema im unteren Teil der Rautengrube am Boden des 4. Ventrikels.

Das Brechzentrum wird über neuronale Afferenzen aus der Peripherie und von zentral stimuliert. Die Area postrema hat im wesentlichen eine Chemorezeptorenfunktion. Die Blut-Hirn-Schranke zwischen der Blut- und Liquorphase des Gehirns soll in der Chemorezeptorentriggerzone der Area postrema aufgehoben sein [4]. Viele im Blut zirkulierende Substanzen binden hier an Rezeptoren, was wiederum zu einer Stimulation des Brechzentrums in der Medulla oblongata und zu PÜWE führt:

Agonistisch wirken z.B. Dopamin, Muscarin, Histamin und 5-HT$_3$. Aus diesen PÜWE-triggernden Rezeptoren ergibt sich der pharmakologische Ansatz der Prophylaxe und Therapie durch ihre Besetzung mit Antagonisten wie z. B. Droperidol, Atropin, Prometazin und Ondansetron.

Aus dem Alltagsleben ist bekannt, daß auch visuelle, Geruchs- und Geschmacksreize, ebenso wie Stimulationen des Vestibularorgans sowie mechanische Manipulationen im Mund-Rachen-Raum über die entsprechenden neuronalen Afferenzen im Brechzentrum zu PÜWE führen. Ein für den Anästhesisten besonders wichtiger afferenter Vorgang ist die Stimulation vagaler Afferenzen aus dem Magen-Darm-Trakt.

Definition

Übelkeit, Würgen und Erbrechen werden zu dem Begriff Emesis zusammengefaßt. Der Vorgang des Erbrechens ist definiert als das kraftvolle Herausschleudern von Inhalt aus dem Gastrointestinaltrakt durch den Mund, wobei Übelkeit oder Würgen vorausgehen können.

Würgen ist ,,trockenes Erbrechen", d. h. beim Würgen werden ebenfalls Gaumen-, Pharynx-, Ösophagus-, Magen- und Bauchwandmuskulatur aktiviert, doch kein Mageninhalt hervorgebracht.

Übelkeit wird häufig mit Brechreiz gleichgesetzt, also einem unangenehmen Gefühl, vorwiegend im oberen Gastrointestinaltrakt empfunden, das mit dem Gefühl, erbrechen zu müssen, assoziiert ist.

PÜWE

Die Inzidenz von PÜWE wird u. a. durch operations-, anästhesie- und patientenbezogene Faktoren beeinflußt:

- *Patientenbedingte Faktoren*
  Lebensalter: Es wird angenommen, daß Kinder häufiger unter PÜWE leiden als Erwachsene. Dies kann bei unserem Patientengut so nicht festgestellt werden. Gesichert ist jedoch, daß v. a. Kinder mit Strabismusoperationen, Orchidopexie, Mittelohr- und otoplastischen Eingriffen besonders häufig darüber klagen. Jüngere Frauen leiden häufiger als ältere unter PÜWE.
  Geschlecht: Frauen, insbesondere diesseits des 60. Lebensjahres, leiden besonders unter PÜWE. Werden Anästhesie und Operation am 4./5. Zyklustag durchgeführt, so ist die Inzidenz am größten.

- *Habitus:* Gemeinhin wird angenommen, daß adipöse Patienten häufiger unter PÜWE leiden.
  Psyche: Angstvolle Patienten neigen eher zu PÜWE als angstfreie.
  Begleiterkrankungen: Patienten mit Magenentleerungsstörungen wie z. B. Magen-Darm-Obstruktionen, chronische Cholezystitis, neuromuskulären Erkrankungen und intrinsischen Neuropathien, wie z. B. bei Diabetes mellitus, weisen eine höhere Inzidenz auf.

- *Operationsbedingte Faktoren*
  Patienten, die sich intraabdominellen, Hals- oder Kopfeingriffen unterziehen müssen, sowie Patienten, die zu Laparoskopien, aber auch zur ESWL vorgesehen sind, weisen eine relativ hohe Inzidenz auf.

- *Anästhesiebedingte Faktoren*
  Der Anästhesist: Der unerfahrene Arzt wird häufiger PÜWE durch Gasinsufflation im Rahmen der Maskenbeatmung hervorrufen als der erfahrene.
  Prämedikation: Patienten, die mit Opioiden prämediziert wurden, weisen häufiger Übelkeit und Erbrechen auf, als bei Prämedikation ohne Opioide. In Kombination mit Anticholinergika wird die Inzidenz reduziert.
  Anästhesie: Bei Verwendung von Regional- bzw. Lokalanästhesieverfahren ist die Inzidenz von PÜWE deutlich geringer, als bei der Verwendung von Allgemeinanästhesieverfahren.
  Die TIVA – insbesondere mit Propofol – führt seltener zu PÜWE als andere Anästhesieverfahren. Opioide und N_2O als Anästhesiesupplemente wirken emetisch.
  Bei der Antagonisierung von Muskelrelaxanzien muß ebenfalls mit einer höheren Inzidenz gerechnet werden.

Postoperative Phase: Postoperativer Schmerz verursacht PÜWE, eine ausreichende Analgesie kann die Inzidenz verringern. Eigene Beobachtungen bei der Verwendung der On-demand-Analgesie zeigen jedoch, daß PÜWE bei diesem Verfahren ein großes Problem darstellt.

Postoperative Transporte (Vestibularorgan!): Abrupte Bewegungen und Positionsänderungen führen auf unterschiedlichen Wegen zu PÜWE. Die klinische Praxis zeigt, daß sowohl eine zu frühe orale Flüssigkeitsaufnahme als auch zu langes postoperatives Fasten PÜWE hervorrufen können.

Zusammenfassung

Obgleich eine Vielzahl PÜWE-beeinflussender Faktoren sowohl von seiten des Patienten als auch der Anästhesie und Operation bekannt sind, gestalten sich die Prophylaxe und Therapie außerordentlich schwierig. Dies ist v. a. darauf zurückzuführen, daß sehr viele unterschiedliche Einflußfaktoren zugrundeliegen, die einerseits in ihrer Komplexität nicht überschaut bzw. bei Erkennen nicht vermieden oder geändert werden können. Insofern dürfte es illusorisch sein, in absehbarer Zeit einen PÜWE-freien Anästhesie- und Operationsbetrieb zu gewährleisten.

PÜWE-Prophylaxe

Eine PÜWE-Prophylaxe sollte bei entsprechenden Risikogruppen und speziellen Operationen durchgeführt werden: hierzu gehören Patientinnen diesseits des 60. Lebensjahres. Nach Möglichkeit sollte sich auch der Operationstermin am Zyklus ausrichten. Eine Prophylaxe muß auf jeden Fall bei einer entsprechenden PÜWE-Anamnese bzw. bei bekannter Reisekrankheit sowie Migräne durchgeführt werden. Eine Prophylaxe empfiehlt sich auch bei angstvollen Patienten sowie bei solchen mit oben genannten Begleiterkrankungen. Patienten, die zu Laparoskopien, intraabdominellen Eingriffen sowie Operationen im Hals- und Kopfbereich, evtl. auch zur ESWL, vorgesehen sind, sollten prophylaktisch antiemetisch behandelt werden. Dasselbe gilt für Kinder mit Strabismus, Orchidopexie, Mittelohr- und otoplastischen Eingriffen.

Während viele PÜWE-auslösende Faktoren vom Anästhesisten nicht beeinflußbar sind, wie beispielsweise die patientenbezogenen Faktoren sowie die vorgesehene Operation, so hat er doch Möglichkeiten zur PÜWE-Prophylaxe.

Bei entsprechender Indikation sollte ein erfahrener Anästhesist die Anästhesie durchführen. In der Prämedikation sollte auf Opioide verzichtet werden; wenn dies nicht möglich ist, sollte mit einem Anticholinergikum kombiniert werden.

Bei der Auswahl des Anästhesieverfahrens sind Regional- und Lokalanästhesieverfahren vorzuziehen, bei der Notwendigkeit einer Allgemeinanästhesie bietet sich heute eine intravenöse Anästhesie an, insbesondere mit Propofol. Wenn möglich, sollte dann auf N_2O und Opioide verzichtet werden. Muskelrelaxanzien sollten nicht antagonisiert werden.

In der postoperativen Phase sollte sich das Analgesieregime auch an der PÜWE-Wahrscheinlichkeit orientieren: Der Einsatz von nichtsteroidalen Antiphlogistika sollte erwogen werden. Soweit dies beeinflußbar ist, sollten Bewegungen, Positionsänderungen und v.a. die Transporte schonend durchgeführt werden. Der Zeitpunkt der postoperativen Flüssigkeitsaufnahme sollte sich patientorientiert gestalten: viele Patienten können angeben, ob sie aufgrund zu langer Nüchternheit zu Übelkeit und Erbrechen neigen oder ob sie die Flüssigkeitsaufnahme tolerieren.

PÜWE-Prophylaxe und Therapie

Zunächst muß festgehalten werden, daß die Daten zur PÜWE-Prophylaxe gesicherter sind als die zur PÜWE-Therapie. Die Ansätze sind unterschiedlich, wobei m. E. zu Unrecht den pharmakologischen Methoden der breiteste Raum eingeräumt wird. Wenn die oben genannten Möglichkeiten zur PÜWE-Prophylaxe konsequent ausgeschöpft würden, wäre das Problem zwar nicht gelöst, aber, wie ich meine, doch deutlich entschärft. Darüber hinaus würde ich mir eine Beachtung sog. alternativer Verfahren, wie beispielsweise der Akupunktur, in der deutschsprachigen Übersichtsliteratur (z.B. [3]) in einem ähnlichen Ausmaß wünschen, wie dies international üblich ist (z.B. [5, 6]).

Pharmakologische Ansätze

Die Substanzgruppen, die zur PÜWE-Prophylaxe und -Therapie in Frage kommen, leiten sich von den in der Chemorezeptortriggerzone vorhandenen und stimulierbaren Rezeptoren ab: es sind dies Phenotiazine, Butyrophenone, Antihistaminika, Anticholinergika, Benzamide und Serotoninantagonisten.

- *Phenothiazine:* Sie wirken vorwiegend am Dopamin-, auch am Histamin- und weniger am Muscarinrezeptor. Sie wurden früher zur Prämedikation in Kombination mit Opioiden und Anticholinergika eingesetzt. Heute spielen sie zur PÜWE-Prophylaxe und -Therapie eine eher untergeordnete Rolle, v.a. da sie in der postoperativen Phase durch ihre die opiatinduzierte Atemdepression verstärkende Wirkung gefürchtet sind.

- *Butyrophenone:* Diese wirken v.a. am Dopaminrezeptor und in geringem Ausmaß am Histaminrezeptor. Die antiemetische Wirkung von geringen Dosen Droperidol (1,25 mg und weniger) ist sehr gut dokumentiert. Aber auch diese Substanzgruppe, v.a. Droperidol, wird praktisch ausschließlich zur Prophylaxe und nicht zur Therapie von PÜWE angewendet. Gefürchtete Nebenwirkungen sind extrapyramidale Symptome sowie die sedierenden und kardiovaskulären Nebenwirkungen.

- *Antihistaminika:* Diese wirken vorwiegend am Histaminrezeptor, das Phenothiazin/Promethazin zusätzlich am Muscarin- und Dopaminrezeptor, Diphenhydramin (in Deutschland gegen PÜWE kaum verwendet), darüber hinaus am Dopaminrezeptor, jedoch in geringerem Maß. Antihistaminika sind wirksam bei der Reisekrankheit und erwiesenermaßen in der Mittelohrchirurgie, finden jedoch in Deutschland fast keine Anwendung zur PÜWE-Prophylaxe. Die vereinzelten Berichte über gute Ergebnisse sollten Anlaß zu weiteren Untersuchungen mit dieser Substanzgruppe sein.

- *Anticholinergika:* Diese wirken vorwiegend am Muscarinrezeptor, aber auch am Histamin- und Dopaminrezeptor. Atropin ist wegen seiner kurzen Halbwertszeit und den Herz-Kreislauf-Nebenwirkungen zur PÜWE-Prophylaxe und -Therapie weniger geeignet. Die antiemetische Wirkung von Scopolamin hingegen ist gut belegt. Durch transdermale Systeme (z.B. TTS-Scopolamin) läßt sich eine lange Wirkungsdauer erzielen, doch hat sich dieses Konzept zur PÜWE-Prophylaxe nicht durchgesetzt. Nebenwirkungen betreffen das kardiovaskuläre System, Mundtrockenheit, Sehstörungen und die Möglichkeit eines zentralanticholinergen Syndroms.

- *Benzamide:* Der bekannteste Vertreter dieser Substanzgruppe ist das Metoclopramid, das vorwiegend am Dopamin-, in geringerem Maße am Serotonin- und ebenfalls in geringem Ausmaß am Histaminrezeptor wirkt. Metoclopramid erhöht außerdem den unteren Ösophagussphinktertonus sowie die Magen-Gallenblasen-Motilität. Die kritische Durchsicht der wissenschaftlichen Untersuchungen zu dieser Substanz ergeben einen eher zweifelhaften Effekt zur PÜWE-Therapie, doch widerspricht dem die häufige Anwendung in der täglichen klinischen Praxis. Möglicherweise ist der Grund für die Beliebtheit dieser Substanz die vergleichsweise geringere sedierende und atemdepressionsverstärkende Wirkung und somit eine größere therapeutische Sicherheit.

- *5-HT3-Rezeptorantagonisten:* Geprüft wird derzeit Ondansetron, das eine ausgezeichnete Wirkung bei durch Chemotherapie induziertem Erbrechen hat. Es wirkt ausschließlich am Serotoninrezeptor und muß deshalb bereits bei der Komplexität der Entstehungsmechanismen von PÜWE, insbesondere auch aufgrund des hohen Preises, zum Scheitern verurteilt sein. Dies bestätigen auch neuere Untersuchungen von Alon et al. [1], sowie Heim et al. [2], die eine Überlegenheit von Ondansetron gegenüber Droperidol nicht finden können. Darüber hinaus weist Ondansetron Nebenwirkungen wie von Kopfschmerzen, Flush und Hypersensibilitäts-, reaktionen auf.

- *Pharmakakombinationen:* Gesicherte Daten gibt es hier nur beim Indikationsgebiet Chemotherapie. Zur PÜWE-Prophylaxe scheint die Kombination von Droperidol und Metoclopramid günstiger zu sein, als von Droperidol allein, doch muß dieser Ansatz aufgrund des ähnlichen Wirkmechanismus zumindest theoretisch als etwas fragwürdig angesehen werden.

- *Akupunktur/Akupressur:* Über den Wirkmechanismus der Akupunktur bzw. Akupressur ist wenig bekannt. Als wissenschaftliches Problem stellt sich bei allen Untersuchungen zur Akupunkturwirkung das Problem der Placebokontrolle dar. Es muß jedoch festgehalten werden, daß inzwischen hinreichend dokumentiert ist, daß dic Akupunktur und Akupressur am Punkt P 6 sowohl zur Prophylaxe der Reisekrankheit als auch von PÜWE wirksam ist. Auch die Ohrakupunktur am P 82 ist bei Mammaoperationen ebenso wirksam wie Droperidol. Die Wirksamkeit der Akupunktur ist jedoch nicht bei allen Operationen gleich: sie versagt in der Strabismuschirurgie bei Kindern und scheint nach eigenen Untersuchungen zur Vermeidung der On-demand-Analgesie nach gynäkologischen Unterbaucheingriffen nicht wirksam zu sein. Die Nebenwirkungsfreiheit dieser Verfahren rechtfertigen jedoch, ebenso wie der geringe Preis, ihren Einsatz bei belegten Indikationen.

Differenzierte Prophylaxe und Therapie

Die Komplexität des Phänomens PÜWE legt nahe, daß eine einzelne Strategie nicht erfolgversprechend ist. Es erscheint deshalb notwendig, in mühevoller Kleinarbeit für definierte Eingriffe definierte Prophylaxe- und Therapiestrategien zu entwickeln. Ich fürchte, daß diese Entwicklung noch viele Jahre andauern wird, und empfehle deshalb neben den genannten prophylaktischen Maßnahmen im Hinblick auf Patienten- und anästhesiologisches Management die prophylaktische Akupunktur, da wo sie gesichert wirksam ist, die Prophylaxe mit niedrig dosiertem Droperidol (ungefähr 1,25 mg) sowie die Therapie mit Metoclopramid (0,3 mg/kg KG). Die große Bedeutung des Problems in der klinischen Praxis sowie die zunehmende Bedeutung bei Zunahme ambulanter Operationen sollten Anlaß sein, das Problem intensiver als bisher zu bearbeiten. Aufgrund der Komplexität der Ursachen und Einflüsse werden gerade an die PÜWE-Forschung hohe wissenschaftliche Ansprüche gestellt, die die

Einbeziehung sehr großer Patientenkollektive erfordert, weshalb die Kooperation mehrerer wissenschaftlich interessierter Zentren angestrebt werden sollte.

Literatur

1. Alon E, Biro P, Lenzlinger PM, Atanassoff PG (1994) Ondansetron als Prophylaxe für postoperative Übelkeit und Erbrechen. Anaesthesist 43: 500–503
2. Heim CH, Münzer T, Listyo R(1994) Ondansetron versus Droperidol. Anaesthesist 43: 504–509
3. Koller CH, Jakob W, Hörauf H(1994) Postoperatives Erbrechen – Pathophysiologie, Inzidenz und Prophylaxe. Anästh Intensivmed 35: 137–143
4. Leslie RA(1986) Comperative aspects of the area postrema: finestructural considerations help to determine its function. Cell Mol Neurobiol 6: 2
5. Smith G, Rowbotham DJ (eds) (1992) Postoperative nausea and vomiting.Br J Anaesth 69 [Suppl 1]: 1 S– 68 S
6. Watcha MF, White PF(1992) Nausea and vomiting: Its etiology, treatment and prevention. Anesthesiology 77: 162

Praktikable Formen der postoperativen Schmerztherapie

C. MAIER

Allgemeine Richtlinien

Die Behandlung postoperativer Schmerzen ist eine eigentlich selbstverständliche ärztliche Aufgabe. Hierfür stehen ausreichend und nachweislich wirksame und verträgliche Medikamente und Verfahren zur Verfügung. Ihre Darstellung soll aber nicht der wesentliche Inhalt dieses Skripts sein. Das Problem für den Anästhesisten liegt in der Praktikabilität der Schmerztherapie, besonders auf allgemeinen Pflegestationen:

- Ungeachtet vieler Studien und überzeugender klinischer Beobachtungen bei Risikopatienten gibt es bis heute keinen statistischen Beweis, daß die Behandlung von postoperativen Schmerzen die Morbidität und Mortalität signifikant verringert.
- Andererseits ist keine Schmerztherapie risikofrei, bei jedem Verfahren können sogar tödliche Komplikationen auftreten. Dieses gilt ebenso für parenteral verabreichte Nichtopioide, für die PCA und für jede Form der Regionalanalgesie.
- Die Überwachungsbedingungen entsprechen nicht dem Standard, den der Anästhesist im OP, im Aufwachraum oder auf der Intensivstation voraussetzen kann.
- Die Therapie erfolgt – im Unterschied zum OP – bei Patienten, für die Vertreter anderer Fachdisziplinen die ärztliche und juristische Primärverantwortung tragen. Schmerzen sind zudem – objektiv wie subjektiv – nur ein Teil der postoperativen Problematik. Andere Störungen (Nahtinsuffizienz, Infektion) oder Beschwerden (z.B. Übelkeit, Erbrechen, Stuhlgangsprobleme, Verlust von Gliedmaßen, Depressivität) können für den Patienten und den Krankheitsverlauf bedeutsamer sein. Für die Planung und Überwachung der Schmerztherapie ist die Kenntnis des konkreten Verlaufs unumgänglich, zumal viele der genannten Aspekte Gefahren und Wirksamkeit der anästhesiologischen Begleittherapie beeinflussen.

Hieraus folgt:

1. Es gibt keine Situation, in der eine *bestimmte* Form oder ein Verfahren der Schmerztherapie medizinisch zwingend geboten ist, d. h. sogar dann durchzuführen ist, wenn Kontraindikationen vorliegen, wie z.B. die Anwendung eines Epiduralkatheters bei manifester oder drohender Gerinnungsstörung. Schmerztherapie kann niemals schematisch erfolgen, sondern basiert in jedem Einzelfall auf der körperlichen Untersuchung, auf der Kenntnis der Labor- und sonstiger Befunde und muß in ihren Auswirkungen nicht nur hinsichtlich des analgetischen Effektes, sondern auch im Hinblick auf andere, für den Heilungsverlauf wichtige Faktoren regelmäßig, d. h. mindestens einmal täglich kontrolliert werden.
2. Aus diesem Grunde muß Schmerztherapie interdisziplinär betrieben werden. Auch wenn durch lokale Absprachen die Verantwortlichkeit eindeutig geregelt sein sollte, ist der ständige Austausch mit den Kollegen unumgänglich, schon damit die anästhesiologisch verordnete Therapie auch durchgeführt wird und der Anästhesist über mögliche Gefahren rechtzeitig informiert wird. (Typisches Beispiel: Nichterkennung einer Nahtinsuffizienz, obwohl sich diese schon früh durch ständig steigenden Bupivacainbedarf angedeutet hatte.)

3. Ziel der Schmerztherapie ist nicht eine vollständige Schmerzfreiheit, weil diese
   fast immer nur durch erhebliche Nebenwirkungen erkauft und von den Patienten
   auch meist nicht gewünscht wird. Das Ziel ist die möglichst rasche Mobilisierung
   des Patienten, damit eine aktive Teilnahme vor allem an der Krankengymnastik
   und am Atemtraining zur Pneumonieprophylaxe ermöglicht wird. Kompromisse
   sind unvermeidlich (vergleichbar der Situation bei der Prämedikation): Höhere
   Dosen potenter Analgetika verringern zwar die Zahl ineffektiv behandelter Patienten, erhöhen aber in gleichem Maße die Gefahr schwerer Nebenwirkungen.

Man sollte sich deshalb davor hüten, ex cathedra bindende Richtlinien zu verbreiten,
da Faktoren wie Erfahrungen des jeweiligen Arztes und örtliche Gepflogenheiten für
das reale Risiko einer Therapie bedeutsamer sind als die letztlich geringen Unterschiede zwischen zwei Medikamenten oder zwei verschiedenen Techniken der
Schmerztherapie.

Wahl des Verfahrens

Für die Wahl eines Verfahrens oder Medikamentes ist ausschlaggebend:

a) daß bei dem jeweiligen Patienten kein erhöhtes Risiko für dieses Verfahren besteht.
b) daß die Durchführung dieser Schmerztherapie in einer Art organisierbar ist, bei
   der potentiell gefährliche Nebenwirkungen oder Komplikationen so rechtzeitig erkannt werden, daß zumindest ein deletärer Verlauf verhindert werden kann.
c) daß diese Form der Schmerztherapie von Patienten, Ärzten und Pflegepersonal
   akzeptiert und unterstützt wird.

Konkretisieren wir dies am Beispiel der Voraussetzungen, unter denen die Epiduralanalgesie mit Bupivacain auf Allgemeinstationen im eigenen Tätigkeitsbereich zulässig ist.

Kontraindikationen gegen und Voraussetzungen für die Durchführung einer Epiduralanalgesie mit Lokalanästhetikum auf Allgemeinstationen

A. Ausschluß von Patienten mit erhöhtem Risiko aufgrund von
   – Gerinnungsstörungen,
   – höherdosierter medikamentöser Gerinnungshemmung,
   – unbehandeltem Hypertonus, Volumenmangel oder anderen Erkrankungen mit
     erhöhtem Sympathikotonus.
B. Keine Epiduralanalgesie mit Lokalanästhetikum
   – ohne unmittelbare postoperative Unterbechung (Auslaßversuch) der Applika-
     tion, bis ein intakter neurologischer Status dokumentierbar ist,
   – ohne tägliche Visite inkl. Überprüfung der Begleittherapie, Untersuchung, ggf.
     Behandlung eines drohenden Volumenmangels etc. sowie regelmäßigen Aus-
     laßversuchen.
C. Keine Epiduralanalgesie auf Stationen mit wenig Erfahrung hiermit oder unzureichender Kooperation und Motivation vom Pflegepersonal/Chirurgen.

Andernfalls ist es sinnvoller, nach Alternativen zu suchen, zumal es, wie einleitend
betont, kein Verfahren der ersten Wahl gibt. Aus ähnlichen Gründen haben wir auch
Bedenken gegen epidurale Opioide in der postoperativen Schmerztherapie, obgleich
man an deren Effektivität nicht zweifeln kann. Hypotensionen und auch Zwischenfälle unter PCA sind nach Ablauf der frühen postoperativen Phase kein plötzliches
Ereignis, sondern sie entstehen in der Regel aus risikoträchtigen Konstellationen, die
sich zumeist allmählich zuspitzen. Beispiele sind die in Tab. 1 genannten Risikokon-

Tabelle 1. Organisationsmodelle für die postoperative Schmerztherapie nach der Vereinbarung der Berufsverbände der Anästhesisten und Chirurgen

Modell	Beschreibung	Verantwortlichkeit des Anästhesisten
1	Fakultative Konsultation des Anästhesisten im Einzelfall	Konsiliarische Tätigkeit
2	Übernahme ausgewählter schmerztherapeutischer Leistungen durch Anästhesisten oder APS	Verantwortlich für Durchführung und Überwachung der jeweiligen Therapie bei ausgewählten Patienten
3	Übertragung der gesamten postoperativen Schmerztherapie auf den Anästhesisten	Verantwortlich für Durchführung und Überwachung der Therapie bei allen Patienten
4	Fachübergreifender Schmerzdienst	Leitung des Dienstes

stellationen für die Hypotension unter der Epiduralanalgesie mit Bupivacain oder die Abnahme der Vigilanz, die in den meisten Fällen der Atemdepression unter der PCA vorangeht. Dagegen ist die Prävention einer Atemdepression bei epiduraler Opioidgabe schwieriger zu gewährleisten. Sie tritt offenbar häufiger auf, als frühere Berichte vermuten ließen auch wenn die Einführung eines Schmerzdienstes die Inzidenz verringern kann. Das wichtigste Argument gegen epidurale Opioide auf Allgemeinen Pflegestationen bleibt die mögliche Latenz zwischen der Injektion und dem Auftreten der Atemdepression, die eine effektive Organisation der Überwachung erschwert. Indirekt bestätigen auch Befürworter wie Ready et al. derartige Vorbehalte, da nach den von ihnen genannten Kriterien (u. a. Alter über 50 Jahre, ASA-Grad II oder III, Thorax- oder Oberbaucheingriffe) ein erheblicher Anteil unserer Patienten nur mit kontinuierlich respiratorischem Monitoring behandelt werden dürfte.

Organisation der Schmerztherapie

Letztlich hängt die Praktikabilität jeder Methode davon ab, inwieweit auch der Anästhesist bereit ist, sich an der schmerztherapeutischen Versorgung zu beteiligen und den hierfür jeweils erforderlichen organisatorischen Rahmen zu schaffen. Es existieren nach den Empfehlungen der Berufsverbände verschiedene Modelle zur Organisation (Tabelle 1). Eine grundlegende Verbesserung ist nur zu erwarten, wenn organisatorische Rahmenbedingungen geschaffen werden, die es erlauben, die bestmögliche Therapie bei möglichst vielen Patienten, also auch auf Allgemeinen Krankenpflegestationen anzuwenden. Nur dadurch kann die Schmerztherapie kompetent und systematisch, d. h. vor allem unabhängig von der zufälligen personellen Stationsbesetzung, dem gegenwärtigen Kenntnisstand des Personals und dem jeweiligen Ausmaß der OP-Programme organisiert werden. Hierfür ist die Einrichtung eines sogenannten „Akut-Schmerzdienstes" (im anglo-amerikanischen Sprachraum als 'Acute Pain Service' bezeichnet) der sinnvollste Weg, um eine effiziente und zugleich möglichst sichere Akutschmerztherapie zu gewährleisten.

Basistherapie

Allerdings kann auch ohne Schmerzdienst eine relevante Verbesserung der Versorgung erreicht werden:

1. Gould et al. zeigten, daß Ruhe- und Belastungsschmerzen um mehr als 50% zurückgingen, wenn dem Stationspersonal standardisierte Verfahrensprotokolle zur

Therapie und zum Verhalten bei Komplikationen zur Verfügung gestellt und die Erfahrungen regelmäßig ausgetauscht werden.

2. Es können mit den Chirurgen verbindliche Protokolle zur Behandlung typischer postoperativer Schmerzen, z.B. interdisziplinäre Absprachen nach Hüft-, Gallen- oder HNO-Eingriffen erstellt werden, die auch als Regelung zur Kompetenzaufteilung allen bekannt sein muß. Hierfür kommen Standardvorschriften sowohl für die orale, subkutane, rektale und auch intravenöse Applikation in Frage. Die Mehrzahl dieser Patienten wird vom Anästhesisten nur im Aufwachraum oder auf Wach- und Intensivstationen betreut. Der Einsatz spezieller Techniken bleibt auf Einzelfälle beschränkt und wird konsiliarisch erfolgen. Eine besondere Organisation dieser Betreuung existiert nicht.

Interdisziplinäre Vereinbarungen sollten beinhalten:

- Schemata für den stufenweisen Einsatz von *möglichst wenigen Medikamenten* am Beispiel ausgewählter, aber häufiger Eingriffe,
- schriftliche Anleitungen zur Diagnose und Behandlung möglicher Komplikationen der Schmerztherapie (Alarmkette),
- Vereinbarung zur Art und Dauer der Überwachung nach einer Schmerzbehandlung,
- Einigung über die individuelle Möglichkeit der Delegation einzelner Maßnahmen an das Pflegepersonal,
- Festlegung der Grenzen der Standardtherapie, d.h. z.B. der maximal ohne PCA erlaubten Höchstdosen für Opioide bzw. des Zeitpunktes, ab wann der Schmerzdienst hinzugezogen werden soll, um entweder die weitere Schmerzbehandlung zu übernehmen oder bei der Optimierung der Therapie zu helfen (Interventionsgrenzen).

3. Aber auch der Anästhesist, der sich – aus welchem Grund auch immer – nicht an der postoperativen Versorgung beteiligen kann (will), kann dazu beitragen, daß die Schmerzen zumindest in der frühen postoperativen Phase auf einem niedrigen Niveau bleiben und der spätere Opioidbedarf drastisch reduziert wird:

Schmerzvermindernde Maßnahmen, die bei jeder Narkoseplanung berücksichtigt werden können

1. Prämedikation:
   - Bei Patienten mit präoperativen Schmerzen schon am Tag zuvor mit der Schmerztherapie beginnen (z.B. EDK bei Patienten mit Ischämieschmerz schon am Tage vor einer Amputation, ähnlich Patienten mit Tumorschmerz;
   - Indikation für Opioide überprüfen.
2. Narkoseführung:
   - Auch bei Inhalationsnarkosen intraoperativ Opioide und Neuroleptika (wegen postoperativer Antiemesis!) soweit möglich miteinsetzen;
   - zusätzlich Leitungsblockaden durchführen (post- oder evtl. noch vorteilhafter präoperativ). Beispiele sind u.a. Penisblock; Fußblock (bei allen Vorfußeingriffen), Lokalanästhesie bei HNO-Eingriffen.
3. Koanalgetische Maßnahmen:
   - Antiödematöse Therapie (NSAID, Steroide usw.);
   - konsequente Therapie postoperativer Erregungszustände (z.B. mit Clonidin);
   - gute Lagerung.

Generell ist es besser, Schmerztherapie zu delegieren, als sie durch schematische Anordnungen z.B. auf dem Narkoseprotokoll zu diskreditieren. Es ist auch besser, auf spezielle Verfahren zu verzichten, wenn man ihre Durchführung nicht kontrollieren kann, wobei dieses unter bestimmten Umständen an Ärzte anderer Fachgebiete delegiert werden kann. Ob letzteres angesichts der bekannt negativen Erfahrungen in der Geburtshilfe, anzuraten ist, mag jedoch bezweifelt werden. Die Durchführung rückenmarknaher Analgesietechniken, kontinuierlicher Katheterverfahren und auch der PCA mit hochpotenten Medikamenten sollte auf Allgemeinstationen aber nur erfolgen, wenn ein spezieller, möglichst anästhesiologisch geleiteter Schmerzdienst existiert. Wenn die Betreuung durch den Schmerzdienst übernommen wird, muß dieser die volle juristische wie medizinische Verantwortung für die gesamte Schmerztherapie dieses Patienten übernehmen.

Acute Pain Service

Einen Schmerzdienst einzurichten bedeutet:

- Ärzte und Angehörige des Pflegepersonals sind für die regelmäßige Betreuung von postoperativen Patienten für einen ausreichenden Zeitraum von ihren sonstigen Aufgaben freigestellt.
- Dieser Dienst muß in irgendeiner Weise über 24 h und auch in den Zeiten des Bereitschaftsdienstes erreichbar sein (eventuell über eigene oder abteilungsintegrierte Bereitschaftsdienste).

Ein zentrales Argument für die Schaffung besonderer Schmerzteams ist die deutliche Verminderung der Komplikationsrate. Bei täglicher Präsenz eines Dienstes ist eine Prävention insbesondere der potentiell lebensbedrohlichen Komplikationen möglich. Diese entwickeln sich in fast allen Fällen allmählich, sind daher vorhersehbar und beruhen oft auf organisatorischen Unzulänglichkeiten. Hierzu zählen u. a. gerade die gefürchteten Komplikationen der epiduralen Analgesie mit Lokalanästhetika (Hypotension) und die Atemdepression nach epiduraler Opioidgabe. Eigene Erhebungen zeigten, daß gravierende Zwischenfälle nur bei bestimmten Risikokonstellationen eintraten (u. a. Anämie, Hypovolämie, unbehandelter Hypertonus sowie die gleichzeitige Gabe von Vasodilatatoren), so daß eine Früherkennung solcher Konstellationen bei der täglichen Visite eine wirksame Prävention erlaubt. Auch respiratorische Komplikationen unter der PCA beruhten in fast allen mitgeteilten Fällen auf zu spät erkannten technischen Defekten, Fehlprogrammierung, fehlendem Rückschlagventil, Mißverständnissen bei nicht ausreichend informierten Patienten, Angehörigen oder Mitarbeitern oder auf einer verzögerten Reaktion auf die Verschlechterung des Allgemeinzustandes des Patienten. Eine Atemdepression unter PCA kündigte sich z. B. oft durch eine zunehmende Sedierung des Patienten an, so daß die Überwachung der Vigilanz derzeit wohl das geeignetste Monitoring für eine Opioidtherapie auf Allgemeinstation darstellt.

Der zweite Grund ist, daß nur durch ständige Präsenz eines erfahrenen Schmerzdienstes die Effektivität auch der speziellen Verfahren zu sichern sein wird. Im eigenen Tätigkeitsbereich sank seit Einführung des Schmerzdienstes kontinuierlich die Zahl der Fälle, in denen die Epiduralanalgesie auf den Allgemeinstationen früher als vorgesehen abgebrochen werden mußte. Diese Entwicklung erklärt sich durch eine verbesserte Strategie, da die epidurale Schmerztherapie nur dann auf den Stationen fortgeführt wird, wenn initial im Aufwachraum eine ausreichende Wirkung gesichert wurde (vgl. Beispiel für Verfahrensprotokoll im nächsten Abschnitt). Bei Patienten mit primär unzureichender Wirkung wurde dagegen die Diagnostik, z. B. mittels Epidurographie intensiviert. War keine Korrektur möglich, wurde ohne Zeitverzug für den Patienten eine Alternativtherapie begonnen. In früheren Jahren war hingegen oft versucht worden, durch höhere Dosen oder Zusatz von Opioiden eine Analgesie zu erreichen.

Der anästhesiologische Schmerzdienst hat mehrere Aufgaben:

- Verantwortliche Betreuung von Patienten mit Kathetern (EDK, Femoraliskatheter u.ä.) oder PCA. Hierzu zählen:
  - Sicherung einer effektiven Schmerztherapie,
  - Prophylaxe und falls erforderlich:
  - Therapie bei Komplikationen und
  - sonstige Therapiemaßnahmen (z.B. bei Volumenmangel oder ähnlichen Situationen, die eine adäquate Schmerztherapie erschweren (s. unten).
- Interne Dokumentation der Schmerztherapie als Leistungsnachweis (Patienten, Therapieform, Resultate und Komplikationen).
- Allgemeine Beratung der operativ tätigen Kollegen bei Problemfällen der Schmerztherapie.
- Unterweisung, Fortbildung und laufende Beratung des Pflegepersonals der allgemeinen Krankenpflegestationen zur postoperativen Schmerztherapie.
- Frühbehandlung postoperativer Schmerzsyndrome (Phantom-, Postthorakotomieschmerzen, Neuralgie etc.) zusammen mit der Schmerzambulanz.

Der richtige Beginn der Schmerztherapie ist der Schlüssel sowohl für die Effizienz wie für die Sicherheit der Therapie auch hinsichtlich ihrer späteren Durchführung auf der Allgemeinstation. Daher sollten die Mitarbeiter des Schmerzdienstes bereits im Aufwachraum tätig werden.

Die Entscheidung, bei welchen Patienten primär besondere Verfahren eingesetzt werden, die eine regelmäßige Visite des Schmerzdienst erfordern, wird oft bereits präoperativ durch den Anästhesisten oder durch Anforderungen hierin erfahrener Stationsärzte fallen. In anderen Fällen kann die Indikation erst postoperativ (z.B. im Aufwachraum) gestellt werden, wenn ein besonders hoher Bedarf oder starke Nebenwirkungen beobachtet werden.

Unabhängig von dem gewählten Verfahren ist das Komplikationsrisiko in der unmittelbar postoperativen Phase erwartungsgemäß am höchsten, auch deswegen sollte jede Schmerztherapie möglichst unter den vergleichsweise optimalen Überwachungsbedingungen eines Aufwachraumes begonnen werden. Bei der PCA sollten die Patienten im Aufwachraum pulsoxymetrisch überwacht und nur verlegt werden, wenn auch ohne zusätzliche Sauerstoffinsufflation keine Apnoe- oder Hypoxämiephasen auftreten.

Ziel des möglichst standardisierten Vorgehens, das nachfolgend am Beispiel der Epiduralanalgesie erläutert wird, ist es, für das jeweilige Verfahren gleich zu Beginn die ausreichende *Wirksamkeit* und *Verträglichkeit* zu prüfen, damit nicht Patienten trotz beeinträchtigter Vigilanz mit einer PCA oder kreislauflabile Patienten mit einer Epiduralanalgesie auf die Station entlassen werden.

Beispiel für ein standardisiertes Verfahrensprotokoll des Schmerzdienstes: Beginn der postoperativen Epiduralanalgesie (EA)

1. *Möglichst präoperative Anlage* in Höhe des Dermatoms, in dem die maximalen Schmerzen zu erwarten sind. Testdosis, Aspirationsversuch.
   Bei erschwerter Anlage (z.B. Duraperforation, Widerstand beim Vorschieben des Katheters): Epidurographie.
   Bei präoperativen Schmerzen (z.B. Ischämien) evtl. schon mit EA beginnen.
2. *Beginn im Aufwachraum* nach erneuter Testdosis und negativem Aspirationsversuch: *1. Voraussetzung* (nach intraoperativer EA): ausreichend sensible und motorische Funktion; *2. Voraussetzung:* ausgeglichene Hämodynamik (**Cave:** Hypovolämie, Hypertension), ausreichende Atmung, Vigilanz und normale Blutgerinnung.

3. *Überprüfung der adäquaten Wirksamkeit* durch fraktionierte Titration der wirksamen Dosis mit Bupivacain 0,25–0,5 %. Betrifft die Analgesie die für den Wundschmerz relevanten Dermatome? Werden alle relevanten Schmerzen verringert? Ist evtl. eine systemische Zusatzmedikation erforderlich?
4. *Überprüfung der Verträglichkeit* anhand der hämodynamischen und kardialen Reaktion. Treten bei der erforderlichen Dosis Paresen oder ausgeprägte Senisibilitätsstörungen auf? (Indikation zur Epidurographie.)
5. *Verlegung des Patienten mit EA nur bei ausreichender Analgesie und fehlenden Nebenwirkungen;* andernfalls: Katheterlage korrigieren oder neu anlegen bzw. eine andere Schmerztherapie (z. B. PCA) wählen.
6. *Information und Abstimmung* der geplanten Therapie mit den Stationsärzten und dem Krankenpflegepersonal. Überwachung und schriftliche Anordnungen zum Vorgehen bei erneuten Schmerzen. Dokumentation über evtl. Besonderheiten für den Bereitschaftsdienst. Erneute Visite beim Patienten nach einigen Stunden.

Auch Patienten mit unerwartet starken Beschwerden werden frühzeitig erkannt, wenn grundsätzlich über eine i.v.-Gabe „per Hand" der initiale Bedarf ermittelt wird. Dieser initiale Bedarf ermöglicht oft schon eine recht zuverlässige Abschätzung des weiteren Tagesbedarfs. Entsprechend kann die Indikation für spezielle Therapieverfahren und die weitere Betreuung durch den Schmerzdienst bereits hier gestellt werden. Eine Verlegung aus dem Aufwachraum mit inadäquater Schmerztherapie ist genauso abzulehnen wie eine Verlegung bei instabilen Kreislaufverhältnissen. Denn die Entlassung erfolgt zu einem Zeitpunkt, an dem erfahrungsgemäß auf den Stationen kaum ärztliche Präsenz gewährleistet ist. Die Versuche des Pflegepersonals, durch eigene Maßnahmen eine Besserung zu erzielen, können unter den dortigen Überwachungsbedingungen bedrohliche Komplikationen auslösen. Standardi- sierte Verfahrensprotokolle sind auf den Allgemeinstationen von besonderer Bedeutung, wobei die Tätigkeit des Schmerzdienstes in erster Linie gewährleisten sollte, daß gefahrenträchtige Konstellationen rechtzeitig erkannt werden (s. oben). Wichtige Instrumente zur Vermeidung der Übertherapie und für die rechtzeitige Erkennung neurologischer Komplikationen sind regelmäßigen Auslaßversuche: *Jede kontinuierliche Schmerztherapie muß nach festen Vorgaben für eine ausreichende Zeit unterbrochen werden*, um die aktuelle Situation und den weiteren Bedarf des Patienten beurteilen zu können. Eine auch hinsichtlich der Schmerztherapie kritische Situation kann entstehen, bei der iatrogene Fehlreaktionen nicht selten sind, wenn bei unzureichender Wirksamkeit eines einmal gewählten Verfahrens unkritisch nur die Dosis erhöht wird, weitere evtl. gefahrenträchtige Medikamente hinzugefügt werden oder starr an einem einmal gewählten Verfahren festgehalten wird (s. folgende Zusammenfassung).

Standardprotokoll zum Vorgehen bei unzureichender Wirksamkeit einer Epiduralanalgesie oder PCA

1. Schritt
Apparativ-technische Überprüfung: Geräte korrekt eingestellt? Katheter durchgängig? Bei Spritzenwechsel: richtige Konzentration gewählt? Bei PCA: Programminformation abrufen!

2. Schritt
Bei epiduralen und sonstigen Kathetern:
Position des Katheters für die Schmerzen adäquat? Ausreichende Analgesie nach Testbolus in den relevanten Dermatomen (Prüfung durch Kältereiz)? Ggf. radiologische Überprüfung.
PCA:
Benutzt der Patient das Gerät adäquat (zu wenige Boli)? Bolusgröße, Lock-out oder Limit nicht angemessen? Vigilanz?

3. Schritt

Ausschluß und ggf. kausale Therapie sonstiger Ursachen eines erhöhten Bedarfs:

a) Chirurgische Komplikation (z. B. Anastomoseninsuffizienz, Peritonitis, Zweizeitige (!) Milzruptur nach Rippenserienfraktur, Stumpfinfektion nach Amputation);
b) sonstige postoperative Schmerzen z.B. durch Darmatonie, Koliken, Lungenembolie, Blasenentleerungsstörung, Hämatome, falsche Lagerung;
c) Zusatzschmerzen, die durch eine Regionalanästhesie nicht erfaßt werden (z.B. Schulterschmerz nach Thorakotomie);
d) nicht operationsbedingte Schmerzsyndrome (Rücken- oder Kopfschmerz);
e) Anzeichen für Gewöhnung oder Abhängigkeit oder erhöhten Bedarf aus psychischen Gründen (z.B. Analgetika zur Anxiolyse).

4. Schritt

Indikation für Koanalgetika oder zusätzliche Maßnahmen prüfen; ASS, NSAID bei Knochen-, Metamizol bei viszeralen, Antidepressiva bei neuropathischen Schmerzen; Nervenblockade (z.B. bei Bülau-Drainagen), transkutane Nervenstimulation.

5. Schritt

Erlaubt der Zustand des Patienten eine Erhöhung der Dosis oder die Gabe zusätzlicher Medikamente?

6. Schritt

Erst nach Ausschluß aller anderen Ursachen und Alternativen kann eine Dosiserhöhung erfolgen oder ein potenteres Medikament/Verfahren eingesetzt werden.

Die wichtigsten Kontrollinstrumente des Schmerzdienstes, um bei derartigen Konstellationen präventiv tätig werden zu können, sind:

1. tägliche, evtl. mehrfache Visiten,
2. standardisierte Befunderhebung,
3. regelmäßige Auslaßversuche,
4. schriftliche Anordnungen und allen Mitarbeitern auf Station zugängliche Dokumentation des Verlaufs,
5. interdisziplinäre Besprechungen,
6. schriftliche Übergabe an den Nacht- und Wochenenddienst.

Praktische Überlegungen zur Tätigkeit des Schmerzdienstes

Im Kieler Klinikum wird der Schmerzdienst während der regulären Arbeitszeit von dem im Aufwachraum eingeteilten Arzt wahrgenommen (mögliche Alternativen: Arzt in der Ambulanz, Kreißsaal, Rettungsdienst etc). Zu seiner Tätigkeit gehört die tägliche Visite bei allen Patienten, bei denen anästhesiologisch betreute Katheter liegen oder die Schmerztherapie wie bei On-demand-Pumpen federführend durch die Anästhesieabteilung veranlaßt wurde. Inhalte dieser täglichen Visite sind die Prüfung der Effizienz der Schmerztherapie, ggf. die klinische Untersuchung des Patienten sowie die Überprüfung der Laborparameter und des technischen Apparats.

Nur mit diesen engmaschigen Untersuchungen kann man typische Risiken rechtzeitig erkennen und Komplikationen abwenden. Auch die Indikation zur Weiterführung der Schmerztherapie ist bei jeder Visite neu zu stellen. Hierzu sei nochmals auf die Absprache mit dem Krankenpflegepersonal hingewiesen. Die Schwestern und Pfleger erleben die Patienten in der Routine des Tagesablaufes, so daß sie Vigilanzstörungen, mangelnden Effekt der Schmerztherapie oder eine Änderung des Applikationsmodus bei den Patienten eher bemerken. Man erhält außerdem wertvolle Hinweise, das Verhalten und die Hintergründe mancher Patienten betreffend, woraus sich nicht selten andere Ansätze der Schmerztherapie ergeben.

Obligatorisch sind *tägliche schriftliche Anordnungen* im sog. *Begleitprotokoll* (Welche Dosierung? Wer darf welches Medikament bis zu welcher Maximaldosis in welchen Abständen geben? Was darf evtl. zusätzlich gegeben werden?) und die Dokumentation des Therapieverlaufs (Tagesbedarf, analgetischer Effekt, ggf. Nebenwirkungen) (Anordnungs- und Dokumentationsbögen siehe Anhang). Es ist zu beachten, daß für die Schmerztherapie auf Allgemeinen Stationen die enge und freiwillige Kooperation mit dem Pflegepersonal unerläßlich ist. Bedenken und selbst unbegründete Vorbehalte müssen respektiert werden. Sie sind durch Aufklärung und Förderung der Motivation zu überwinden, nicht durch Anordnungen. Wenn Angehörige des Pflegepersonals keine Injektionen durchführen wollen, ist dieses zu akzeptieren. Injektionen sind dem Pflegepersonal – auch aus forensischen Gründen – nur nach *Einzelanweisung* gestattet, d. h. wenn sie nach vorheriger ärztlicher Untersuchung des Patienten erfolgt ist. Jede Anordnung muß *schriftlich* erfolgen, telefonische Anordnungen sind nicht gestattet.

Zu den Routineaufgaben bei der täglichen Visite gehören:

– die Kontrolle der Katheter, evtl. Verbandswechsel, Filter und Infusomaten,
– die klinische Untersuchung des Patienten (Hämodynamik, Atmung, Vigilanz, neurologischer Status) sowie Überprüfung relevanter Laborwerte (Gerinnung!),
– die Registrierung des postoperativen Verlaufs hinsichtlich drohender Komplikationen und Prüfung möglicher Nebenwirkungen der Schmerztherapie oder sonstiger Begleitmedikationen,
– Überprüfung der analgetischen Effizienz und des weiteren Therapiebedarfs, wobei vorallem der Schmerzintensität bei tiefer Inspiration, beim Husten und bei der Krankengymnastik besonderes Augenmerk gilt;
– schriftliche Anordnungen zur weiteren Dosierung, Bedarfs- und Zusatzmedikation sowie ggf. die Programmierung der PCA-Pumpen,
– Dokumentation der Befunde.

Qualitätssicherung

Für die Therapie des einzelnen Patienten haben sich, zumindest bei Problemfällen, die sog. Schmerztagebücher bewährt, wobei sowohl numerische wie verbale Ratingskalen sinnvoll eingesetzt werden können:

Numerische Ratingskala:
Bitte kreuzen Sie auf der Skala an, wie stark Ihre gegenwärtigen Schmerzen sind (= heißt kein Schmerz, 10 unerträglich):

    (0)....(1)....(2)....(3)....(4)....(5)....(6)....(7)....(8)....(9)....(10)
Keine   unerträgliche Schmerzen
Schmerzen   Schmerzen
Verbale Ratingskala:
Bitte sagen Sie, welches der folgenden Beschreibung die Stärke Ihrer gegenwärtigen Schmerzen am genauesten wiedergibt:

    kein Schmerz – gering – mittel – stark – unerträglich

Außerdem ist in diesem Bereich regelmäßige Leistungserfassung sinnvoll, nicht zuletzt um den gesetzlichen Anforderungen zu genügen, und in der Hoffnung, daß hierdurch irgendwann einmal auch diese Tätigkeit des Anästhesisten bei der Stellenzuweisung berücksichtigt wird.

Qualitätsmerkmale sind

1. hohe Effektivität: sowohl aus Sicht der behandelnden Ärzte (Fremdrating) und – möglichst mehrdimensional – über eine Selbsteinschätzung der behandelten Pa-

tienten, die in der eigenen Klinik am Abschluß durch den betreuenden Schmerzdienst befragt werden (s. Fragebogenbeispiel am Ende dieses Abschnitts) Hierbei
sind auch Aspekte der Prozeßqualität überprüfbar, z.B. die Zeitspanne, die es dau-
ert, bis eine insuffiziente Therapie abgestellt wird.
2. Wenige Nebenwirkungen: Neben der Effektivität ist das wichtigste Ziel der Qualitätssicherung eine möglichst lückenlose Erfassung von sicher oder auch nur
   eventuell durch die Schmerztherapie ausgelösten Nebenwirkungen, unerwünschten Ereignissen und Komplikationen. Hierfür wurde in Analogie zur Anästhesiologie inzwischen eine Liste entwickelt. Zusätzlich sollte bei Anwendung von
   Opioiden (z.B. mittels PCA) regelmäßig ein Vigilanzscore erfaßt werden.

Aber: *Leistungserfassung beinhaltet noch keine Qualitätssicherung!*
  Qualitätssicherung bedeutet, daß

– die an einer Klinik definierten Qualitätsstandards regelmäßig erfaßt werden,
– regelmäßig geprüft wird, inwieweit Abweichungen zwischen Realität und
  Wunsch bestehen und
– bei relevanten Defiziten oder einer Zunahme von Nebenwirkungen rasch reagiert
  werden kann.

Abschlußfragebogen des Kieler Akutschmerzdienstes als Beispiel einer „Outcome-
kontrolle" als Bestandteil der Qualitätssicherung

Erhielten Sie zu irgendeinem Zeitpunkt Ihres stationären Aufenthaltes eine Schmerzbehandlung?
                                                                        Ja   nein
Bitte kreuzen Sie auf der unten stehenden Skala an, wie stark Ihre **gegenwärtigen Schmerzen** sind

        (0)....(1)....(2)....(3)....(4)....(5)....(6)....(7)....(8)....(9)....(10)
        keine   unerträgliche
        Schmerzen   Schmerzen

Bitte kreuzen Sie auf der gleichen Skala die schlimmsten Schmerzen während der letzten 24 Std. an.

        (0)....(1)....(2)....(3)....(4)....(5)....(6)....(7)....(8)....(9)....(10)
        keine   unerträgliche
        Schmerzen   Schmerzen

Bitte beurteilen Sie die durchschnittliche Wirksamkeit der Schmerzbehandlung, die Sie während Ihres
Krankenhausaufenthaltes erhielten (Geben Sie bitte eine Zensur von 1 „sehr gut" bis 6 „unzureichend").
Zensur: ....

Bitte sagen Sie uns, wie zufrieden Sie mit der Schmerzbehandlung waren
        Sehr zufrieden / zufrieden / mittelgradig / etwas enttäuscht / sehr enttäuscht

Gabe es eine Situation, wo Sie trotz Schmerzen keine Therapie erhielten?
        Ja   Nein

Gab es eine Situation, wo Sie trotz Schmerztherapie weiter starke Schmerzen hatten?
        Ja   Nein

Wenn Sie mit ja geantwortet haben, wie lange dauerte es, bis die Schmerztherapie verbessert wurde?
        Sehr rasch / In den nächsten Stunden / mehr als ein Tag / gar nicht

Waren Sie zufrieden mit der Aufklärung über die Schmerzbehandlung?
        Ja   Nein

B. Spezielle Methoden

Soweit nicht schon im vorhergehenden erläutert, sollten die wichtigsten speziellen anästhesiologischen Verfahren nur unter dem Gesichtspunkt eines praktikablen Einsatzes kurz angesprochen werden. Die Frage, ob bei bestimmten Eingriffen ein Verfahren (z. B. PCA oder Epiduralanalgesie) vorzuziehen sei, ist bis heute Gegenstand der Diskussion. In der Kieler Klinik wird die epidurale Schmerztherapie zur Zeit bei großen urologischen, gynäkologischen und Oberbaucheingriffen (bis auf Leber), Amputationen, Knieprothesen und, falls keine Heparinisierung erfolgt, auch bei Gefäßeingriffen bevorzugt.

Epiduralanalgesie

Zusätzlich zu den bisherigen Anmerkungen (vgl. Teil A) sei noch erwähnt, daß der Epiduralkatheter wenn möglich, präoperativ angelegt werden sollte, weil eine spätere Anlage aufwendiger und für den Patienten beschwerlicher ist.

In den ersten 24 h erfolgen alle Injektionen nur durch die Anästhesisten (wegen möglicher Katheterfehllagen, Nebenwirkungen und zur Erfolgskontrolle); anschließend kann die Injektion bei der Visite an andere Ärzte und qualifiziertes Pflegepersonal täglich (schriftlich!) delegiert werden. Ist bei der Anlage des EDK im 1. Versuch die Dura perforiert worden, dürfen Injektionen über den Katheter in den ersten 3 Tagen nur von Anästhesisten durchgeführt werden (Gefahr des Übertritts von Lokalanästhetikum in den Subarachnoidalraum). Bei diesen Patienten ist ein besonderes Augenmerk auf die Überwachung zu richten.

Im Regelfall sind Perfusoren zur kontinuierlichen Applikation Einzelinjektionen vorzuziehen, da Blutdruckabfälle seltener auftreten. Allerdings bedarf ihr Einsatz einer sorgfältigen täglichen Überprüfung, damit nicht lokale Komplikationen (Hautinfektion, Diskonektion) übersehen werden. Vor jeder Bolusgabe, bei Perfusoren einmal täglich, muß ein Aspirationsversuch erfolgen, um eine subarachnoidale oder intravasale Fehllage zu identifizieren. Nach jeder Bolusgabe muß alle 10 min der Blutdruck über 30 min dokumentiert werden.

Auf den Allgemeinstationen wird im eigenen Haus grundsätzlich nur Bupivacain bei der postoperativen EDA eingesetzt. Die Dosierung richtet sich nach dem Effekt, wobei motorische oder sensible Ausfälle zu vermeiden sind.

Dosierung von Bupivacain zur EDA

– Konzentration	0,25 % (0,175–0,5 %)
– Initialer Bolus	5–10 ml 0,25 % (ggf. 0,5 %), bis eine befriedigende Analgesie eintritt
– Perfusor	2–4 ml/h (bis ca. 10 ml/h)
– Zusatzboli	wie oben
– Tageshöchstdosis	30 mg/h[a] (entspricht bei 70 kg: ca. 600 mg/d)

Die epidurale Gabe von Opioiden bedarf einer besonderen Überwachung und bleibt Ausnahmefällen vorbehalten. Bei unzureichendem Effekt vor einer Dosis-, bzw. Konzentrationserhöhung empfiehlt sich ein Vorgehen nach den oben vorgestellten Regeln. In diesen Fällen, wenn die klinische Untersuchung keine eindeutige Entscheidung erlaubt, sollte frühzeitig eine Epidurographie veranlaßt werden. Dieses ist zwar eine zusätzliche Belastung für Personal und Patienten, verhindert aber unnötige Verzögerungen einer effizienten Schmerztherapie. Bei der täglichen Visite ist als

---

[a] Bei Patienten mit normaler Nieren- und Leberfunktion.

Besonderheit zu beachten, inwieweit Komplikationen oder Nebenwirkungen wie Paresen, sensible Ausfälle, Dysästhesien, evtl. radikuläre Irritation, Harnverhalt bestehen. Bei jedem sensiblen Ausfall oder erheblicher Parese muß ein befristeter Auslaßversuch erfolgen, damit ein neurologischer Schaden (Hämatom, Abszeß, Ischämie) sofort verifiziert werden kann. Anschließend ist die Dosierung zu reduzieren.

PCA

Jeder Patient, der eine PCA erhält, wird bis zum Ende dieser Therapie vom Schmerzdienst betreut. Hierfür wird eine tägliche Visite durchgeführt, bei der anhand standardisierter Vorgaben die Effektivität und Verträglichkeit kontrolliert und dokumentiert wird. Ähnlich wie bei der Epiduralanalgesie sollte der weitere Bedarf auch bei der PCA regelmäßig durch Dosisreduktion oder einen Auslaßversuche geprüft werden. Vor einer Dosiserhöhung wegen persistierender Restschmerzen sind stets chirurgische oder anders bedingte Verlaufskomplikationen auszuschließen. Eine kontinuierliche respiratorische Überwachung erfolgt auf den Stationen bislang nicht. In Fortbildungsmaßnahmen wurden die Mitarbeiter der Stationen in die PCA eingewiesen und auf die regelmäßig notwendige Kontrolle der Vigilanz hingewiesen, da dieses auch im Schrifttum als wichtigstes Monitoring angesehen wird. „Good nursing observation is superior to any respiratory monitor now available".

Auch die PCA sollte möglichst im Aufwachraum beginnen. Im Idealfall wird der Patient schon bei der Prämedikation über die Möglichkeit und die Handhabung informiert. Im Aufwachraum kann unter Berücksichtigung der Schwere des Eingriffs und den später zu erwartenden Schmerzen geprüft werden, ob der Patient tatsächlich einer PCA bedarf. Auch andere Patienten mit unerwartet starken Beschwerden werden frühzeitig erkannt. Der initialen Analgetikabedarf korreliert eng mit dem Bedarf des weiteren Tages, so daß die voraussichtliche Tagesdosis hieraus geschätzt werden kann. Schwerkraftinfusionen ohne PCA-Einsatz sollten aus Sicherheitsgründen auf Normalstationen nicht mehr als 400 mg Tramadol (bzw. 5 mg/kg KG/24 h) enthalten. Wenn der initiale Analgetikabedarf so hoch ist, daß diese Tagesdosis wahrscheinlich überschritten wird, sind andere Verfahren wie die PCA oder eine Regionalanalgesie vorteilhafter. Eine Abschätzung des Tagesbedarfs aus der Loadingdose ist nach folgender Formel möglich:

Ermittlung der Tagesdosis

$$\text{Tagesdosis (mg)}: \quad \frac{(75\,\% \text{ ID}) \times 24}{\text{HWZ}}$$

ID: Initialdosis (mg)
HWZ: Halbwertszeit (h)

Beispiel für Tramadol) bei einer wirksamen Titrationsdosis von z.B. 60 mg

$$\text{Tagesdosis (mg)} \quad \frac{60 \text{ mg} \times 75/100 \times 24 \text{ h}}{\text{(ca) 2 h}} = 540 \text{ mg/24h}$$

Nachfolgend einige Hinweise – analog zu dem Vorgehen bei der Epiduralanalgesie:

Standardisiertes Vorgehen zu Beginn einer postoperativen PCA

1. *Möglichst präoperative Aufklärung des Patienten.*
2. *Beginn der PCA im Aufwachraum.*
   1. Voraussetzung: ausgeglichene Hämodynamik (**Cave:** Hypovolämie, Hypertension), ausreichende Atmung und Vigilanz; *2. Voraussetzung:* behandlungsbedürftige Schmerzen.

Tabelle 2. Standardeinstellung der PCA zum Einsatz auf Allgemeinstationen:

Tramadol (Tramal®)		Piritramid (Dipidolor®)	
Manuelle Titrationsdosis		**Manuelle Titrationsdosis**	
0,25–0,5 mg/kg als Einzeldosen in 3–5 minütigem Abstand, bis ausreichende Schmerzreduktion einsetzt; bei erneuten Schmerzen Beginn der PCA		Gleiches Vorgehen durch fraktionierte i.v. einzeldosen von 0,03–0,06 mg/kg KG	
Standardeinstellung		**Standardeinstellung**	
bei einer Lösung von 250 mg/50 ml (entspricht 5 Amp. je 50 mg)		bei einer Lösung von 6 mg/50 ml (entspricht 4 Amp. je 15 mg)	
Konzentration 5 mg/ml		Konzentration 1,2 mg/ml	
Bolus	0,3 mg/kg KG	Bolus	1,5–2 mg
Bolusrate	490 mg/h	Bolusrate	45 mg/h
Basalrate	**inaktiviert**	Basalrate	**inaktiviert**
Lock-out-time 5 min		Lock-out-time 5 min	
Limit 1	200 mg in 4 h	Limit 1	30 mg in 4 h
Limit 2	500 mg in 12 h	Limit 2	45 mg in 12 h

3. *Überprüfung der adäquaten Wirksamkeit* durch fraktionierte Titration der wirksamen Dosis des vorgesehenen Medikaments durch den Arzt. Analgesie auch bei tiefer Inspiration und beim Hustenstoß prüfen! Werden alle relevanten Schmerzen verringert?
Bei hohem Initialbedarf: Ursachen abklären, evtl. Zusatz von Nichtopioiden oder Wechsel zu einem anderen Opioid;
Programmierung der Pumpe mit individuell ermittelten Boli und angepaßten Limits.
4. *Überprüfung der Verträglichkeit* anhand eines Vigilanzscores und der Atmung (z. B. durch Pulsoxymetrie). Vor Verlegung Ausschluß einer Hypoxämie nach Beendigung der O_2-Insufflation.
5. *Verlegung des Patienten mit PCA nur bei ausreichender Analgesie und fehlenden Nebenwirkungen.*
6. *Information und Abstimmung* der geplanten Therapie mit den Stationsärzten und dem Krankenpflegepersonal. Überwachung und schriftliche Anordnungen zum Vorgehen bei erneuten Schmerzen. Dokumentation über evtl. Besonderheiten für den Bereitschaftsdienst. Erneute Visite beim Patienten nach einigen Stunden.

Tabelle 2 zeigt die im eigenen Haus üblichen Standardprogrammierung. Zu niedrige Boli sind inadäquat und führen zu berechtigten Klagen des Patienten. Zu hohe Boli sind auf Allgemeinstationen ohne besondere Überwachungsmaßnahmen nicht zu vertreten. Deshalb sind bei Piritramid bei opioid-unerfahrenene Patienten Bolusdosen über 2 mg nicht zu empfehlen. Hingegen kann die Lock-out-Zeit sehr kurz gewählt werden; sie sollte nicht mehr als 5–10 min betragen. Hingewiesen sei auf die Dosislimitierungen für 4 und 12 h, die für den Einsatz der PCA auf Allgemeinstatiom wichtig sind, weil hierüber Patienten mit ungewöhnlichem Bedarf oder inadäquater Benutzung der PCA rasch auffallen. Es besteht eine feste Anordnung, daß der Schmerzdienst sofort zu benachrichtigen ist, wenn ein Gerät ein Limitalarm auslöst. Dadurch kann eine inadäquate Strategie rechtzeitig, d.h. bevor es zu einer Komplikation kommt, korrigiert werden.

Die Wahl des Medikaments ist demgegenüber zweitrangig. Man wird sich sinnvollerweise auf wenige Präparate beschränken, mit denen auch auf den Stationen ausreichende Erfahrungen bestehen. Probleme können durch jedes Medikament ent-

Tabelle 3. Praktikable Methoden der intra- und postoperativen Regionalanalgesie (Auswahl)

Art des Eingriffs	Verfahren der Schmerztherapie
(laterale) Thorakotomie Thorakoskospie ACVB mit Mammabypass Andere Herzeingriffe Rippenserienfarkturen Pleurodese	Interpleurale Katheteranalgesie[a] (4- bis 5mal 10 ml Bupivacain 0,5 %)
Isolierte Rippenfrakturen Thoraxschmerzen bei/nach Bülau-Drainage Medikamentös schwer einstellbare Schmerzen nach Galleneingriffen	Interkostalblockaden
Schenkelhalsfrakturen Eingriffe am Hüftgelenk Knieeingriffe (Schmerzen ventral)	3-in-1-Block mit Katheter (4- bis 5mal 20 ml Bupivacain 0,25–0,5 %)
Fußeingriff	Fußblock (präop.) mit 20 ml Bupivacain 0,25 %
Schultereingriffe Schultermobilisation	Interskalenuskatheter
langdauernde Hand- und Unterarmeingriffe, Replantationen	Axillarisblockaden oder -katheter
Zirkumzision Leistenhernien Orchidopexie	Penisblock Ilioinguinalblock (präop.)

[a] Intraoperativ möglichst Fixation am oberen Pleurapol. Cave: Abklemmen der Drainagen nach Injektion!

stehen. Die therapeutische Breite von Tramadol ist zwar größer als die von Piritramid und wird deshalb, von uns bei Schwerkraftinfusionen bevorzugt. Atemdepressionen sind auch unter Tramadol keineswegs ausgeschlossen. Bei der PCA hat nach den eigenen Erfahrungen Piritramid wegen seiner besseren Wirksamkeit und geringen Inzidenz von schwerer Übelkeit Vorteile, weshalb die Injektion von Tramadol langsam erfolgen muß und an die Vorgabe eines Antiemetikums gedacht werden sollte. Der Zusatz von Metamizol oder ASS in einer zweiten Dauerinfusion ist bei Beachtung der Kontraindikationen besonders nach Knochen- und Gelenkeingriffen vorteilhaft.

Sonstige Verfahren

Neben den intraoperativen einzeitigen Blockaden sind wiederholte Nervenblockaden oder auch Kathetertechniken sinnvoll (Tabelle 3). Zu Technik und Dosierungen sei auf einschlägige Lehrbücher verwiesen.

Generell sind alle diese Verfahren hinsichtlich des Risikos sehr günstig, da in der Regel diskontinuierliche Injektionen (z.B. vor der Krankengymnastik) ausreichend sind. Die hierfür notwendigen Dosierungen führen sehr selten zu relevanten Nebenwirkungen; hinzu kommt, daß auch bedenkliche Kreislaufreaktionen dank der fehlenden Sympathikolyse nur selten sind.

Literatur

1. Gould TH, Crosby DL, Harmer M, Lloyd SM, Lunn JN, Rees GAD, Roberts DE, Webster JA (1992) Policy for controlling pain after surgery: effects of sequential changes in management. Br Med J 305:1187–1193
2. Lehmann KA (1991) Patient-Controlled Intravenous Analgesia for Postoperative Pain Relief. In: Max M, Portenoy R, Laska E (eds) Advances in pain research, vol 18. Raven, New York, pp 481–506
3. Lehmann KA (Hrsg) (1994) Der postoperative Schmerz, 2. Aufl. Springer, Berlin Heidelberg New York Tokyo
4. Maier C, Wawersik J, Wulf H (1986) Das Risiko der postoperativen Schmerztherapie mittels Periduralkatheter unter den organisatorischen Bedingungen normaler Krankenpflegestationen. Anästhes Intensivther Notfallmed 21: 72–77
5. Maier C, Kibbel K, Mercker S, Wulf H (1994) Postoperative Schmerztherapie auf Allgemeinen Krankenpflegestationen – Analyse der achtjährigen Tätigkeit eines Anästhesiologischen Akut-Schmerzdienstes. Anästhesist 43: 385–397
6. Notcutt WG, Morgan RJM (1990) Introducing patient-controlled analgesia for postoperativ pain controll into a district general hospital. Anesthesia 45: 401–406
7. Ready LB, Oden R, Chadwick S, Benedetti C, Rooke EA, Caplan R, Wild LM (1988) Development of an anesthesiologic-based postoperative pain management service. Anesthesiology 68: 100–106
8. The Royal College of Surgeons of England and The College of Anaesthetists (1990) Report of the Working Party on Pain After Surgery
9. Uellner C, Klaschik E, Hekmann A, Au G (1990) Postoperative, patientenkontrollierte Analgesie (PCA) auf Allgemeinstationen. Eur J Pain 11: 122
10. Schug, HSA, Torrie JJ (1993) Safety assesment of postoperative pain management by an acute pain service. Pain 55: 387–392
11. Vereinbarung zur Organisation der postoperativen Schmerztherapie des Berufverbandes Deutscher Anästhesisten und des Berufsverbandes der Deutschen Chirurgen (1993) Anästhesiol Intensivmed 34: 28–30
12. Weißauer W (1993) Anmerkung zur Vereinbarung über die Organisation der postoperativen Schmerztherapie. Anästh Intensivmed 34: 30–33
13. Weißauer W (1991) Die Zusammmenarbeit in der operativen Medizin aus der Sicht des Juristen. Anästhesiol Intensivmed 32: 228–230
14. Wulf H, Kibbel K, Mercker S, Maier C, Gleim M, Crayen E (1993) Radiologische Lagekontrolle von Epiduralkathetern (Epidurographie). Ein Instrument der Qualitätssicherung in der Regionalanalgesie. Anästhesist 42: 536–544
15. Zimmermann DL, Stewart J (1993) Postoperative pain management and acute pain service in Canada. Can J Anaesth 40: 568–75

Prinzipien der rationalen Katecholamintherapie

OTTO-ERICH BRODDE

Die Katecholamine vermitteln ihre zahlreichen Wirkungen durch Stimulation spezifischer Rezeptoren, den ,,Adrenozeptoren". Die ersten Hinweise auf die Beteiligung verschiedener Rezeptoren an der Wirkung der Katecholamine finden sich bereits in den klassischen Arbeiten von Dale aus den Jahren 1906–1913, der zeigen konnte, daß an der spinalisierten Katze die pressorische Wirkung des Adrenalins nach Vorbehandlung mit Ergotoxin in eine depressorische umgewandelt werden konnte (,,Adrenalinumkehr"), und daraus folgerte, daß sich die Wirkung des Adrenalins funktionell aus einer ,,exzitatorischen" und einer ,,inhibitorischen" Komponente zusammensetzt [9]. Den Schluß allerdings, daß Adrenalin diese unterschiedlichen Wirkungen durch Stimulation verschiedener Rezeptoren vermittelt, zog erst 40 Jahre später Ahlquist, der 1948 das Postulat von der Existenz verschiedener Adrenozeptoren in der Pharmakologie einführte [1]. Den experimentellen Nachweis führte Ahlquist mit den klassischen pharmakologischen Methoden, die noch heute eine der Möglichkeiten für die Differenzierung verschiedener Rezeptoren darstellen: Man mißt an einem definierten Organsystem – in vitro oder in vivo – den Effekt verschiedener Agonisten und stellt dann dafür eine Wirksamkeitsreihenfolge auf. Wenn es sich um einen Rezeptor handelt, so muß die Wirksamkeitsreihenfolge für dieselben Agonisten in allen Organsystemen, in denen man über diesen Rezeptor vermittelte Wirkungen vermutet, identisch sein. Tatsächlich fand Ahlquist für die damals bekannten Agonisten Adrenalin, Noradrenalin und Isoprenalin für die *Erregung (Kontraktion)* der glatten Muskulatur der peripheren Blutgefäße, Nickhaut, Uterus und M. dilatator pupillae immer die Wirksamkeitsreihenfolge Adrenalin = Noradrenalin >> Isoprenalin. Für die *Erschlaffung (Dilatation)* der glatten Muskulatur der Blutgefäße und des Uterus sowie für die Erregung (Steigerung) der Frequenz und Kontraktilität des Herzens hingegen ergab sich eine andere Wirksamkeitsreihenfolge: Isoprenalin > Adrenalin = Noradrenalin. Aus diesen unterschiedlichen Wirksamkeitsreihenfolgen schloß Ahlquist, daß die Wirkungen der Sympathomimetika über *verschiedene Rezeptoren* vermittelt werden, die er ,,α" (für die Erregung der glatten Muskulatur) und ,,β" (für die Erschlaffung der glatten Muskulatur oder Erregung am Herzen) nannte. Dieses Konzept konnte durch die Synthese weitgehend selektiv wirkender α- und β-Sympatholytika weiter gestützt werden und wurde 1972 von Furchgott [13] in die heute allgemein gültige Form gefaßt:

- Ein α-Adrenozeptor ist ein Rezeptor, dessen Stimulation einen pharmakologischen Effekt nach der relativen Wirksamkeitsreihenfolge Adrenalin = Noradrenalin > Phenylephrin >> Isoprenalin vermittelt und der durch niedrige Konzentrationen von Phentolamin oder Phenoxybenzamin blockiert werden kann.
- Ein β-Adrenozeptor ist ein Rezeptor, dessen Stimulation einen pharmakologischen Effekt nach der relativen Wirksamkeitsreihenfolge Isoprenalin > Adrenalin = Noradrenalin > Phenylephrin vermittelt und der durch niedrige Konzentrationen von Pindolol oder Propranolol spezifisch blockiert werden kann.

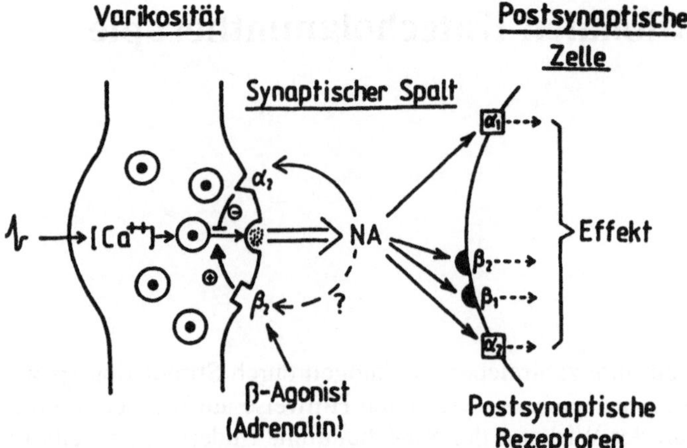

Abb. 1. Synaptische Rückkopplungsmechanismen zur Regelung der Freisetzung endogenen Noradrenalins (NA). Bei Erregung der sympathischen Aktivität wird Noradrenalin aus den Varikositäten freigesetzt. Noradrenalin erreicht durch Diffusion die postsynaptischen α- und β-Adrenozeptoren, deren Stimulation einen physiologischen Effekt auslöst. Wenn präsynaptische α-Adrenozeptoren an der Membran durch endogenes Noradrenalin (oder Adrenalin) oder durch exogene Agonisten stimuliert werden, wird die Freisetzung von Noradrenalin gehemmt ⊖ Im Gegensatz dazu führt Adrenalin (überwiegend aus dem Nebennierenmark freigesetzt) durch Stimulation präsynaptischer β-Adrenozeptoren zu einer Steigerung der pro Nervimpuls freigesetzten Menge an Noradrenalin ⊕ Ob Noradrenalin ebenfalls präsynaptische β-Adrenozeptoren stimulieren kann, ist fraglich

Unterteilung der α- und β-Adrenozeptoren

In den 60er und 70er Jahren wurde klar, daß sowohl α- als auch β-Adrenozeptoren keine einheitliche Population sind, sondern sich in Untergruppen unterteilen lassen – α-Rezeptoren in die Subtypen α_1 und α_2, β-Rezeptoren in die Subtypen β_1 und β_2 (Abb. 1). β-Rezeptoren wurden aufgrund von Beobachtungen von Lands et al. [15], daß in einigen Geweben Adrenalin und Noradrenalin gleich potent sind, während in anderen Geweben Adrenalin wesentlich potenter als Noradrenalin ist, in die Subtypen β_1- und β_2-Adrenozeptoren unterteilt. β_1-Rezeptoren vermitteln die kardialen Wirkungen der Katecholamine und Freisetzung von Renin aus der Niere, an ihnen sind Noradrenalin und Adrenalin äquipotent. β_2-Adrenozeptoren vermitteln Bronchodilatation, Relaxation der Uterus- und Gefäßmuskulatur und Glykogenolyse (Tabelle 1), an ihnen ist Adrenalin 10- bis 30mal potenter als Noradrenalin.

α-Adrenozeptoren wurden zunächst aufgrund ihrer anatomischen Lokalisierung in postsynaptische α_1- und präsynaptische α_2-Adrenozeptoren unterteilt [16, 18]. Postsynaptische α_1-Rezeptoren finden sich im Zielorgan (Effektorzellen), ihre Erregung durch den endogenen Neurotransmitter Noradrenalin oder durch einen synthetischen Agonisten – z.B. Phenylephrin – führt zu einem pharmakologischen oder physiologischen Effekt wie z.B. einer Konstriktion der glatten Gefäßmuskulatur. Präsynaptische α_2-Adrenozeptoren befinden sich im Membranbereich der Vesikel, in denen der endogene Neurotransmitter gespeichert wird. Die Erregung präsynaptischer α-Rezeptoren durch einen Agonisten hemmt die Ausschüttung des endogenen Noradrenalins aus dem Vesikel. Dies kann auch durch endogenes Noradrenalin hervorgerufen werden, so daß intrasynaptisches Noradrenalin seine eigene Freisetzung hemmt (Abb. 1). Spätere Untersuchungen zeigten dann, daß die anatomische Einteilung der α-Rezeptoren zu einfach zu sein schien, zumindestens in den postsynaptischen Bereichen wurden dann neben α_1- auch α_2-Adrenozeptoren nachgewiesen [22]. Sowohl Stimulation von α_1- als auch von α_2-Adrenozeptoren der Blutgefäße ruft eine Vaso-

Tabelle 1. α- und β-Adrenozeptor-Subtypen (*A* Adrenalin, *NA* Noradrenalin, *ISO* Isoprenalin)

	α_1	α_2	β_1	β_2
Agonisten-wirksamkeit	A ≥ NA >>> 150	A ≥ NA >>> ISO	ISO > A ≥ NA	ISO > A > NA
Selektive Antagonisten	Prazosin, Terazosin	Yohimbin, Rauwolscin	Metoprolol, Atenolol, Bisoprolol	ICI 118, 551
Physiologischer Effekt	Kontraktion der glatten Gefäß-muskulatur	Kontraktion der glatten Gefäß-muskulatur	Herz: Anstieg der Frequenz und Kontraktilität	(Herz: Anstieg der Frequenz und Kontraktilität) Dilatation der glatten Gefäß-muskulatur, Bronchialmusku-latur, Uterus
		Hemmung der Lipolyse, Hemmung der Reninfreisetzung, Hemmung der Insulinsekretion	Stimulation der Lipolyse; Stimulation der Reninfreisetzung	
			Stimulation der Amylasesekretion	Stimulation der Insulinsekretion, erhöhte Glykoge-nolyse und Gluko-neogenese
		Erhöhte Thrombo-zytenaggregation		Erniedrigte Thrombozytenaggreg ation, Hypokaliämie, Stimulation der NA-Freisetzung aus sympathischen Nervenendigungen
		Hemmung der NA-Freisetzung aus sympathischen Nervenendigungen		
Lokalisierung	Postsynaptisch	Postsynaptisch und präsynaptisch	Postsynaptisch	Postsynaptisch und präsynaptisch
Mechanismus	Aktivierung der Hydrolyse von Phosphatidyl-inositolen	Hemmung der Adenylatzyklase	Aktivierung der Adenylatzyklase	Aktivierung der Adenylatzyklase

konstriktion hervor, wenn auch die kontraktilen Prozesse nach Rezeptorstimulation im Zellbereich unterschiedlich sind.

In den 70er und 80er Jahren wurden 2 neue Techniken entwickelt, die einen erheblich tieferen Einblick in die molekulare Pharmakologie der Adrenozeptoren ermöglichten: Radioligandbindungsstudien und das Klonieren von Rezeptorgenen. Mit Hilfe von Radioligandbindungsstudien war es erstmals möglich, Rezeptoren in ihrer Anzahl und Verteilung direkt in Geweben zu bestimmen [17]. Zwei wichtige neue Erkenntnisse wurden dabei gewonnen:

1. Entgegen den ursprünglichen Annahmen liegen in sehr vielen Geweben nicht nur ein, sondern 2 oder mehrere Subtypen von α- und β-Adrenozeptoren zusammen vor.
2. Die Anzahl adrenerger Rezeptoren in einem gegebenen Gewebe ist keine starre Größe, sondern kann sich erheblich ändern.

Viele Hormone, Pharmaka, physiologische und pathologische Zustände können die Anzahl der Adrenozeptoren und damit Ansprechbarkeit auf adrenerge Stimuli beeinflussen [2]. So führt eine Langzeitstimulation von Adrenozeptoren mit exogen zugeführten oder endogen erhöhten Agonisten zu einer Abnahme der Rezeptordichte ("Downregulation") und damit zu einer Abnahme der Empfindlichkeit des Gewebes auf adrenerge Stimulation ("Desensibilisierung"). Umgekehrt kann eine Abnahme der Katecholaminkonzentration am Rezeptor (durch Denervierung oder durch langfristige Therapie mit einem Rezeptorantagonisten) die Anzahl der Rezeptoren und damit die Empfindlichkeit des Gewebes gegenüber adrenerger Stimulation erhöhen ("Upregulation" oder „Supersensitivität").

Die zweite Technik zur Untersuchung von Adrenozeptoren, die neu in die Pharmakologie eingeführt wurde, war die rekombinante DNS-Technologie und die dadurch ermöglichte Klonierung der für Adrenozeptoren kodierenden Gene. Dabei zeigte es sich, daß Adrenozeptoren zu einer großen Familie von Genen gehören, zu der auch Rezeptoren für Dopamin, Serotonin, Histamin, Acetylcholin und zahlreiche Peptidhormone gehören und die dadurch gekennzeichnet sind, daß es sich bei diesen Rezeptoren um ein transmembranäres Protein handelt, das die Zellmembran 7mal zu durchqueren scheint (Abb. 2). Diese 7 transmembranären Regionen bilden eine Tasche in der Zellmembran, in der Adrenalin, Noradrenalin und die synthetische adrenerge Pharmaka gebunden werden können. Radioligandbindungsstudien, vor allem aber die Klonierung von Adrenozeptorgenen haben gezeigt, daß neben den bekannten α_1-, α_2-, β_1- und β_2-Adrenozeptorsubtypen noch eine erheblich weitere Anzahl von adrenergen Rezeptorsubtypen existieren. Heutzutage nehmen wir an, daß jede der 3 Klassen α_1-, α_2- und β-Adrenozeptoren mindestens 3 evtl. auch weitere Mitglieder hat [8, 20]. Während über die Funktion von α_1- und α_2-Rezeptorsubtypen (Abb. 3) noch nicht viel bekannt ist, scheint der neu entdeckte β_3-Adrenozeptor bei der Regulation der Lipolyse und der Motilität des Magen-Darm-Trakts eine Rolle zu spielen [21].

α_1-, α_2- und β-Adrenozeptoren lassen sich auch auf molekularer Ebene aufgrund ihrer verschiedenen Signaltransduktionswege unterscheiden. Alle Adrenozeptorsubtypen koppeln an ein sogenanntes GTP-bindendes Protein (G-Protein; Abb. 4). Aktivierung von β-Adrenozeptoren führt über ein stimulatorisches (G_s)-Protein zur Aktivierung der Adenylatzyklase und damit zur Bildung von zyklischem AMP; Stimulation von α_2-Adrenozeptoren führt über ein inhibitorisches (G_i)-Protein zur Hemmung der Adenylatzyklase und damit zur Senkung des intrazellulären cAMP-Spiegels oder aber zu einer Aktivierung (postsynaptisch) oder Hemmung (präsynaptisch) von Kalziumionenkanälen, und Stimulation von α_1-Adrenozeptoren führt über ein G_q-Protein zur Bildung von Inositolphosphaten mit der anschließenden Erhöhung von intrazellulärem Kalzium.

Kardiale Adrenozeptoren

Aufgrund der Befunde von Lands et al. [15] wurden β-Adrenozeptoren ursprünglich organspezifisch in die Subtypen β_1 (überwiegend am Herzen lokalisiert) und β_2

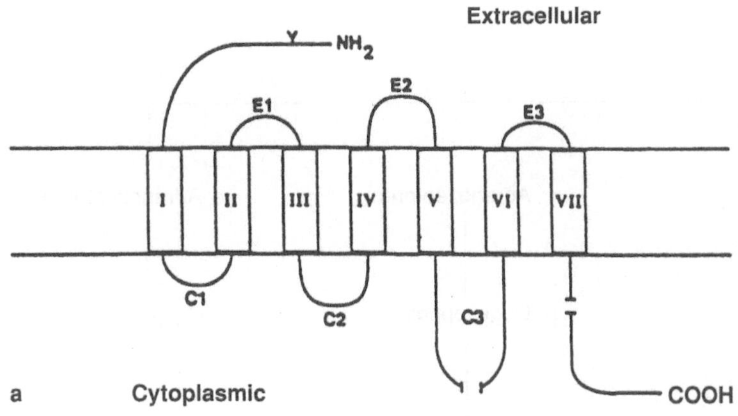

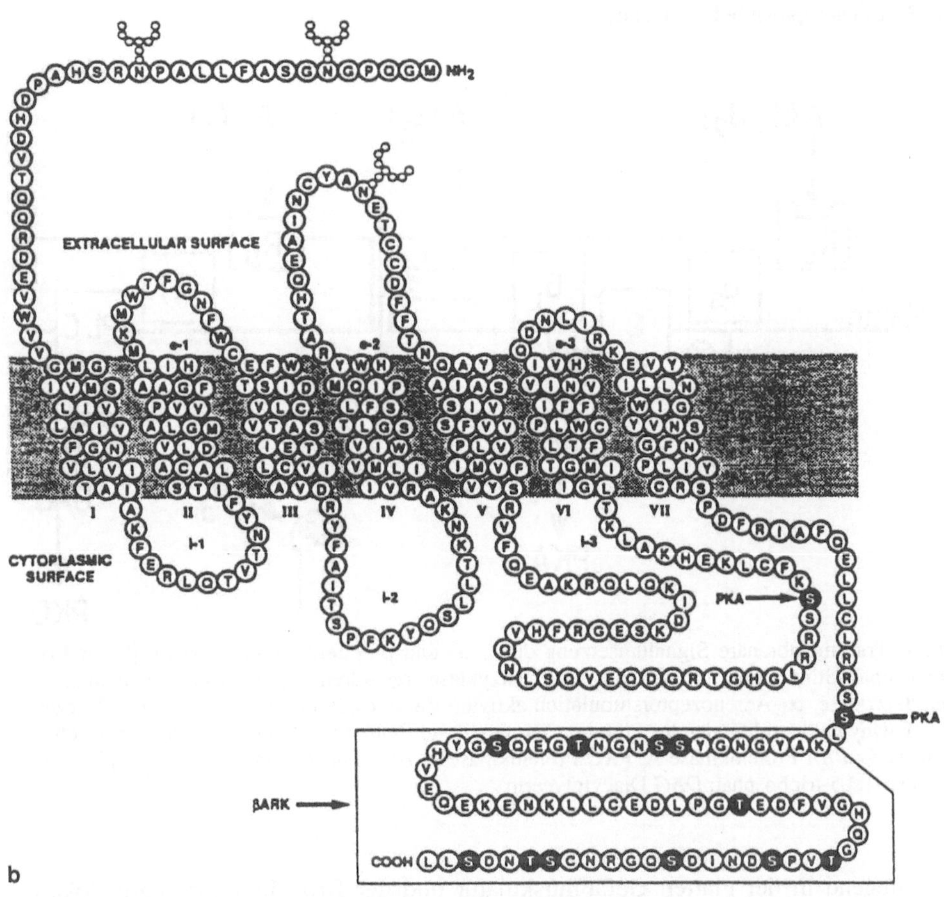

Abb. 2. a Generalisiertes Modell G-Protein-gekoppelter Rezeptoren; **b** Primärstruktur des menschlichen β2-Adrenozeptors

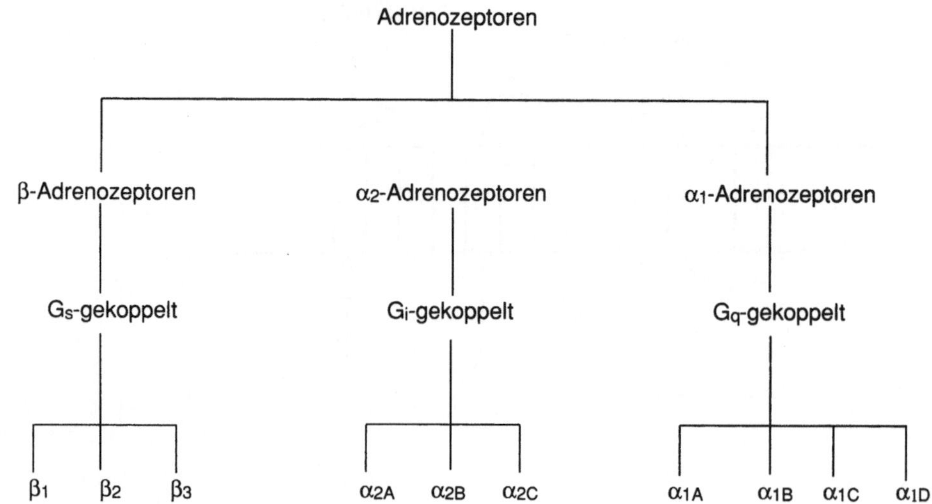

Abb. 3. Adrenozeptorsubklassifikation

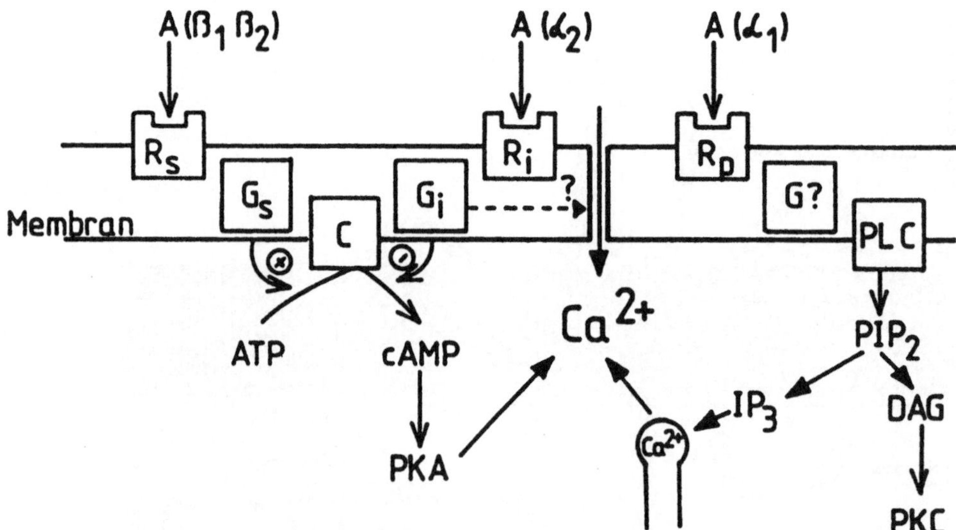

Abb. 4. Transmembranäre Signalumsetzung durch α- und β-Adrenozeptorsubtypen. β1- und β2-Adrenozeptor-Stimulation aktiviert die Adenylatzyklase; α2-Adrenozeptorstimulation hemmt die Adenylatzyklase. α1-Adrenozeptorstimulation aktiviert die Phospholipase C (*A* Agonist, *R* Rezeptor, *G* Guanylnukleotid bindendes Protein; *C* Katalytische Einheit der Adenylatzyklase; *PLC* Phospholipase C; *PKA* Proteinkinase A; *PKC* Proteinkinase C; *PIP2* Phosphatidylinosit-4,5-diphosphat; *IP3* Inosit-1,4,5-triphosphat; *DAG* Diacylglycerin)

(überwiegend in der glatten Gefäßmuskulatur und der Bronchialmuskulatur lokalisiert) unterteilt. Es wurde jedoch schnell offensichtlich, daß diese organspezifische Unterteilung von β-Adrenozeptoren zu einfach ist, und es ist nunmehr allgemein anerkannt, daß in einer Vielzahl von Geweben (das Herz eingeschlossen) verschiedener Spezies β-Adrenozeptoren keine homogene Population sind, sondern daß beide, β1- und β2-Adrenozeptoren zusammen vorkommen [3, 19]. Dies gilt auch für das menschliche Herz; mehrere Gruppen haben hierfür überzeugend gezeigt, daß β1- und β2-Adrenozeptoren koexistieren [5]. Beide β-Adrenozeptorsubtypen sind an die Adenylatzyklase gekoppelt und vermitteln die positiv-inotropen Effekte von β-Adre-

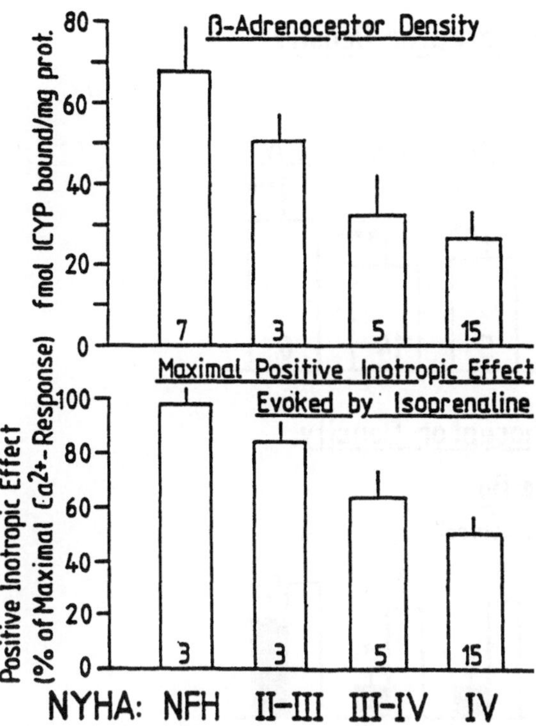

Abb. 5. β-Adrenozeptordichte (*obere Hälfte*) und maximal positiv-inotroper Effekt von Isoprenalin (*untere Hälfte*) in Abhängigkeit vom Schweregrad (nach NYHA-Klassifizierung der chronischen Herzinsuffizienz). Ordinate (*obere Hälfte*): β-Adrenozeptordichte in Membranen des linken Ventrikels in fmol ^{125}J-Jodocyanopindolol/mg Protein; *untere Hälfte:* positiv-inotroper Effekt von Isoprenalin an elektrisch gereizten, linksventrikulären Präparationen in Prozent des durch 12,6 mmol/l Ca^{2+} hervorgerufenen maximalen positiv-inotropen Effekts. (Mittelwerte ± mittlerer Fehler des Mittelwertes; Anzahl der Versuche *am Fuße der Säulen*; *NFH* gesundes Herz (von potentiellen Transplantdonoren, deren Herzen aus technischen Gründen nicht transplantiert werden konnten)

nozeptoragonisten. Unter den klassischen Katecholaminen rufen Isoprenalin und Adrenalin ihre positiv-inotropen Wirkungen am menschlichen Herzen durch Stimulation von β$_1$- und β$_2$-Adrenozeptoren hervor, während Noradrenalin (der Haupttransmitter des sympathischen Nervensystems) seine positiv-inotropen Effekte nahezu ausschließlich über Stimulation kardialer β$_1$-Adrenozeptoren vermittelt.

Zahlreiche Untersuchungen der letzten Jahre haben gezeigt, daß bei Patienten mit chronischer Herzinsuffizienz die kardiale β-Adrenozeptordichte und -funktion abnimmt und das Ausmaß dieser Abnahme direkt mit dem Schweregrad der Herzinsuffizienz (dem klinisch-funktionellen Stadium [NYHA] korreliert [6, 12], Abb. 5). Diese Abnahme könnte sehr gut auf eine endogene „Downregulation" durch die erhöhten Katecholamine zurückzuführen sein, da bekannt ist, daß bei Patienten mit chronischer Herzinsuffizienz die Plasmanoradrenalinspiegel erhöht sind [5, 6, 12].

β$_1$- und β$_2$-Adrenozeptoren zeigen jedoch bei Patienten mit chronischer Herzinsuffizienz unterschiedliche Veränderungen, die offensichtlich von der Ätiologie der Erkrankung abhängig sind (Abb. 6). So haben mehrere Gruppen übereinstimmend gezeigt, daß bei Patienten mit Endzuständen der idiopathischen dilatativen Kardiomyopathie die Abnahme der kardialen β-Adrenozeptoren auf einer selektiven Abnahme der β$_1$-Adrenozeptoren beruht, während die β$_2$-Adrenozeptordichte nur unwesentlich verändert ist [6]. Allerdings scheint auch bei diesen Patienten die funktio-

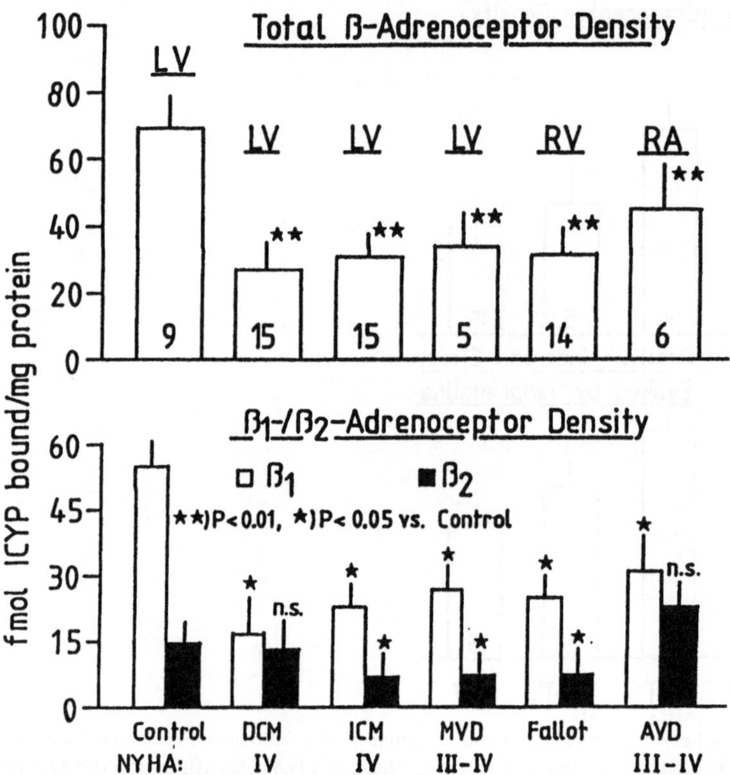

Abb. 6. Kardiale Veränderungen der gesamten β- sowie der β1- und β2-Adrenozeptoren bei verschiedenen Formen der chronischen Herzinsuffizienz. (Mittelwerte ± mittlerer Fehler des Mittelwertes; Anzahl der *Versuche am Fuße der Säulen*; *RA* rechter Vorhof; *RV, LV* rechter bzw. linker Ventrikel, *DCM* idiopathische dilatative Kardiomyopathie; *ICM* ischämische Kardiomyopathie; *AVD, MVD* Aorten- bzw. Mitralklappenvitien; Fallot-Tetralogie; **p <0,01, *p < 0,05 vs. Kontrolle)

nelle Ansprechbarkeit der kardialen β2-Adrenozeptoren trotz unveränderter Anzahl vermindert zu sein. Auf der anderen Seite beruht die Abnahme der kardialen β-Adrenozeptoren bei Patienten mit Endzuständen der ischämischen Kardiomyopathie sowie bei Patienten mit Mitralklappenvitien und Kindern mit Fallot-Tetralogie offensichtlich auf einer gleichzeitigen Abnahme von β1- und β2-Adrenozeptoren.

Bei der chronischen Herzinsuffizienz kommt es aber nicht nur zu einer Abnahme der Anzahl kardialer β-Adrenozeptoren, sondern gleichzeitig auch zu einer Abnahme ihrer funktionellen Ansprechbarkeit (d.h. positiv-inotrope Effekte sind merklich verringert; Übersicht s. [5, 6, 12], vermutlich deswegen, weil das menschliche Herz nur wenig „Spare-Rezeptoren" für β-Adrenozeptoragonisten hat und nahezu alle β-Adrenozeptoren benötigt werden, um maximal positiv-inotrope Effekte auszulösen. Darüber hinaus kommt es im Laufe der chronischen Herzinsuffizienz zu einer Zunahme des inhibitorischen Guaninnukleotid bindenden Proteins (G_i) [11]. Dieses hemmt die Bildung von intrazellulärem cAMP, was die Ursache dafür sein könnte, daß offensichtlich alle durch Erhöhung von intrazellulärem cAMP vermittelten positiv inotropen Effekte im insuffizienten menschlichen Herzen abgeschwächt sind. Ein solcher Mechanismus könnte auch erklären, warum bei Patienten mit idiopathischer dilatativer Kardiomyopathie trotz unveränderter kardialer β2-Adrenozeptordichte der über kardiale β2-Adrenozeptorstimulation hervorgerufene positiv-inotrope Effekt abgeschwächt ist (s. oben).

Die Tatsache, daß bei allen Patienten mit chronischer Herzinsuffizienz – unabhängig von der Ätiologie der Erkrankung – nicht nur die kardiale β1-, sondern offen-

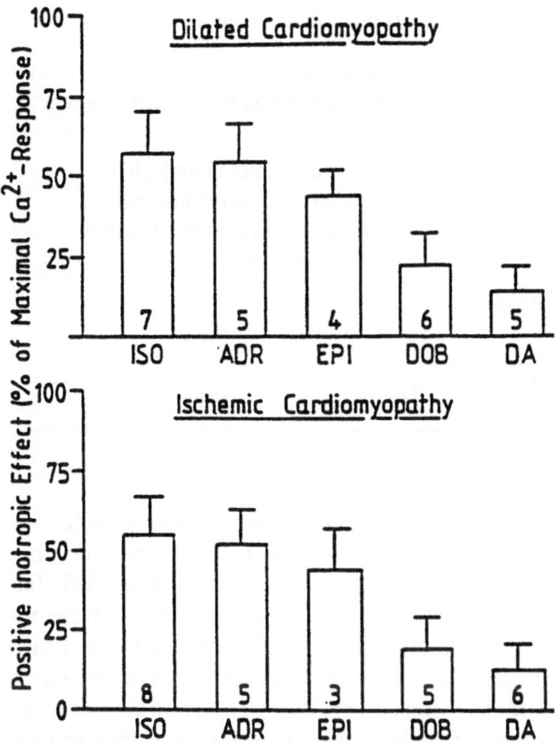

Abb. 7. Maximal positiv-inotroper Effekt von β-Adrenozeptoragonisten an elektrisch gereizten, linksventrikulären Präparationen von Patienten mit Endzuständen der dilatativen (*obere Hälfte*) und ischämischen Kardiomyopathie (*untere Hälfte*), die sich einer Herztransplantation unterziehen mußten. Ordinate: positiv-inotroper Effekt in Prozent des durch 12,6 mmol/l Ca^{2+} hervorgerufenen maximalen positiv-inotropen Effekts. (Zu beachten ist, daß mehrere Autoren gezeigt haben, daß der durch Ca^{2+} hervorgerufene positiv-inotrope Effekt bei chronischer Herzinsuffizienz nicht verändert ist, Übersicht s. [5, 6, 12]; Mittelwerte ± mittlerer Fehler des Mittelwertes; Anzahl der Versuche *am Fuße der Säulen*; *ISO* Isoprenalin, *ADR* Adrenalin, *EPI* Epinin, *DOB* Dobutamin, *DA* Dopamin)

sichtlich auch die kardiale $β_2$-Adrenozeptorfunktion verringert ist (Tabelle 2), hat die therapeutische Konsequenz, daß eine akute inotrope Unterstützung des kranken menschlichen Herzens wirkungsvoller durch β-Adrenozeptoragonisten, die $β_1$- *und* $β_2$-Adrenozeptoren stimulieren, hervorgerufen werden sollte als durch selektive $β_1$- oder $β_2$-Adrenozeptoragonisten. In-vitro-Befunde unterstützen diese Hypothese: Wie Abb. 7 zeigt, ist in isolierten, elektrisch gereizten linksventrikulären Präparationen von explantierten Herzen von Patienten mit Endzuständen der idiopathischen und ischämischen Kardiomyopathie der maximal positiv-inotrope Effekt der nichtselektiven β-Adrenozeptoragonisten Isoprenalin und Epinin deutlich weniger abgeschwächt als der der überwiegend über $β_1$-Adrenozeptorstimulation wirkenden Agonisten Dobutamin oder Dopamin. Darüber hinaus sollte noch darauf hingewiesen werden, daß die positiv-inotrope Wirkung von β-Adrenozeptoragonisten, die (teilweise) indirekt sympathomimetisch wirken (wie z.B. Dopamin, dessen Wirkung teilweise durch Freisetzung von endogenem Noradrenalin vermittelt wird) bei schwerer Herzinsuffizienz besonders stark abgeschwächt ist. Dies beruht darauf, daß aufgrund der erhöhten sympathischen Aktivierung des Herzens die Katecholaminspeicher im Herzen depletiert sind [5, 6, 12] und somit kein (oder nur wenig) Noradrenalin mehr freigesetzt werden kann, so daß – neben der verringerten direkten Wirkung – auch die indirekte (durch endogenes Noradrenalin hervorgerufene) Wirkung an β-Adrenozeptoren stark reduziert ist.

Tabelle 2. Das β-Adrenozeptor-G-Protein(e)-Adenylatzyklase-System bei chronischer Herzinsuffizienz

β₁-Adrenozeptoren	Abnahme der Rezeptorenanzahl und -funktion bei allen Formen der Herzinsuffizienz
β₂-Adrenozeptoren	Anzahl der Rezeptoren nimmt ab oder bleibt unverändert, offensichtlich abhängig von der Ätiologie der Erkrankung; Funktion scheint selbst bei unveränderter Rezeptorenanzahl abzunehmen („Entkopplung des Rezeptors")
G_s-Protein	Keine Veränderung
G_i-Protein	Zunahme
Katalytische Einheit der Adenylatzyklase	Keine Veränderung

Aber nicht nur pathologisch erhöhte endogene Katecholamine, sondern auch eine Langzeittherapie mit exogen zugeführten β-Adrenozeptoragonisten kann zu einer solchen „Downregulation" der β-Adrenozeptordichte und -funktion führen. Wir haben kürzlich zeigen können [7], daß bei gesunden Probanden eine 14tägige Behandlung mit dem selektiven β₁-Adrenozeptoragonisten Xamoterol zu einer Desensibilisierung von β₁-Adrenozeptor-vermittelten physiologischen *In-vivo*-Effekten (bestimmt als die durch Fahrradergometrie hervorgerufene Tachykardie und die durch Isoprenalininfusion hervorgerufene Zunahme des systolischen Blutdrucks) führte, während sie auf die In-vivo-Ansprechbarkeit von β₂-Adrenozeptoren (bestimmt als die durch Isoprenalininfusion hervorgerufene Abnahme des diastolischen Blutdrucks und Zunahme der Plasmanoradrenalinkonzentration) keinen Einfluß hatte. Auf der anderen Seite schwächte eine 9tägige Behandlung gesunder Probanden mit dem selektiven β₂-Adrenozeptoragonisten Procaterol die durch β₂-Adrenozeptorstimulation hervorgerufenen in-vivo-Effekte ab, hatte aber keinen Einfluß auf die durch β₁-Adrenozeptorstimulation vermittelten In-vivo-Effekte. Diese Befunde zeigen, daß offensichtlich generell eine Langzeittherapie von Patienten mit β-Adrenozeptoragonisten (z. B. β₂-adrenerge Bronchodilatatoren in der Therapie von Asthmapatienten oder β₁-adrenerge positiv-inotrope Substanzen in der Therapie der chronischen Herzinsuffizienz) zu einer Desensibilisierung der β-Adrenozeptorfunktion führen, aber in einer subtyp-selektiven Weise: β₁-Adrenozeptoragonisten desensibilisieren nur β₁-Adrenozeptor-vermittelte Effekte, β₂-Adrenozeptoragonisten nur β₂-Adrenozeptor-vermittelte Effekte.

Im Gegensatz zu der durch Agonisten hervorgerufenen „Downregulation" von β-Adrenozeptoren führt Langzeitbehandlung mit β-Adrenozeptorantagonisten (ohne intrinsische sympathomimetische Aktivität, ISA) oft zu einer Zunahme der β-Adrenozeptoranzahl. Dies wurde zuerst in Herz, Lunge und Lymphozyten von Ratten und in menschlichen Lymphozyten gezeigt (Übersicht s. [2, 3, 19].

Wir haben kürzlich zeigen können, daß auch im menschlichen Herzen β-Adrenozeptorantagonisten ähnliche Zunahmen der β-Adrenozeptordichte hervorrufen können. So führte bei Patienten, die sich einer koronaren Bypassoperation unterziehen mußten, die Langzeittherapie mit den nichtselektiven β-Adrenozeptorantagonisten Sotalol und Propranolol zu einer gleichzeitigen Erhöhung der β₁- und β₂-Adrenozeptordichte im rechten Vorhof, während β₁-selektive Antagonisten wie Atenolol, Bisoprolol und Metoprolol nur die β₁-Adrenozeptordichte, nicht aber die β₂-Adrenozeptordichte im rechten Vorhof erhöhten (Abb. 8). Solch eine (subtyp-selektive) Zunahme kardialer β-Adrenozeptoren, die auch bei Patienten mit idiopathischer dilatativer Kardiomyopathie zu beobachten ist [14], könnte einer der Gründe für die guten therapeutischen Effekte einer niedrigdosierten Metoprololtherapie bei Patienten mit

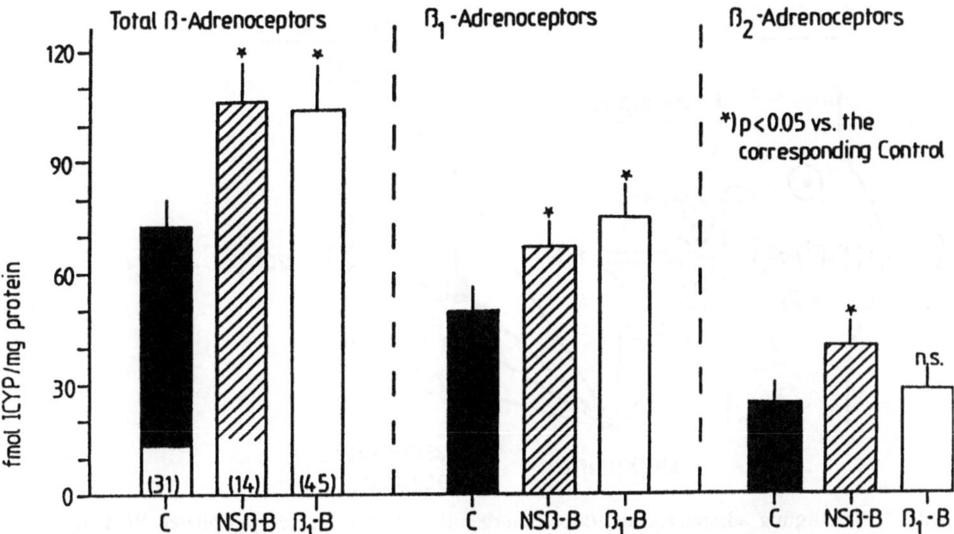

Abb 8. Einfluß einer chronischen β-Blockertherapie auf die gesamte β- sowie die β₁- und β₂-Adrenozeptordichte in Membranen aus dem rechten Vorhof von Patienten ohne erkennbare Anzeichen einer Herzinsuffizienz, die sich einer koronaren Bypassoperation unterziehen mußten. (Mittelwert ± mittlerer Fehler des Mittelwertes; Anzahl der Versuche *am Fuße der Säulen*; *C* Kontrolle [d.h. Patienten, die sich einer Bypassoperation unterziehen mußten und mindestens 6 Wochen nicht mit β-Blockern behandelt worden waren], *NSβ-B* nichtselektive β-Blocker [Propranolol, Sotalol], *β₁-B* selektive β₁-Blocker [Metoprolol, Atenolol, Bisoprolol]; *p < 0,05 vs. Kontrolle)

dilatativer Kardiomyopathie sein [10]. Zusammengefaßt zeigen diese Befunde, daß offensichtlich generell beim Menschen eine Langzeittherapie mit β-Adrenozeptorantagonisten (ohne ISA) zu einer Zunahme der β-Adrenozeptordichte führt, aber in einer β-Adrenozeptorsubtyp-selektiven Weise: nichtselektive β-Adrenozeptorantagonisten (z.B. Propranolol, Sotalol) erhöhen beide β₁- und β₂-Adrenozeptoren, während selektive β₁- oder β₂-Adrenozeptorantagonisten nur β₁- oder β₂-Adrenozeptoren beeinflussen. Diese subtyp-selektive Regulation von β₁- und β₂-Adrenozeptoren sollte in therapeutische Überlegungen mit einbezogen werden, um eine bessere Effizienz einer Langzeittherapie mit β-Adrenozeptoragonisten oder -antagonisten zu erreichen.

Diese (rasche) Regulation der Adrenozeptorfunktion hat folgende therapeutische Konsequenzen: Eine Langzeittherapie von Patienten mit chronischer Herzinsuffizienz mit β-Adrenozeptoragonisten scheint von begrenztem therapeutischem Effekt zu sein, da sie offensichtlich zu einer weiteren „Downregulation" der kardialen β-Adrenozeptoren führen würde (s. oben), was schließlich in einem Verlust der therapeutischen Effizienz resultiert. Dies gilt besonders für partielle Agonisten, da deren Effekt wesentlich stärker von der Rezeptoranzahl abhängt und das menschliche Herz nur eine geringe Rezeptorreserve für β-Adrenozeptoragonisten zu besitzen scheint. Auf der anderen Seite könnten β-Adrenozeptorantagonisten u.U. bei Endzuständen der dilatativen Kardiomyopathie von therapeutischem Nutzen sein; sie können offensichtlich die vorher reduzierte β-Adrenozeptordichte wiederherstellen und gleichzeitig das Herz vor den toxischen Effekten der erhöhten Katecholamine schützen.

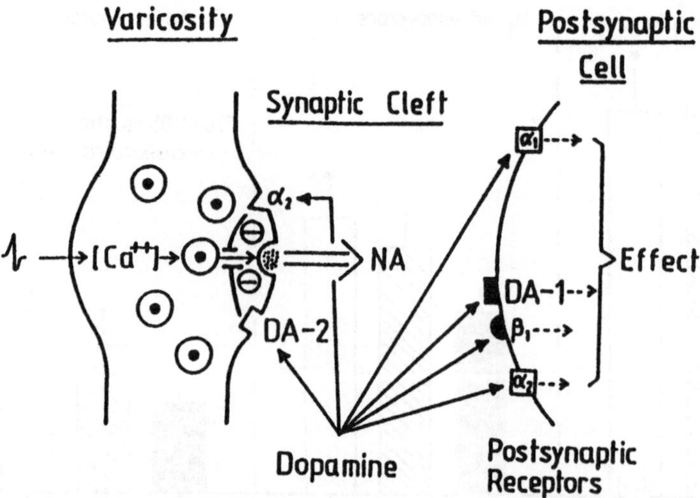

Abb. 9. Beteiligung adrenerger und dopaminerger Rezeptoren an den peripheren Wirkungen von Dopamin (DA). In niedrigen Dosen aktiviert Dopamin postsynaptische DA-1-Rezeptoren (die Vasodilatation vermitteln, s. Tabelle 3) und präsynaptische DA-2-Rezeptoren, die die Freisetzung von Noradrenalin (NA) hemmen. In höheren Dosen aktiviert Dopamin β_1-Adrenozeptoren (z.B. im Herzen, was zu einer Zunahme der Kontraktilität führt). In noch höheren Dosen aktiviert Dopamin postsynaptische α_1- und α_2-Adrenozeptoren, die Vasokonstriktion vermitteln, sowie präsynaptische α_2-Adrenozeptoren, die die Noradrenalinfreisetzung hemmen

Dopaminerge Rezeptoren

Neben α- und β-Adrenozeptoren spielen periphere Dopaminrezeptoren eine wichtige Rolle für eine rationelle Katecholamintherapie. Es ist heute allgemein anerkannt, daß Dopamin in der Peripherie Effekte durch Stimulation spezifischer Dopaminrezeptoren hervorruft (Tabelle 3) – zusätzlich zu seinen bekannten Effekten an α- und β-Adrenozeptoren (Abb. 9). Aufgrund von zahlreichen Befunden werden periphere Dopaminrezeptoren in die beiden Untergruppen DA-1- und DA-2-Rezeptoren unterteilt [4]. DA-1-Rezeptoren finden sich auf den Nieren-, Mesenterial-, Koronar- und Zerebralarterien; Stimulation dieser Rezeptoren führt zu einer direkten Vasodilatation. Darüber hinaus befinden sich DA-1-Rezeptoren in der Niere, deren Stimulation zu einer Diurese und Natriurese führt. DA-2-Rezeptoren befinden sich auf den sympathischen Nervenendigungen sowie auf Nieren- und Femoralarterien. Stimulation dieser Rezeptoren führt zur Hemmung der Freisetzung von Noradrenalin und damit zu einer indirekten Vasodilatation. Darüber hinaus befinden sich DA-2-Rezeptoren in der Nebennierenrinde, wo sie die Freisetzung von Aldosteron hemmen. Dopamin stimuliert in niedrigen Dosen (0,5–2 µ/kg/min) DA-1- und DA-2-Rezeptoren und erst in höheren Dosen darüber hinaus α_1-, α_2- und β_1-Adrenozeptoren.

Rezeptorprofil der zur therapeutischen Anwendung zur Verfügung stehenden Katecholamine

Von den für die Therapie zur Verfügung stehenden Katecholaminen stimuliert Isoprenalin β_1- und β_2-Adrenozeptoren, Terbutalin und Procaterol nur β_2-Adrenozeptoren. Noradrenalin ist beim Menschen ein selektiver β_1-Adrenozeptoragonist, der zusätzlich im gleichen Konzentrationsbereich eine starke α_1- und α_2-Adrenozeptor-

Tabelle 3. Dopaminrezeptorsubtypen

	DA-1	DA-2
Agonistenwirksamkeit	Fenoldopam > DA > > N, N-Dipropyl-DA	N, N-Dipropyl-DA > DA > > Fenoldopam
Selektive Antagonisten	SCH 23390	Domperidon
Physiologischer Effekt	Direkte Gefäßerweiterung in Nieren-, Mesenterial-, Koronar- und Zerebralarterien	Indirekte Gefäßerweiterung in Nieren- und Femoralarterien
		Hemmung der noradrenergen Neurotransmission
		Hemmung der ganglionären Neurotransmission
	Diurese, Natriurese	Hemmung der Aldosteron- freisetzung
Lokalisierung	Postsynaptisch (in sympathischen Ganglien?)	Präsynaptisch (in sympathischen Ganglien?)
Mechanismus	Aktivierung der Adenylatzyklase	Hemmung der Adenylatzyklase

stimulierende Wirkung hat. Adrenalin ist ein unselektiver β_1- und β_2- und α_1- und α_2-Agonist, wobei beim Gesunden, zumindest in niedrigen Dosen, die β-adrenergen Wirkungen des Adrenalins überwiegen. Dobutamin ist ein β_1-Agonist, der eine kleine β_2-Komponente und eine α-adrenerge Komponente hat. In Abwesenheit von β-Blockern wirkt Dobutamin nur an β_1- (und ein bißchen β_2-)Adrenozeptoren. In Gegenwart von β-Blockern hingegen kommt die α-adrenerge vasokonstriktorische Wirkung des Dobutamins eindeutig zum Tragen. Wie schon erwähnt: Dopamin stimuliert in niedrigen Dosen nur dopaminerge Rezeptoren, in höheren Dosen auch α- und β_1-Adrenozeptoren. Beachtenswert beim Dopamin ist, daß es zusätzlich zu seinen direkten Wirkungen an adrenergen und dopaminergen Rezeptoren eine indirekte (tyraminähnliche) Wirkung hat, d.h. ein Teil der Wirkungen des Dopamins wird durch Freisetzung endogenen Noradrenalins vermittelt. Dies ist insofern von klinischer Bedeutung, da bei Zuständen erniedrigter Gewebekatecholamine (z.B. bei Patienten mit chronischer Herzinsuffizienz) die Wirkung des Dopamins an α- und β-Rezeptoren deutlich abgeschwächt ist, da ein Großteil indirekt vermittelt wird und diese Komponente unter diesen Umständen nicht zum Tragen kommt.

Schließlich ist bei jeder langfristigen Applikation eines α- oder β-Adrenozeptoragonisten zu bedenken, daß sich relativ rasch Toleranzphänomene einstellen können. Wie erwähnt, führt eine Langzeitapplikation von Agonisten grundsätzlich zu einer Desensibilisierung und Downregulation von adrenergen Rezeptoren, was die therapeutische Effizienz beeinträchtigt und gleichzeitig dazu führt, daß die Dosierung erhöht werden muß. Mit der Dosiserhöhung aber muß man in Kauf nehmen, daß die Rezeptorselektivität verlorengeht und damit mehr unerwünschte Effekte auftreten.

Literatur

1. Ahlquist RP(1948) A study of the adrenotropic receptors. Am J Physiol 153: 586–600
2. Brodde O-E (1988) Die Rolle adrenerger α- und β-Rezeptoren in der Pathogenese von Hypertonie und Herzerkrankungen. Internist 29: 397–413
3. Brodde O-E (1989) β-Adrenoceptors. In: Williams M, Glennon RA, Timmermans PBMWM (eds) Receptor pharmacologyand function. Dekker, New York Basel, pp 207–255

4. Brodde O-E (1990) Subclassification of peripheral dopamine receptors. J Auton Pharmacol 10 [Suppl. I]: s 5-s 10
5. Brodde O-E (1991) Beta$_1$- and beta$_2$-adrenoceptors in the human heart: properties, function, and alterations in chronic heart failure. Pharmacol Rev 43: 203–241
6. Brodde O-E (1993) Beta-adrenoceptors in cardiac disease. Pharmacol Ther 60: 405–430
7. Brodde O-E, Daul A, Michel-Reher M, Boomsma F, Man in'tVeld AJ, Schlieper P, Michel MC (1990) Agonist-induced desensitization of β-adrenoceptor function in humans. Subtype-selective reduction in β$_1$- or β$_2$-adrenoceptor-mediated physiological effects by xamoterol or procaterol. Circulation 81: 914–921
8. Bylund DB(1992) Subtypes of alpha$_1$- and alpha$_2$-adrenergic receptors. FASEB J 6: 832–839
9. Dale HH (1913) On some physiological actions of ergot. J Physiol (London) 46: 291–300
10. Eichhorn EJ (1992) The paradox of β-adrenergic blockade for the management of congestive heart failure. Am J Med 92: 527–538
11. Feldman AM (1991) Experimental issues in assessment of G protein function in cardiac disease. Circulation 84: 1852–1861
12. Feldman AM, Bristow MR (1990) Adrenergic neuroeffector mechanisms the failing human heart. In: Braunwald E (ed) Heart disease: clinical update, vol 9, pp 206–216. Saunders, Philadelphia/PA
13. Furchgott RF (1972) The classification of adrenoceptors (adrenergic receptors). An evaluation from the standpoint of receptor theory. In: Blaschko H, Muscholl E (eds) Handbook of experimental pharmacology, vol 33: Catecholamines. Springer, Berlin Heidelberg New York, pp 283–335
14. Heilbrunn SM, Shah P, Bristow MR, Valantine H, Ginsburg R, Fowler MB (1989) Increased β-receptor density and improved hemodynamic response to catecholamine stimulation during long-term metoprolol therapy in heart failure from dilated cardiomyopathy. Circulation 79: 483–490
15. Lands AM, Arnold A, McAuliff JP, Luduena FP, Brown TG (1967) Differentiation of receptor systems activated by sympathomimetic amines. Nature 214: 597–598
16. Langner SZ (1981) Presynaptic regulation of the release of catecholamines. Pharmacol Rev 32: 337–362
17. Lefkowitz RJ (1978) Identification and regulation of alpha- and beta-adrenergic receptors. Fed Proc 37: 123–129
18. Starke,K (1981) α-Adrenoceptor subclassification. Rev Physiol Biochem Pharmacol 88: 199–236
19. Stiles GL, Caron MG, Lefkowitz RJ (1984) β-adrenergic receptors: biochemical mechanisms of physiological regulation. Physiol Rev 64: 661–743
20. Tate KM, Briend-Sutren M-M, Emorine LJ, Delavier-Klutchko C, Marullo S, Strosberg AD (1991) Expression of three human beta-adrenergic-receptor subtypes in transfected Chinese hamster ovary cells. Eur J Biochem 196: 357–361
21. Zaagsma J, Nahorski SR (1990) Is the adipocyte beta-adrenoceptor a prototype for the recently cloned atypical ,,beta$_3$-adrenoceptor"? Trends Pharmacol Sci 11: 3–7
22. Zwieten PA van, Timmermanns PBMWM (1983) Cardiovascular α$_2$-receptors. J Mol Cell Cardiol 15: 717–733

Notarzt, Leichenschau und Totenschein

H. MOECKE

Rechtliche Situation

Das Leichenschauwesen wird in der Bundesrepublik Deutschland durch Landesgesetze und -verordnungen geregelt. Es gehört zu den Angelegenheiten, die der konkurrierenden Gesetzgebungskompetenz unterliegen, d.h. solange der Bund keine Gesetze erläßt, sind die Länder dafür verantwortlich. Die Unterschiede zwischen den Gesetzen der Bundesländer sind für das Thema ,,Leichenschau und Todesbescheinigung durch den Arzt" von nachgeordneter Bedeutung, so daß im weiteren lediglich beispielhaft auf das ,,Gesetz über das Leichen-, Bestattungs- und Friedhofswesen" der Freien und Hansestadt Hamburg vom 14.09.1988 eingegangen wird.

Kernfragen zur Todesbescheinigung

- Handelt es sich um eine Leiche?
- Wer ist die Leiche?
- Wo ist die Leiche?
- Welches ist die Todesart?
- Bestanden Krankheiten im Sinne des Bundesseuchengesetzes??
- Wer war der zuletztbehandelnde Arzt?
- Wer hat die Todesursache festgestellt?
- Wie war die Art des Todeseintritts?
- Was war klinisch die Todesursache?
- Bestanden andere wesentliche Krankheiten?
- Wird eine Sektion angestrebt?

Mit den gesetzlichen Regelungen werden im wesentlichen folgende Ziele verfolgt:

- 1. Verhütung irrtümlicher Todesfeststellung
- 2. Eindeutige Identifikation der Leiche
- 3. Erkennung strafbarer Handlungen
- 4. Gesundheitspolitische und epidemiologische Datensammlung.

Die landesunterschiedlichen Regelungen haben auch dazu geführt, daß unterschiedliche amtliche Todesbescheinigungen verwendet werden. Empfehlungen der Gesundheitsministerkonferenz und der ,,Arbeitsgemeinschaft der Leitenden Medizinalbeamten der Länder (AGLMB)" hinsichtlich einer Vereinheitlichung der Dokumentationsinstrumente haben bisher keinen Erfolg gehabt.

Im Hamburgischen Bestattungsgesetz heißt es in § 1:

Jede Leiche ist zur Feststellung des Todes, des Todeszeitpunktes, der Todesart und der Todesursache von einem Arzt zu untersuchen. Vor der Feststellung des Todes durch einen Arzt darf der Körper eines Verstorbenen nur dann wie eine Leiche behandelt werden, wenn der Eintritt des Todes offensichtlich ist.

Begleitpapier (für Inst. f. Rechtsmedizin / Gerichtsärztl. Dienst) (1. Blatt)
Kopie zum Verbleib beim ausstellenden Arzt (2. Blatt)

Vorläufige Bescheinigung des Todes

Diese Bescheinigung ersetzt nicht die amtliche Todesbescheinigung

Vermutliche Personalien

Name, Vorname des Untersuchten	Geburtsdatum	Geschlecht ☐ weiblich ☐ männlich

Anschrift

Vorgefunden (Ort):   am   um   Uhr

Reanimationsmaßnahmen ☐ ja ☐ nein   Der Tod wurde festgestellt   um   Uhr

Todeszeichen:

☐ Leichenflecke   ☐ Herz- und Atemstillstand

☐ Leichenstarre   ☐ EKG: Asystolie

☐ Fäulnis   ☐ EKG: Irreversibles Kammerflimmern mit elektromechanischer Entkoppelung trotz Reanimationsversuches

☐ Nicht mit dem Leben zu vereinbarende Verletzungen

Bemerkungen: ____

Name des NAW-Arztes (in Druckschrift)	Dienststelle/Notarztwagen

GU/Z - 50.36 / 1 a - 10.86

Unterschrift

Hinweis:
Diese Bescheinigung dient nur der Überführung der Leiche in das
Institut für Rechtsmedizin bzw. zum Gerichtsärztlichen Dienst.

Abb. 1. Vorläufige Bescheinigung des Todes

Grundsätzlich ist der Arzt, der den Tod feststellt, zur Leichenschau verpflichtet. Dies trifft auch auf den Notarzt zu. Im Hamburgischen Bestattungsgesetz wird dazu in § 2, Abs. 3 ausgeführt:

Ein Arzt, der für die Behandlung von Notfällen eingeteilt ist und den Verstorbenen vorher nicht behandelt hat, kann sich auf die Feststellung des Todes, des Todeszeitpunktes, des Zustandes der Leiche und der äußeren Zustände beschränken, wenn sichergestellt ist, daß die noch fehlenden Feststellungen von dem behandelnden oder einem anderen Arzt getroffen werden.

Zu diesem Zweck wurde 1984 für die Notärzte in Hamburg die „Vorläufige Bescheinigung des Todes" eingeführt (Abb. 1). Der Notarzt ist also berechtigt, aber nicht verpflichtet, eine Leichenschau vorzunehmen, den Leichenschauschein und die Todesbescheinigung auszustellen. Wenn er die Leichenschau nicht durchführt, muß er diese Aufgabe unverzüglich an den Hausarzt oder den kassenärztlichen Notfalldienst weitergeben oder, wie in Hamburg üblich, an den gerichtsärztlichen Dienst bzw. das Institut für Rechtsmedizin delegieren.

Übernimmt er die Aufgabe, ist sie unverzüglich und mit der erforderlichen Sorgfalt nach den Regeln der ärztlichen Kunst durchzuführen und entsprechend zu dokumentieren. Ärzte und Heilpraktiker, die den Patienten im Vorfeld behandelt haben, sind dabei verpflichtet, dem Arzt, der die Leichenschau vornimmt, über vorausgegangene Erkrankungen Auskunft zu geben.

Verstöße gegen die Vorschriften des Bestattungsgesetzes werden als Ordnungswidrigkeiten gewertet und können mit einer Geldbuße bis DM 5.000,– geahndet werden. Inzwischen liegen Mitteilungen aus verschiedenen Bundesländern vor, daß Notärzte wegen Pflichtverletzungen bei der Ausstellung von amtlichen Todesbescheinigungen von den zuständigen Behörden zu hohen Geldbußen herangezogen wurden.

Durchführung der Leichenschau

Feststellung des Todes

Rechtsmedizinisch gelten lediglich:

- Totenflecke,
- Totenstarre
- Fäulnis

als sichere Todeszeichen, von denen zumindestens eines zur Feststellung des Todes erforderlich ist. Außerdem sind als sichere Todeszeichen Verletzungen, die sicher nicht mit dem Leben zu vereinbaren sind, akzeptiert [6].

Für den Notarzt werden diese sicheren Todeszeichen in den meisten Fällen nicht vorliegen, da Totenflecke und Totenstarre in Abhängigkeit von den Umständen, unter denen der Tod eingetreten ist, erst ca. 1–2 h nach Eintritt des Herz-Kreislauf-Stillstands festzustellen sind. Da es der Auftrag des Notarztes verbietet, eine solche Zeitspanne bei der Leiche zu verweilen, muß der Notarzt die Todesfeststellung meist aufgrund von klinischen Kriterien treffen.

In einer 1984/85 in Hamburg durchgeführten Untersuchung zeigten sich nur bei 20–30 % der Leichen, bei denen der Notarzt den Tod feststellen mußte, sichere Todeszeichen [4].

In der notärztlichen Praxis wird meist der Herz-Kreislauf-Stillstand als das Ereignis angenommen, das den Todeszeitpunkt definiert, obwohl dieser Stillstand nicht zu den sicheren Todeszeichen zählt und in der Intensivtherapie der irreversible Funktionsverlust des Gehirns auch bei aufrechterhaltener Kreislauffunktion als Todeszeitpunkt akzeptiert ist.

Auch die anderen klinischen Zeichen des Todes wie Atemstillstand, Bewußtlosigkeit, Reflexlosigkeit, weite und entrundete Pupillen dürfen nur mit größter Sorgfalt zur Todesfeststellung herangezogen werden, da bei einer Reihe von Krankheitsbildern diese Symptome im Sinne einer Vita minima vorliegen können, ohne daß tatsächlich der biologische Tod eingetreten ist:

Mögliche Ursachen für „Vita minima" (nach Mattern [1])

Nichtnatürliche Ursachen	*Natürliche Ursachen*
Schlafmittelvergiftung	Hirnblutung
Kohlenmonoxidvergiftung	Hirndruck
Alkoholvergiftung	Hypoxie
Unterkühlung	Stoffwechselkoma
Elektrounfälle	Anfallsleiden

Außerdem sei darauf hingewiesen, daß die Diagnosestellung des dissoziierten Hirntodes in der präklinischen Notfallmedizin nicht möglich ist.

Bescheinigt der Notarzt den Tod allein aufgrund klinischer Kriterien, setzt er sich dem rechtlichen Vorwurf der Falschbeurkundung aus, da er auf dem Formular bezeugt, „sichere Zeichen des Todes" wahrgenommen zu haben.

Identifikation der Leiche

Aber auch die Identifizierung der Leiche anhand von Personalpapieren ist nicht ohne Problematik. Geeignete Ausweise können häufig erst nach mühseligem Suchen mit Unterstützung von durch den plötzlichen Trauerfall psychisch erheblich beeinträchtigten Hinterbliebenen aufgefunden werden. Der Vergleich mit dem im Ausweis

WICHTIG!

Für die Anzeige des Sterbefalles Geburts- und Heiratsurkunde (und bei Eheschließungen nach dem 31. Dez. 1957 Abschrift oder Auszug aus dem Familienbuch) und amtlichen Personalausweis des Verstorbenen zum Standesamt mitbringen. Der Sterbefall ist spätestens am nächsten Werktage beim Standesamt anzumelden.

Vom Standesbeamten auszufüllen!

Standesamt ______

Eintragung vollzogen
Sterbebuch Nr. ______

Eintragung vorgemerkt
Vormerkliste Nr. ______

Todesbescheinigung (auch für Totgeborene)

I. Personalangaben Familienname (ggf. auch Geburtsname) Vorname

______

Geschlecht: ☐ männl. ☐ weibl. geboren am ______ in ______
Kreis

Wohnung ______
Straße und Hausnummer

______
Gemeinde Kreis

Ort des Todes Allgemeines Krankenhaus Ochsenzoll
Straße und Hausnummer Langenhorner Chaussee 560
22419 Hamburg
Name der Anstalt

Zeitpunkt des Todes ______
Tag, Monat, Jahr, Uhrzeit

Für Neugeborene, die innerhalb der ersten 24 Stunden gestorben sind, Lebensdauer in Stunden ______

II. Bei Totgeborenen Gewicht bei der Geburt ______ g

III. Todesart ☐ natürlicher Tod
☐ nicht natürlicher Tod (Unfall, Freitod, Tod durch strafbare Handlung oder sonstige Gewalteinwirkung)
☐ nicht aufgeklärt, ob natürlicher oder nicht natürlicher Tod

IV. War der Verstorbene an einer übertragbaren Krankheit im Sinne des Bundes-Seuchengesetzes erkrankt? ☐ ja ☐ nein
Wenn ja, sind besondere Verhaltensmaßregeln bei der Aufbewahrung, Einsargung, Beförderung und Bestattung zu beachten? ☐ ja ☐ nein

V. Zuletzt behandelnder Arzt ______

______
Name, Anschrift und Telefonnummer des Arztes, der Anstalt

VI. Wer hat die Todesursache festgestellt? ☐ behandelnder Arzt
☐ ärztl. Leichenschauer nach Angaben des behandelnden Arztes
☐ ärztl. Leichenschauer ohne Angaben des behandelnden Arztes

Die Leiche wurde von mir heute zur Feststellung der Todesursache sorgfältig untersucht. Sichere Zeichen des Todes wurden von mir wahrgenommen. Ich bezeuge durch eigenhändige Unterschrift, daß ich diese und die umseitigen anderen Angaben nach bestem Wissen gemacht habe.

Hamburg, den ______ ______
Unterschrift und Stempel des Arztes, der die Leichenschau vorgenommen hat

Zutreffendes im entsprechenden Kästchen ☐ ankreuzen!

Abb. 2. Todesbescheinigung

befindlichen Paßbild ist nicht immer hilfreich, da das Bild alt sein kann. Das Gesicht des Verstorbenen kann sich schon zu Lebzeiten durch Krankheit, Gewichtszu- und -abnahme oder andere Einflüsse erheblich verändert haben. Von Dritten stammende Angaben zur Identität der Leiche dürfen von dem Arzt nur mit äußerstem Vorbehalt bewertet werden. Um einer Leichenverwechselung vorzubeugen, sollte in allen Fällen, in denen die Identität des Toten nicht durch Personalpapiere gesichert werden kann, der Vermerk „unbekannt" eingetragen werden und die Identifizierung den Ermittlungsbehörden überlassen werden (Abb. 2; [8]).

Todeszeitpunkt

Tritt der Tod während der Behandlung durch den Notarzt ein, ist der Zeitpunkt, an dem der Herz-Kreislauf-Stillstand eingetreten ist, der Todeszeitpunkt. Wird der Notarzt zur Todesfeststellung bei Leichen herangezogen, sollte er sich zum Todeszeitpunkt nicht äußern. Die Bestimmung der Todeszeit aus den postmortalen Zeichen ist eine schwierige rechtsmedizinische Aufgabe, für die ein spezielles Fachwissen und umfangreiche Erfahrung erforderlich sind. Darüber verfügt der Notarzt im Regelfall nicht.

Da der Todeszeitpunkt sowohl bei Ermittlungen zur Aufklärung von Kapitaldelikten, als auch aus versicherungsrechtlichen Gründen von entscheidender Bedeutung sein kann, können verantwortliche Angaben nur von entsprechend geschulten Experten abgegeben werden. Der Notarzt sollte sich in diesen Fällen darauf beschränken, eindeutig zu dokumentieren, zu welchem Zeitpunkt er den Tod festgestellt hat. In der amtlichen Todesbescheinigung kann dies durch die Formulierung: „aufgefunden am .. um .. " geschehen.

Ort des Todes

Hier besteht die gleiche Problematik wie bei der Todeszeitfeststellung. Da es für den Notarzt nicht möglich ist, zu entscheiden, ob die Leiche erst nach dem Tod an den Auffindungsort verbracht wurde, bietet sich auch hier die Formulierung „aufgefunden" an.

Todesart

Die amtlichen Todesbescheinigungen erfordern die Einordnung der Todesart in eine der 3 Kategorien:

- natürlicher Tod,
- nichtnatürlicher Tod (Unfall, Freitod, Tod durch strafbare Handlung oder sonstige Gewalteinwirkung,)
- nicht aufgeklärt, ob natürlicher oder nichtnatürlicher Tod.

Bei dem Begriff Todesart handelt es sich nicht um einen medizinischen Begriff, sondern um einen rechtlichen:

Definition der Todesart (nach Oehmichen [3])

1. Ein nichtnatürlicher Tod liegt vor, wenn Zeichen äußerer Einwirkung (mechanischer, chemischer, thermischer Art) vorliegen bzw. ein Einwirken im zeitlichen Zusammenhang mit dem Tod bekannt ist und der Tod sich ohne diese Einwirkung nicht erklären läßt.

2. Ein natürlicher Tod liegt vor, wenn eine Krankheit bekannt ist, die den Tod zum entsprechenden Zeitpunkt erklären kann.
3. Eine nicht geklärte Todesart ist anzunehmen, wenn der Tod sich nicht durch eine bei dem Patienten bekannte Krankheit erklären läßt.

Die Kategorie „nicht aufgeklärt" ist nicht in allen Bundesländern vorgesehen und muß gegebenenfalls handschriftlich ergänzt werden.

Todesart darf nicht mit Todesursache verwechselt werden. Man muß die Todesursache kennen, um die Todesart zu bestimmen.

Als „natürlicher Tod" wird eine Folge eines körperimmanenten Prozesses im Sinne einer Krankheit angesehen [3]. Daraus ergibt sich, daß der Notarzt bei einem Patienten, den er bisher nicht behandelt hat, regelhaft den natürlichen Tod nicht bescheinigen kann.

Hinter der Frage der Todesart stehen auch weniger ärztliche als vielmehr rechtliche bzw. kriminalpolizeiliche Überlegungen. Der Arzt stellt hier mit seiner Eintragung die Weichen: Im Falle eines natürlichen Todes wird die Leiche zur Bestattung freigegeben, bei der Annahme eines nichtnatürlichen Todes bzw. einer ungeklärten Todesart sind weitere Ermittlungen erforderlich. Der Rechtsmediziner Spann aus München wird zitiert: „In meiner Sammlung finden sich eine ganze Reihe von Fällen, die mit ordnungsgemäßem Leichenschauschein zunächst zum Friedhof kamen, obwohl noch ein Messer im Rücken steckte". Auch wenn es keine verbindliche Legaldefinition für den Begriff „nichtnatürlicher Tod" gibt, trifft dieses Kriterium dann zu, wenn der Tod im konkreten Fall auf ein von außen verursachtes, ausgelöstes oder beeinflußtes Geschehen zurückzuführen ist.

Ergeben sich Anhaltspunkte für einen nichtnatürlichen Tod (Unfall, Freitod, Vergiftung, sonstiges Einwirken oder Unterlassen anderer Personen) eines Patienten oder läßt sich ein solcher nicht mit Sicherheit ausschließen, so hat der die Leichenschau vornehmende Arzt in der amtlichen Todesbescheinigung die Todesart

— „nichtnatürlicher Tod" bzw.
— „nicht aufgeklärt, ob natürlicher oder nichtnatürlicher Tod"

anzukreuzen und sofort die Polizei oder die Staatsanwaltschaft zu benachrichtigen. Diese Verpflichtung ergibt sich u. a. aus § 159 der Strafprozeßordnung. Der Arzt hat zudem dafür zu sorgen, daß an der Leiche keine vermeidbaren Veränderungen vorgenommen werden. Insbesondere dürfen keine Verbände, Kanülen, Katheter, Tuben etc. vom Körper des Verstorbenen entfernt werden. Alle bei der Leiche befindlichen Kleidungsstücke, Spurenträger usw. sind bei der Leiche zu belassen bzw. ihr beizugeben.

Die Todesart ist – unabhängig von einer rechtlichen Bewertung der Verschuldensfrage – auch dann als

— „nicht aufgeklärt, ob natürlicher oder nichtnatürlicher Tod"

anzugeben, wenn aufgrund eines nicht gewöhnlichen Verlaufs nicht ausgeschlossen werden kann, daß eine vorgenommene oder eine unterlassene medizinische Maßnahme für den eingetretenen Tod ursächlich oder mitursächlich geworden sein kann.

Auf die Bestimmung des § 1 Abs. 4 des Hamburgischen Bestattungsgesetzes wird ausdrücklich hingewiesen; danach gilt:

„Ein Arzt kann es ablehnen, über die Feststellung des Todes hinaus eine Leichenschau vorzunehmen, wenn er durch die weiteren Feststellungen sich selbst oder einen seiner in § 383 Abs. 1 Nr. 1 bis 3 der Zivilprozeßordnung bezeichneten Angehörigen der Gefahr einer strafrechtlichen Verfolgung oder eines Verfahrens nach dem Gesetz über Ordnungswidrigkeiten aussetzen würde."

Name: Vorname   geb.:

(Leichenschau muß auch bei nichtidentifizier-
ten Leichen durchgeführt werden!)
Wohn-/Fundort:
Zeitpunkt der Leichenschau (Datuim, Uhrzeit):

Sofern der Tod nicht unter Beobachtung eingetreten ist:

I. Verstorbene/r entdeckt von:
   Wurde die Lage der Leiche verändert?
   Reanimationsmaßnahmen? Injektionen?
   Intubation? u.a.?

II. *Umfeld* (Lokalität, Alkoholflaschen, Zigaret-
   ten, Medikamenete, Spritzen,
   Hinweise auf Krankheiten z.B. Kranken-
   schein, rezepte; Strangwerkzeug, Waffen)

III. *Lage der Leiche* (Rücken – Bauch –
   rechte/linke Seite – Kopf nach rechts/links –
   Kopftieflage ja/nein
   Besonderheiten der Extremitätenstellung)

IV. *Bekleidung* (Zustand, Beschädigungen,
   Verschmutzungen, Blutanhaftungen, Flüssig-
   keitsdurchtränkungen o.ä.)

V. *Maßnahmen während der Leichenschau*
   (Kleider ein- oder aufgeschnitten, hoch-
   geschlagen, aufgerissen, geööfnet, aus-
   gezogen)

VI. Beschreibung der Leiche
   1. Totenstarre (Kiefergelenk: schwach –
      stark ausgeprägt/gelöst;
      Arme und Hände: schwach – stark aus-
      geprägt/gelöst;
      Beine und Füße: schwach – stark aus-
      geprägt/gelöst)
   2. Totenflecken (nicht – gering – mittel –
      stark ausgebildet;
      Farbe: hell – dunkel, rot – blauviolett;
      wegdrückbar/ ja/nein;
      Verteilung entsprechend der Leichen-
      lage, also an den abhängigen Körper-
      partien ja/nein
   3. Weitere Leichenveränderungen (Fäulnis,
      Madenbefall, Tierfraß, Waschhautbil-
      dung, Mumifizierung, Skelettierung)
   4. Geruch (Druck auf linken Rippenbogen-
      rand in der Medioklavikularlinie; an
      Mund und Nase riechen. Aromatischer

Geruch = Verdacht auf Alkohol; knob-
lauchartiger Geruch = Verdacht auf E 605)
5. Kopf (behaarten Kopf inspizieren, Verlet
   zungen? Tasten nach Frakturen)
6. Augen (Bindehäute inspizieren,Taschen-
   lampe! Ektropionieren! Punktförmige Blu
   tungen? – Pupillen: anisokor, nicht – rund,
   eng – mittelweit – weit. - Sonstiges?)
7. Nase (Nasengerüst nicht – intakt, Blutung
   rechts(links, Abrinnspuren, Verlauf? –
   Schaumpilz ja/nein. – Sonstiges?)
8. Ohren (Blutung rechts/links, Ohröffnung –
   Abrinnspuren. Verletzungen, punktförmige
   Blutungen hinter den Ohren? – Sonstiges?)
9. Mund geöffnet – geschlossen; Schaumpilz ja/nein; Erbrochenes ja/nein; Blutuing
   oder Flüssigkeitsaustritt ja/nein. – Abrinnspuren, Verlauf? – Lippeninnenseite
   un-verletzt; Ätzspuren. – Sonstiges? –
   Mundhöhle: frei – ja/nein; Inhalt?
   Zunge: hinter – zwischen den Zahnreihen;
   un-verletzt; Gebiß)
10. Hals (Nackeninspektion! Abnorme Be-
    weglichkeit des Halses ja/nein; Würge-
    male ja/nein; Strangulationsfurche ja/nein;
    Strangulationswerkzeuge unverändert
    lassen!)
11. Thorax (Verletzungen?)
12. Bauch (Verletzungen?)
13. Genitale (Urinabgang ja/nein; Blutungen?
    Fremdkörper?)
14. After (Kotabgang, Blutungen? Sonstiges?)
15. Arme, Hände (Strommarken, alte/frische
    Injektionsstellen; Verletzungen;
    alte/frische suizidale Probierschnitte am
    Handgelenk, Verfärbungen, Fingernägel
    und Nagelbett inspizieren! Befunde rechts/
    links?)
16. Beine und Füße (Srommarken, Verletzun-
    gen, Hautblasen, z.B. bei Barbituratintoxi-
    kation?)
17. Rücken (Verletzungen?)
18. Ernährungszustand (Wichtig bei Säuglingen,
    Kleinkindern und alten Menschen. –
    Pflegezustand)
19. Sonstige Bemerkungen (Fotografien,
    Asservierungen, Information durch mit-
    bzw. vorbehandelnde Ärzte u.a.)

Polizei informiert um: Uhr durch

*Bei nichtnatürlicher Todesart, nichtgeklärter Todesart
sowie bei unbekannten Toten unverzüglich Polizei benachrichtigen!*

Abb. 3. Formular für Leichenschau

War der Verstorbene an einer übertragbaren Krankheit im Sinne des Bundesseuchengesetz erkrankt?

Nach den Bestimmungen des Bundesseuchengesetz ist jeder behandelnde oder sonst hinzugezogene Arzt verpflichtet, dem zuständigen Gesundheitsamt unverzüglich, spätestens innerhalb von 24 h nach Kenntnis, eine Meldung über bestimmte Erkran- kungen zu erstatten. Dies gilt insbesondere für alle Todesfälle an solchen melde-

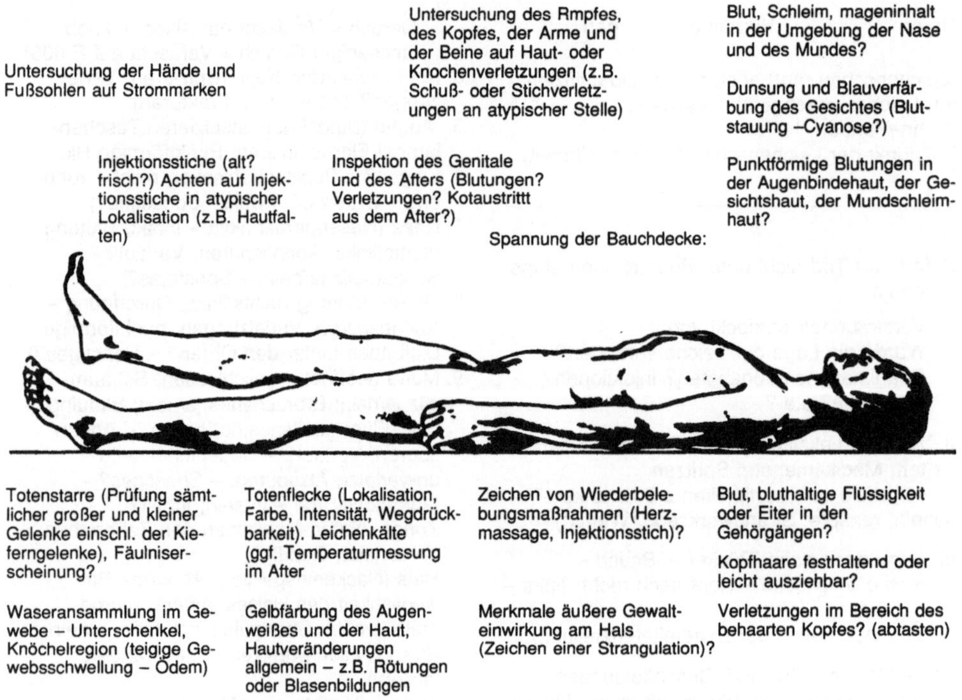

Abb. 4. Orientierungsschema für äußere Leichenschau (Nach Naeve [2])

pflichtigen übertragbaren Krankheiten, wie sie im Abschnitt 2 des § 3 des Bundesseuchengesetz genannt sind. Beim Umgang mit solchen Leichen sind besondere Verhaltensmaßregeln zu beachten. Zum Schutze Dritter sind daher die Angaben in Abschnitt 4 der Todesbescheinigung auszufüllen. Liegen dem Notarzt keine Erkenntnisse zu diesem Fragenkomplex vor, so sollte auch hier „unbekannt" eingetragen werden.

In diesem Zusammenhang sei ausdrücklich darauf hingewiesen, daß eine Infektion mit dem HIV-Virus bzw. das Vollbild der Aids-Krankheit nicht meldepflichtige Krankheiten im Sinne des Bundesseuchengesetz sind.

Zuletztbehandelnder Arzt

Der Notarzt ist nur dann zuletztbehandelnder Arzt, wenn er an dem Patienten noch einen Reanimationsversuch durchgeführt hat. Untersuchungen zur Feststellung des Todes sind keine Behandlung. In diesen Fällen sollten – soweit bekannt – Name und Adresse des Hausarztes eingetragen werden.

Leichenschau

In der amtlichen Todesbescheinigung versichert der Arzt unter anderem, daß er „die Leiche zur Feststellung der Todesursache sorgfältig untersucht" hat. Dies erfordert eine qualifiziert durchgeführte Leichenschau. Dazu ist die Leiche vollständig zu entkleiden und muß von allen Seiten – einschließlich der Exploration der von außen einsehbaren Körperöffnungen – sorgfältig untersucht werden.

Vock u. Schwerd ([7]; Abb. 3) sowie Reimann u. Prokop [5] haben Checklisten für die äußere Leichenschau vorgelegt. Naeve [2] hat dies in einem Orientierungs-

110

schema zusammengefaßt (Abb. 4). Aus diesen rechtsmedizinischen Publikationen ergibt sich zweifelsfrei, daß die Leichenschau eine zeitaufwendige, detaillierte Untersuchung darstellt.

Es wird deshalb immer wieder kontrovers diskutiert, ob der Notarzt diese Aufgabe ablehnen kann. Unstrittig ist wohl, daß eine Leichenschau nicht am Ort des Auffindens einer Leiche durchgeführt werden kann, wenn der Tod in einem öffentlichen Raum, z.B. auf offener Straße oder in einem Kaufhaus, festgestellt wird. Tritt der Tod in einer „privaten Umgebung" ein, ist der Notarzt verpflichtet – soweit ihm die Landesgesetze keinen anderen Weg weisen –, die Leichenschau durchzuführen, wenn er die Todesbescheinigung unterschreibt.

Die Hamburger Regelung sieht vor, daß jede Leiche, bei der der Notarzt den Tod festgestellt hat, unverzüglich im Auftrag der Polizei von einem Bestattungsunternehmen in die gemeinsame Leichenhalle des Gerichtsärztlichen Dienstes der Gesundheitsbehörde/Instituts für Rechtsmedizin transportiert wird. Dort erst wird nach Durchführung der Leichenschau die amtliche Todesbescheinigung ausgestellt. Überall dort, wo ein entsprechendes Verfahren nicht möglich ist, kann sich der Notarzt evtl. dadurch behelfen, daß er den behandelnden Hausarzt für die Ausstellung der amtlichen Todesbescheinigung heranzieht.

Auch wenn sich der Notarzt der Verpflichtung zur Leichenschau entziehen kann, ist er dennoch gehalten, sorgfältig auf erkennbare Zeichen eines nichtnatürlichen Todes zu achten, und diese nach entsprechender Dokumentation den Ermittlungsbehörden unverzüglich mitzuteilen.

Vertraulicher Teil der Todesbescheinigung

Der vertrauliche Teil der Todesbescheinigung muß nach dem Ausfüllen verschlossen werden und darf nur von der zuständigen Behörde geöffnet werden (Abb. 5). Die Voraussetzung für die Ausfüllung des vertraulichen Teiles der Todesbescheinigung ist die Leichenschau.

Zunächst soll die Art des Todeseintrittes – im Formular Endzustand genannt – beurteilt werden. Dafür stehen 3 Kategorien zur Verfügung:

– Herz-Kreislauf-Versagen,
– Atemlähmung,
– Verblutung.

Diese Kategorien dürfen nicht in dem Abschnitt „Todesursache" wiederholt werden.

Ohne genaue Kenntnis der Anamnese des Verstorbenen wird auch die Leichenschau in den meisten Fällen nicht zu einer eindeutigen Diagnose der Todesursache führen können. Vermutete Todesursachen dürfen nicht ohne den Hinweis auf den Vermutungscharakter der Feststellung attestiert werden. Für den Notarzt bleibt deshalb fast immer nur die Möglichkeit, die Todesursache als unbekannt zu beschreiben. Selbst bei einem scheinbar eindeutigen Fall, wie dem Tod nach Polytrauma, ist z. B. häufig nicht auszuschließen, ob der Verstorbene nicht zunächst einen Herzinfarkt mit Herz-Kreislauf-Stillstand erlitten hat und wegen der dann einsetzenden Bewußtlosigkeit in den Unfall verwickelt wurde. Der Aufbau der geforderten eindeutigen Kausalkette, beginnend mit dem Grundleiden bis zum Endzustand, sowie die geforderte Angabe der Zeitdauer zwischen Krankheit und Tod ist für den Notarzt meist nicht möglich, und er ist deshalb besser beraten, in diesen Abschnitt lediglich die Bemerkung „nicht aufgeklärt" einzutragen. Beobachtungen zum Eintritt des Todes können dann im Absatz 2 vermerkt werden.

Herzlichen Dank an Dres. Gehl, Hildebrand und Schulz vom Gerichtsärztlichen Dienst Hamburg für die freundliche Unterstützung

Nur zum Zwecke der Feuerbestattung

Diese Ausfertigung verbleibt bei dem den Tod bescheinigenden Arzt und ist nur auf Anforderung in einem verschlossenen Umschlag abzugeben.

Vertraulicher Teil

Name | Vorname | Geburtsdatum | Sterbedatum

Straße, Nr. | Wohnort

Name, Anschrift und Telefonnummer des **zuletzt behandelnden Arztes**/der Anstalt - falls unbekannt, des **ärztl. Leichenschauers**

Wer hat die Todesursache festgestellt?
☐ behandelnder Arzt
☐ ärztl. Leichenschauer nach Angaben des behandelnden Arztes
☐ ärztl. Leichenschauer ohne Angaben des behandelnden Arztes

VII. Endzustand ☐ Herz-/Kreislaufversagen ☐ Atemlähmung ☐ Verblutung
(Bitte nicht unter VIII wiederholen)

VIII. Todesursache

A. Klinisch **(Bitte den Krankheitsablauf in der richtigen Kausalkette angeben, mit dem Grundleiden an letzter Stelle)** — Zeitdauer zwischen Krankheit und Tod

1. Welche Krankheit oder Verletzung hat den Tod **unmittelbar** herbeigeführt? a) ______
   als Folge von:
   Welche Krankheiten oder Verletzungen lagen der Angabe unter a) .... b) ______
   als Folge von:
   unter b) .... c) ______
   ursächlich zugrunde? Grundleiden
2. Welche **anderen** wesentlichen Krankheiten bestanden zur Zeit des Todes? ______
3. Wird eine Sektion angestrebt? ☐ ja

B. Sektionsbefund **(Bitte den Krankheitsablauf in der richtigen Kausalkette angeben, mit dem Grundleiden an letzter Stelle)**

1. Welche Krankheit oder Verletzung hat den Tod **unmittelbar** herbeigeführt? a) ______
   als Folge von:
   Welche Krankheiten oder Verletzungen lagen der Angabe unter a) .... b) ______
   als Folge von:
   unter b) .... c) ______
   ursächlich zugrunde? Grundleiden
2. Welche **anderen** wesentlichen Krankheiten bestanden zur Zeit des Todes? ______

IX. Zusatzangaben

A. Bei Unfall einschl. Vergiftung
☐ Freitod ☐ Tod durch strafbare Handlung oder ☐ sonstige Gewalteinwirkung

1. Äußere Ursache der Schädigung (nähere Angaben über den Hergang) ______
2. Unfallkategorie
   a) ☐ Arbeits- o. Dienstunfall (ohne Wegeunfall) b) ☐ Schulunfall (ohne Wegeunfall) c) ☐ Verkehrsunfall (einschl. Wegeunfall zu a und b)
   d) ☐ Häuslicher Unfall e) ☐ Sport- o. Spielunfall (außer bei schulischer Veranstaltung oder im Haus) f) ☐ Sonstiger Unfall (nähere Angaben) ______

B. Bei Kindern unter 1 Jahr und Totgeborenen:

1. Wo wurde das Kind geboren
   ☐ im Krankenhaus ☐ zu Hause wo sonst? ______
2. Gewicht ______ g u. Länge ______ cm b. d. Geburt/ Mehrlingsgeburt? ☐ ja ☐ nein

C. Bei Frauen (im gebärfähigen Alter): Ist bekannt, ob die Verstorbene

1. schwanger war? ☐ ja ______ Monat ☐ nein
2. in den letzten 3 Monaten entbunden hat? ☐ ja ______ (Datum) ☐ nein

Hamburg, den ______ ______ Unterschrift und Stempel des Arztes, der die Leichenschau vorgenommen hat

GU/Z-50.36/1-06.89

Abb. 5. Vertraulicher Teil der Todesbescheinigung

Literatur

1. Mattern R (1991) Notarzt und Leichenschau. In: Ellinger K, Frobenius H, Osswald PM (Hrsg) Fachkundenachweis Rettungsdienst. Springer, Berlin Heidelberg New York Tokyo
2. Naeve W (1978) Gerichtliche Medizin für Polizeibeamte. Kriminalistik-Verlag, Heidelberg
3. Oehmichen M (1993) Todesbescheinigung: nicht aufgeklärte Todesart. Schleswig-Holsteinisches Ärztebl 46/4: 27–30
4. Püschel K, Voeltz P (1986) Erfahrungen mit der „Vorläufigen Bescheinigung des Todes" im Hamburger Rettungsdienst. Hamburger Ärztebl 40: 10/306–308
5. Reimann W, Prokop O (1980) Vademecum Gerichtsmedizin. Für Mediziner, Kriminalisten und Juristen. VEB Volk und Gesundheit, Berlin
6. Schneider V (1987) Die Leichenschau, ein Leitfaden für Ärzte. G. Fischer, Stuttgart, New York
7. Vock R, Schwerd W (1985) Was muß der Arzt bei der Leichenschau beachten? Med Klin 80: 170–172
8. Voeltz P (1986) Problem der Leichenschau im Notarzteinsatz. Notfallmedizin 12: 714–722

Organisatorische Grundlagen des Rettungsdienstes

H.A. ADAMS

Der nachfolgende Beitrag hat zum Ziel, den im Rettungsdienst tätigen Arzt in Form eines kurzgefaßten Überblicks in die organisatorischen Grundlagen und wesentlichen Rechtsnormen seines Arbeitsgebietes einzuführen.

Rechtliche und organisatorische Rahmenbedingungen

Allgemeine Rechtsgrundlagen

In den meisten entwickelten Staaten ist der Rettungsdienst eine durch Rechtsvorschriften geregelte öffentliche und staatliche Aufgabe [15, 20, 24, 29]. In der Bundesrepublik Deutschland gehört er in den Zuständigkeitsbereich der Länder, die zumeist ein entsprechendes Rettungsdienstgesetz erlassen haben [29]. Nachfolgend werden die Bestimmungen des Rettungsdienstgesetzes Rheinland-Pfalz (RettDG RLP) beispielhaft dargestellt [10, 11].

Der Rettungsdienst ist Teil der Gesundheitsvorsorge und der medizinischen Gefahrenabwehr; Träger sind Land, Landkreise und kreisfreie Städte. Der Rettungsdienst gehört zu den Pflichtaufgaben der Selbstverwaltung von Landkreisen und kreisfreien Städten. Organisatorisch ist das Land in Rettungsdienstbereiche mit jeweils einer zuständigen Behörde unterteilt. Jeder Rettungsdienstbereich verfügt über eine Rettungsleitstelle (RLS) und die nach den örtlichen Verhältnissen erforderlichen Rettungswachen (RW). Im Landesrettungsdienstplan [13] ist neben der räumlichen Gliederung auch das Vorhaltesoll an Rettungsmitteln festgelegt. Die eigentliche Durchführung des Rettungsdienstes wird in der Regel vertraglich den anerkannten Sanitätsorganisationen oder einer Berufsfeuerwehr übertragen. Die RLS ist als Einsatzzentrale gegenüber den im Rettungsdienst tätigen Personen gesetzlich weisungsbefugt.

Die RW sind so disloziert, daß jeder an einer öffentlichen Straße gelegene Einsatzort in der Regel innerhalb einer Fahrzeit von 15 min erreicht werden kann. Die „Hilfeleistungsfrist" [8], die sich neben der genannten Fahrzeit aus weiteren Komponenten von der „Entdeckungszeit" des Notfalls bis zur „Laufzeit" am Einsatzort zusammensetzt [14], ist die wesentliche medizinische Kerngröße und zugleich der entscheidende Kostenfaktor. Es ist bemerkenswert, daß die Hilfeleistungsfrist gemäß RettDG RLP 15 min beträgt, während die „Einsatzgrundzeit" gemäß der Feuerwehrverordnung des Landes (FwVO) mit lediglich 8 min festgelegt ist [6]. In anderen Bundesländern liegt die Hilfeleistungsfrist bei 10 min oder darunter [8].

Rettungsmittel und Organisationsformen

Von den insgesamt 5 verfügbaren Rettungsmitteln [27] sind der Krankentransportwagen (KTW) und der Rettungswagen (RTW) nach DIN 75080, das Notarzt-Einsatzfahrzeug (NEF) nach DIN 75079 sowie der Rettungshubschrauber (RTH) nach DIN 13230 definiert und ausgestattet [27, 29]. Der RTW wird durch den Einsatz des Notarztes zum Notarztwagen (NAW); materiell und konstruktiv bestehen jedoch keine Unterschiede.

NEF und NAW decken in Abhängigkeit von der jeweiligen Hilfeleistungsfrist einen Radius von etwa 15 km ab, während der Versorgungsbereich eines Rettungshubschraubers (RTH) etwa einen Radius von 50 km hat. Der Einsatz der bodengebundenen Rettungsmittel erfolgt zu etwa 60% im Stations- und zu 40% im Rendezvoussystem [26]. Diese Bezeichnungen sind nicht deckungsgleich mit der Vorhaltung eines NAW oder eines NEF. Beim Stationssystem ist die komplette Besatzung des Rettungsmittels, seien es NAW oder NEF, gemeinsam an einem Krankenhaus oder auf einer exponierten RW untergebracht, während beim Rendezvoussystem der Notarzt mit dem NEF transportiert wird und sich am Einsatzort oder auch unterwegs mit dem RTW trifft. Beim Stationssystem überwiegt der Einsatz von NAW, beim Rendezvoussystem ist der Einsatz eines NEF die Regel.

Die jeweiligen Systeme haben spezifische Vor- und Nachteile. Zu den Vorteilen des Stationssystems mit NAW zählen das bekannte und eingespielte Team, während die gegenüber dem NEF etwas verlangsamte Anfahrt und insbesondere die Bindung beim Transport von Patienten, die nicht zwingend einer notärztlichen Begleitung bedürfen, als Nachteile gelten müssen. Das Stationssystem mit NAW hat daher seinen Schwerpunkt im großstädtischen Bereich mit Überlappung mehrerer arztbesetzter Rettungsmittel, die sich im Bedarfsfall ergänzen können. Der entscheidende Vorteil des im Rendezvoussystem eingesetzten NEF ist die unübertroffene Einsatzflexibilität; zusätzlich ist das NEF in der Anfahrt etwas schneller als ein NAW. Da nur 30–50% der Patienten nach der Erstversorgung durch den Notarzt eine ärztliche Transportbegleitung benötigen [26], ist der Notarzt mit dem NEF wieder abrufbar und nicht an das Transportmittel des Patienten gebunden. Im eigenen Bereich konnte in etwa 6% der Fälle nach Versorgung des Patienten durch den Notarzt des NEF ein Anschlußeinsatz übernommen werden; in etwa 15% der Fälle wurde der Notarzt vom bereits im Einsatz befindlichen RTW nachalarmiert (Abb. 1). Zu den Nachteilen des Rendezvoussystems mit NEF zählen das notwendige zweite Fahrzeug mit Fahrer und das Arbeiten in einem evtl. nicht eingespielten Team. Der Schwerpunkt dieses Systems liegt insbesondere im ländlichen Bereich, um mehrere Rettungswachen schnell und flexibel notärztlich zu versorgen.

Die bodengebundenen Rettungsmittel werden durch das Luftrettungssystem überlagert. Die Verwendung des RTH für Primäreinsätze, d.h. für die außerklinische Erstversorgung von Notfallpatienten, und für Sekundäreinsätze, d.h. für den Transport zwischen medizinischen Einrichtungen, ist differenziert zu bewerten. Bei Primäreinsätzen ist der RTH insbesondere geeignet, einen Notarzt schnell über längere Strecken heranzuführen und ggf. zusätzlich den Rücktransport zu beschleunigen. Das Luftrettungssystem stellt hier jedoch lediglich eine Ergänzung des bodengebundenen Rettungsdienstes dar, da der Einsatz des RTH witterungsabhängig ist und die Versorgungsmöglichkeiten im RTH gegenüber dem NAW erschwert sind. Dazu kommen die nicht unerheblichen Kosten. Für Sekundärtransporte über längere Strecken ist der RTH dagegen unverzichtbar.

Personelle Besetzung

Im RettDG RLP [10, 11] ist auch die personelle Besetzung der Rettungsmittel mit Rettungshelfern, Rettungssanitätern und Rettungsassistenten ausdrücklich geregelt. Für Notfalltransporte mit RTW oder NAW muß der Fahrzeugführer mindestens über eine Ausbildung als Rettungssanitäter und der Beifahrer über eine Ausbildung als Rettungsassistent verfügen. NAW und NEF sind darüber hinaus mit einem Notarzt

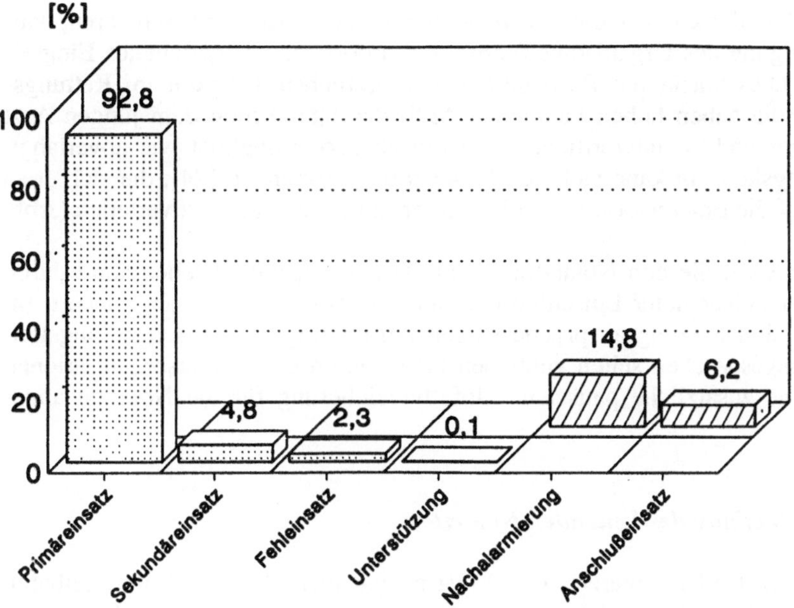

Primäreinsatz: Anfahrt 8 min, Versorgung 18 min, Transport 15 min, Einsatzdauer 60 min (MW)

Abb. 1. Einsatztyp und -besonderheiten bei 833 NEF-Einsätzen im Jahr 1993; zusätzlich sind die mittleren Zeiten für Anfahrt, Versorgung, Transport und die gesamte Einsatzdauer angegeben

zu besetzen. Der Fahrzeugführer eines NEF muß mindestens als Rettungssanitäter ausgebildet sein. Damit scheidet in Rheinland-Pfalz der Soloeinsatz von Notärzten als Selbstfahrer auch im Rendezvoussystem grundsätzlich aus. Leider ist dies in anderen Bundesländern nicht immer der Fall. Hier liegt ein erheblicher Mißstand vor, da die Anfahrt zum Einsatzort durch mangelnde Ortskenntnis unzumutbar verlängert werden kann und insbesondere eine wirksame Hilfeleistung vor Eintreffen des RTW eine zweite ausgebildete Person erfordert.

Aufgaben und Stellung des Notarztes

Der Notarzt ist ein im Rettungsdienst tätiger Arzt, der für seinen Einsatz über eine besondere Qualifikation verfügt [24]. Das RettDG RLP [10, 11] verlangt, daß der Notarzt über den Fachkundenachweis Rettungsdienst oder eine vergleichbare Qualifikation verfügt; damit wird der Besitz der entsprechenden Urkunde nicht explizit vorgeschrieben und die Betonung auf die tatsächliche Befähigung gelegt. Diese moderate Forderung sollte nicht darüber hinwegtäuschen, daß die ,,vergleichbare Qualifikation" unverzichtbar ist, um sich nicht dem Vorwurf eines Organisations- oder auch Übernahmeverschuldens auszusetzen [17, 18, 27]. Zur Erlangung des Fachkundenachweises Rettungsdienst sind neben einer einjährigen klinischen Tätigkeit mit Erwerb einschlägiger notfallmedizinischer Kenntnisse der Besuch eines entsprechenden Kurses und ein Praktikum im Rettungsdienst notwendig. Der Einsatz eines Arztes im Praktikum als selbständiger Notarzt ist ausgeschlossen [18].

Der Notarzt hat die Aufgabe, die ihm anvertrauten Notfallpatienten mit erhaltenen Vitalfunktionen und geschützt vor Folgeschäden in eine geeignete medizinische Einrichtung zu bringen. Im Landesrettungsdienstplan Rheinland-Pfalz [13] sind Notfallpatienten als Kranke oder Verletzte definiert, ,,die sich in Lebensgefahr befinden oder bei denen schwerwiegende gesundheitliche Schäden zu befürchten sind, wenn sie nicht unverzüglich medizinische Hilfe erhalten." In diesem Sinne sind Notfälle

Störungen der Vitalfunktionen, die unbehandelt zum Tode oder einer schweren, dauerhaften Schädigung des Organismus führen und sofortiges, zielgerichtetes Eingreifen erfordern. Dies macht die Besonderheit der ärztlichen Tätigkeit im Rettungsdienst aus [1], die neben hohen fachlichen Anforderungen schon dem jungen Arzt ein selbständiges und verantwortliches Handeln ebenso ermöglicht wie abverlangt. Das Behandlungskonzept kann sich auf 30–45 min beschränken [24], die sich etwa je zur Hälfte auf die Erstversorgung am Einsatzort und den Transport verteilen (Abb. 1).

Krankenhausärzte, die den Notarztdienst als Dienstaufgabe versehen, sind durch den Krankenhausträger unter Einschluß der Berufshaftpflicht sozial abgesichert. Im Rettungsdienst sind Haftungsansprüche wegen Aufklärungs- oder Behandlungsfehlern bislang ausgesprochen selten geblieben [18]. Durch die Sanitätsorganisationen wird häufig eine zusätzliche pauschale Unfallversicherung für die Notärzte abgeschlossen.

Aufgaben und Stellung des Leitenden Notarztes

Der Dienst des Leitenden Notarztes (LNA) ist primär nicht durch den unmittelbaren Einsatz am Patienten gekennzeichnet, vielmehr übernimmt er Leitungsaufgaben bei der Versorgung mehrerer Verletzter oder Erkrankter (durch andere Ärzte) sowie bei außergewöhnlichen Notfällen und Gefahrenlagen unterhalb der Katastrophenschwelle [24, 25, 27, 28]. Zusätzlich obliegen ihm besondere ärztliche Aufgaben wie die Sichtung der Patienten und die Fachberatung der Einsatzleitung; weiterhin kann er im Sinne eines Hintergrunddienstes den jeweiligen Notarzt in schwierigen Einzellagen unterstützen. Die rechtliche Grundlage für den LNA ist in Rheinland-Pfalz durch das Brand- und Katastrophenschutzgesetz des Landes (LBKG RLP) [9] sowie den Alarm- und Einsatzplan gegeben. Für den Katastrophenfall ist davon auszugehen, daß der LNA in die dann aufzubauenden Führungsstrukturen integriert wird, zumal er sich dann mit größter Wahrscheinlichkeit bereits längere Zeit im Einsatz befinden wird.

Gemäß den Fortbildungsempfehlungen der Bundesärztekammer muß der LNA u. a. die Anerkennung als Facharzt in einem Gebiet mit intensivmedizinischem Anteil besitzen, regelmäßig im Rettungsdienst eingesetzt und im Besitz des entsprechenden Fachkundenachweises sein sowie eine spezielle Fortbildung absolviert haben [16]. Die Ernennung zum LNA erfolgt durch den zuständigen Hauptverwaltungsbeamten, z. B. den Oberbürgermeister oder Landrat; im Einsatz handelt der LNA als dessen Beauftragter. Die Tätigkeit als LNA erfordert seitens der ernennenden Behörde neben der persönlichen Ausstattung den Abschluß einer speziellen Haftpflichtversicherung, falls dieses Risiko nicht von der persönlichen Berufshaftpflichtversicherung des LNA abgedeckt ist. Zusätzlich sollte der LNA von der ernennenden Behörde auch über den jeweils bestehenden Unfallversicherungsschutz informiert werden. Mehrere LNA bilden eine LNA-Gruppe, um damit die durchgehende Rufbereitschaft zu ermöglichen.

Sonstige Begriffe

Der *Ärztliche Leiter Notarztstandort* nimmt die Fach- und Sachaufsicht über die Notärzte eines Standortes wahr [19]. Seine Weisungsbefugnis wird regelmäßig von der allgemeinen Stellung als Dienstvorgesetzter nachgeordneter Ärzte abhängig und nicht auf externe Notärzte außerhalb der Abteilung oder des Krankenhauses übertragbar sein. Der *Ärztliche Leiter Rettungsdienst* [19, 20] ist bislang noch ohne verbindliche rechtliche Grundlage und nicht allgemein etabliert; die Durchsetzung dürfte indes nur eine Frage der Zeit sein. Dem Ärztlichen Leiter Rettungsdienst obliegt auf regionaler Ebene die gesamte medizinische Aufsicht über den Rettungsdienst einschließlich der medizinischen Weisungsbefugnis gegenüber dem Personal des Rettungsdienstes. Zu seinen Aufgaben zählt auch die Mitarbeit bei allgemeinen Planungsvorgängen, die Qualitätssicherung und die Hygieneüberwachung. In überschaubaren Bereichen bietet sich dabei die Personalunion von LNA, Ärztlichem Leiter Notarztstandort und Ärztlichem Leiter Rettungsdienst an.

Die im Rettungsdienst eingesetzten Rettungshelfer, Rettungssanitäter und Rettungsassistenten handeln grundsätzlich als weisungsgebundene Helfer des Notarztes und aller sonstigen Ärzte [29, 30]. Bei Anwesenheit des Arztes sind die nichtärztlichen Mitarbeiter im Rettungsdienst damit zur *Assistenz* verpflichtet. Weiterhin kann ihnen der vor Ort befindliche Arzt im Rahmen der *Delegation ärztlicher Aufgaben* bestimmte Maßnahmen übertragen, z.B. die Anlage eines venösen Zugangs bei der Versorgung mehrerer Verletzter; die Verantwortung bleibt hier beim anordnenden Arzt. Davon zu unterscheiden ist die *Notkompetenz der Rettungsassistenten*. Sowohl zur Delegation ärztlicher Leistungen als auch zur Notkompetenz der Rettungsassistenten liegt eine Stellungnahme der Bundesärztekammer vor. Danach ist den Rettungsassistenten die Intubation ohne Relaxanzien, die Venenpunktion und die Infusion kristalloider Lösungen, die Applikation ausgewählter Medikamente (Adrenalin, Glukose, Nitrokörper, Dexamethason- und Fenoterol-Spray, Diazepam-Rektiolen) sowie die Frühdefibrillation erlaubt, wenn kein Arzt verfügbar ist und nichtärztliche, einfachere Maßnahmen unwirksam sind [4, 18, 30]. Letztlich sind alle Mitarbeiter im Rettungsdienst im Rahmen ihrer *Garantenstellung* verpflichtet, die ihnen individuell mögliche und zumutbare Hilfe zur Lebensrettung zu leisten [29]; ebenso allgemein gilt die *Schweigepflicht* [31].

Der rettungsdienstliche Normaleinsatz

Einsatz und Anfahrt

Der Einsatz des jeweils erforderlichen Rettungsmittels erfolgt grundsätzlich durch die RLS, die nach Abfrage der Notfallmeldung, in der Regel nach Vorgabe eines Indikationskatalogs, über den Einsatz eines Notarztes entscheidet. Der Notarzt wird zweckmäßigerweise über einen Funkmeldeempfänger alarmiert und muß unverzüglich, d.h. innerhalb von 1–2 min, abrücken. Er kann damit im Klinikbetrieb keine Arbeiten übernehmen, die seine sofortige Abkömmlichkeit in Frage stellen.

Bei Primäreinsätzen ist die RLS während der Anfahrt bis zur Ankunft am Einsatzort weisungsbefugt; dies gilt selbstverständlich auch für Anordnungen über Funk. Mit dem Eintreffen am Patienten endet die Weisungsbefugnis der RLS. Hausärzte und Notfalldienstärzte haben gegenüber dem Notarzt keinerlei Weisungsrecht; mit der Übernahme des Patienten beginnt die ungeteilte ärztliche Verantwortung des Notarztes. Ähnlich verhält es sich bei Sekundärtransporten; hier ist die RLS ebenfalls befugt, den Notarzt zur abgebenden Einrichtung in Marsch zu setzen. Dessen Verantwortung beginnt vor Ort und *vor* der Übernahme des Patienten. Der Notarzt kann vom übergebenden Klinikarzt die Durchführung bestimmter Maßnahmen (z.B. die Intubation) verlangen, um die Transportfähigkeit herzustellen; auch die Ablehnung des Transports kann im Einzelfall in Frage kommen.

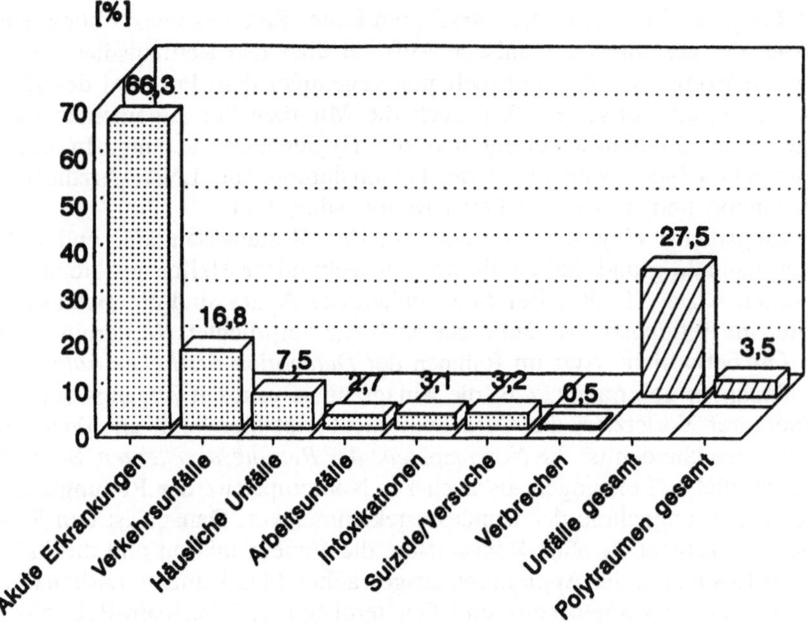

Abb. 2. Notfallkategorien bei 833 NEF-Einsätzen 1993; zusätzlich sind die Anteile der Unfälle sowie der Polytraumen an der gesamten Einsatzzahl zusammengefaßt dargestellt

Organisatorische Erstmaßnahmen am Einsatzort

Bei Primäreinsätzen wird nach dem Eintreffen zunächst die RLS über die Ankunft am Einsatzort informiert, dies erfordert in der Regel nur einen Tastendruck am Statusgerät. Danach ist die jeweilige Eigen- und Fremdgefährdung zu überdenken, ggf. sind entsprechende Sicherungsmaßnahmen zu treffen. Daran schließen sich Untersuchung und Erstversorgung des Notfallpatienten an. Bei größeren Schadensfällen erfolgt zunächst die Sichtung aller Betroffenen und ggf. die Alarmierung des LNA. Die Rettung eines Notfallpatienten, z.B. einer eingeklemmten Person, erfolgt in vertrauensvoller Zusammenarbeit mit der Einsatzleitung der Feuerwehr und ggf. der Polizei; hier darf kein Platz für gegenseitige Selbstdarstellung sein. Besonders wichtig ist es, die RLS kurz nach dem Eintreffen über die Situation vor Ort zu unterrichten, damit dort das Lagebild aktualisiert und ggf. entsprechende Maßnahmen veranlaßt werden können.

Notfallkategorien und Erstversorgung

Im eigenen Patientengut (Abb. 2) handelte es sich bei etwa 66% der Patienten um akute Erkrankungen (ohne Intoxikationen), etwa 28% hatten einen Unfall erlitten und etwa 3,5% waren polytraumatisiert. Dieses Überwiegen internistisch-neurologischer Patienten ist typisch für den Rettungsdienst; dies bedeutet aber keineswegs, daß Ärzte dieser Fachrichtungen als Notärzte zu bevorzugen wären. Im Rettungsdienst ist nicht der Spezialist, sondern der ,,Generalist mit speziellen Fähigkeiten" gefordert. So waren im eigenen Patientengut 2,5% Kinder unter einem Jahr und insgesamt 8% Kinder unter 15 Jahren zu versorgen; und 12% der Notfallpatienten mußten intubiert werden. Diese Kombination verschiedener Anforderungen in teilweise extremen Notfallsituationen und die Versorgung von Patienten aller Altersstufen lassen den Anästhesisten als Notarzt besonders geeignet erscheinen.

Abtransport

Vor dem Abtransport ist die suffiziente Primärversorgung des Patienten unabdingbar.
Der schnelle Transport eines unvollständig versorgten Patienten ist nur noch in Ausnahmefällen denkbar, etwa wenn der Verdacht auf ein sich schnell entwickelndes
epidurales Hämatom mit Einklemmung besteht. Der Notarzt entscheidet allein über
das Transportziel, die RLS übernimmt lediglich die Organisation, z.B. die Verstän-
digung der aufnehmenden Klinik. Bei gegebener Indikation ist an den Einsatz des
RTH denken, z.B. zum gezielten Transport über längere Strecken in Zentren für
Neuro- oder Mikrochirurgie bzw. Brandverletzte. Letztlich ist für die ausreichende
Dokumentation aller Maßnahmen im Einsatzbericht Sorge zu tragen.

Erweiterter Rettungsdienst

Rahmenalarm- und Einsatzplan, Alarmierungsstufen

In Rheinland-Pfalz sind im Rahmenalarm- und Einsatzplan für die medizinische
Versorgung bei Gefahrenlagen (RAEP) nach LBKG RLP [9] die Alarmstufen 1–3
vorgesehen, die den über den Normaleinsatz hinausgehenden Rettungsdienst unterhalb der Katastrophenschwelle [2] ordnen; als Arbeitsbegriff bietet sich die Bezeichnung „erweiterter Rettungsdienst" an.

Die Definition der Alarmstufen und die Ausgestaltung des RAEP ist grundsätzlich
von den örtlichen Gegebenheiten abhängig und damit auch gestaltungsfähig; nachfolgend wird auf den RAEP für die Stadt Trier und den Landkreis Trier-Saarburg
Bezug genommen:

- Alarmstufe 1: Mehr als 5 zu versorgende Personen sowie in Einzellagen auf An-
  forderung des Notarztes oder der RLS.
- Alarmstufe 2: 11–20 zu versorgende Personen.
- Alarmstufe 3: Über 20 zu versorgende Personen.

Einsatzleitung

Die Einbindung der medizinischen Gefahrenabwehr in die technische und allgemeine
Gefahrenabwehr muß vorausschauend und eindeutig geregelt sein, um unnötige Rei-
bungsverluste im Einsatz zu vermeiden. Gemäß LBKG RLP [9] liegt die Einsatzleitung zunächst beim Hauptverwaltungsbeamten (HVB), hier dem Bürgermeister,
Landrat oder Regierungspräsidenten (Abb. 3). Je nach Lage wird der HVB vom
einem räumlich abgesetzt arbeitenden Katastrophenschutzstab (KatS-Stab) unterstützt, er bedient sich der Techischen Einsatzleitung (TEL) vor Ort bzw. auch der
RLS zur unmittelbaren Führung.

Die Mehrzahl der Gefahrenlagen wird jedoch unterhalb dieser Organisationsebene
bewältigt. Dazu sind der Wehrleiter der Verbandsgemeinde bzw. der Kreis- oder
Stadtfeuerwehrinspekteur vom HVB grundsätzlich mit der Einsatzleitung beauftragt.
Ist eine größere Anzahl Verletzter oder Erkrankter zu versorgen, soll der Einsatzleiter
einen LNA mit der notfallmedizinischen Versorgung beauftragen [9]. Dies ist regelmäßig bei Auslösung einer der obengenannten Alarmstufen der Fall. Damit wird aus
der Einsatzleitung eine Gesamteinsatzleitung (Gesamt-EL) mit integrierter Sanitäts-
einsatzleitung (San-EL). Die San-EL besteht aus dem LNA und dem organisatorischen Leiter (OL). Der OL ist für die allgemeine sanitätsdienstliche Organisation
unter Beachtung der medizinischen Vorgaben des LNA verantwortlich. In medizi-

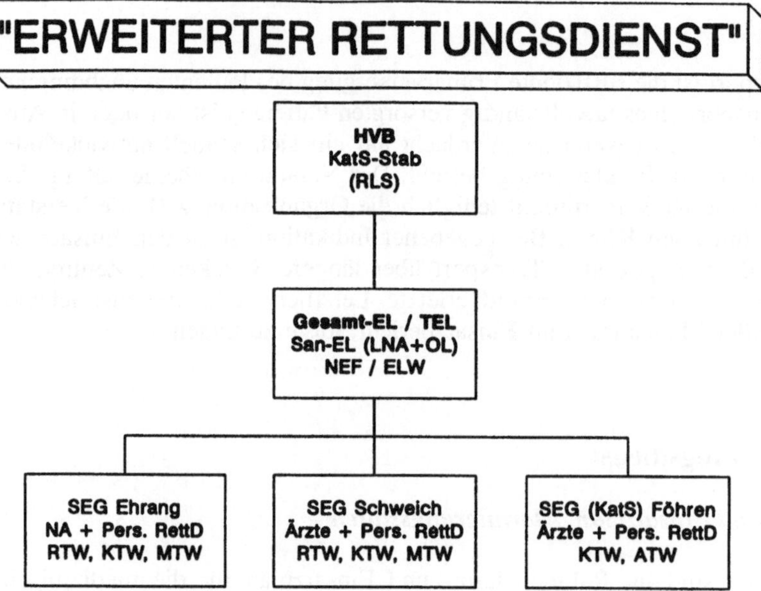

Abb. 3. Erweiterter Rettungsdienst, Gliederungsschema der Stäbe und Kräfte (Abkürzungen s. Text. ELW = Einsatzleitwagen.))

nisch-organisatorischer Hinsicht ist der LNA gegenüber den eingesetzten Notärzten, dem OL und allen Rettungsdienst- und Sanitätskräften weisungsbefugt. Die San-EL untersteht dem Gesamteinsatzleiter in organisatorischer, nicht jedoch in fachlicher Hinsicht. Gemäß RAEP kann auch die Gesamt-EL auf den LNA übergehen, wenn vornehmlich Ärzte und Rettungsdienstpersonal zur Abwehr der Gefahr benötigt werden. Im konkreten Einsatz stellt sich diese Frage jedoch nicht, sofern ein persönliches Vertrauensverhältnis zwischen den Verantwortlichen gewachsen ist.

Feuerwehrarzt

Der in der FwVO [6] verankerte Feuerwehrarzt wird wie der LNA vom HVB bestellt; er hat insbesondere die Aufgabe der Fachberatung bei Planungen, Übungen und im Einsatz. Darüber hinaus zählt auch die ärztliche Hilfe an der Einsatzstelle zu seinen Aufgaben; hier muß jedoch dringend davor gewarnt werden, einen eigenen medizinischen Hilfszweig für die Feuerwehr parallel zum Rettungsdienst aufzubauen. Zur Vermeidung von Überschneidungen empfiehlt es sich, einen LNA gleichzeitig als Feuerwehrarzt zu bestellen, damit die örtliche Feuerwehr über einen direkten Ansprechpartner verfügt. Dies kann auch für die Zusammenarbeit im Einsatz nur dienlich sein, beispielsweise kann dieser LNA und Feuerwehrarzt bei größeren Schadensereignissen die medizinischen Belange in der TEL vertreten.

Schnelleinsatzgruppen

Die Schnelleinsatzgruppen (SEG) [7, 22] dienen der Verstärkung des normalen Rettungsdienstes unterhalb der Katastrophenschwelle und sind neben den gerade präsenten Kräften des Rettungsdienstes das jederzeit zusätzlich verfügbare Einsatzmittel der San-EL (Abb. 3). Auch im Katastrophenfall werden die SEG als sofort verfügbare Kräfte zunächst die Hauptlast der medizinischen Gefahrenabwehr tragen müssen. Ihr Einsatz ist im RAEP geregelt. Zur schnellen Alarmierung innerhalb weniger

122

Minuten sollen möglichst alle Mitglieder mit Funkmeldeempfängern ausgerüstet sein.

Eine SEG in Stärke von etwa 20 Personen setzt sich idealerweise aus wachfreien Mitarbeitern des Rettungsdienstes und ehrenamtlichen Sanitätskräften im Verhältnis 1 : 1 zusammen. Motivierte und gut ausgebildete Einheiten des Katastrophenschutzes mit ihrer speziellen Materialausstattung stellen eine wertvolle Verstärkung und Ergänzung dar. Von großer Bedeutung ist die Gewinnung geeigneter Ärzte, die sich zur Mitarbeit in einer SEG bereiterklären und die vor Ort eingesetzten Notärzte verstärken. Eine SEG soll grundsätzlich in der Lage sein, mindestens 20 Personen zu versorgen [22]. Die Materialausstattung folgt notfallmedizinischen Anforderungen der Individualmedizin [7]. Als Fahrzeuge stehen sowohl Krankenkraftwagen wie KTW und RTW als auch sonstige Kraftfahrzeuge wie Mannschaftstransportwagen (MTW) und Arzttruppwagen (ATW) usw. zur Verfügung. Sowohl die Personal- als auch die Materialausstattung befinden sich derzeit wegen der Neugliederung des Katastrophenschutzes im Umbruch.

Dringlichkeitskategorien

Beim Massenanfall von Notfallpatienten ist es das Ziel der Sichtung, den Betroffenen möglichst gleichermaßen zu helfen [27]. Durch die Einordnung der Patienten in Dringlichkeitskategorien wird der optimale Einsatz der momentan verfügbaren Kräfte ermöglicht. Dies macht gleichzeitig deutlich, daß Sichtung ein permanenter und dynamischer Prozeß ist, der sowohl vom Zustand des Patienten als auch von den äußeren Bedingungen abhängig ist und damit einer regelmäßigen Wiederholung und Überprüfung bedarf.

Im Rettungsdienst werden 4 Dringlichkeitskategorien unterschieden, die hier nach eigener Einschätzung widergegeben werden:

- I: Behandlungspriorität bei unmittelbar bedrohten Vitalfunktionen, z. B. respiratorischer Insuffizienz mit Notwendigkeit der Intubation.
- II. Transportpriorität zur Verhütung von Folgeschäden, z. B. bei offenen Frakturen oder Verdacht auf intraabdominelle Blutung.
- III: Patienten ohne akute Gefährdung, die später versorgt werden können, z. B. geschlossene Unterarmfrakturen.
- IV: Patienten, die unter den momentanen Verhältnissen nicht ohne Gefährdung anderer Patienten mit besserer Prognose versorgt werden können.

Eine Einordnung in die Dringlichkeitskategorie IV erscheint nur in Extremsituationen denkbar, etwa während einer Katastrophe. Die Unmöglichkeit der definitiven Versorgung bedeutet dabei keineswegs, auf menschliche Zuwendung oder schmerzstillende Maßnahmen zu verzichten.

Sonstiges

Leichenschau

Die Leichenschau [3, 23] ist keine Primäraufgabe des Rettungsdienstes und des Notarztes. Die Todesbescheinigung muß vom Notarzt nur dann zwingend ausgefüllt werden, wenn dieser selbst noch am Patienten gehandelt hat, z. B. nach einer erfolglosen Reanimation. Ansonsten kann die Leichenschau im Einzelfall nur insoweit erfolgen, als das Rettungsmittel für seine ursprünglichen Aufgaben einsetzbar bleibt. In jedem Fall sind die Feststellung der Person des Verstorbenen und die sorgfältige und vollständige Untersuchung der Leiche unverzichtbar. Ist der Zeitpunkt des Todes nicht zweifelsfrei, sollten die Leichenerscheinungen genau dokumentiert und die Uhrzeit angegeben werden, zu der der Tod festgestellt wurde; es empfiehlt sich, die Todesbescheinigung mit einem entsprechenden Vermerk zu versehen. In allen Zweifelsfällen ist „nichtnatürlicher Tod" anzunehmen und die Polizei zu verständigen. Ein Abwarten bis zum Eintreffen der Polizei erscheint nur dann zumutbar, wenn der Notarzt dadurch nicht seinen eigentlichen Aufgaben, ggf. einschließlich der Präsenz in der entsendenden Klinik, entzogen wird.

Aufnahmeverweigerung durch Krankenhäuser

Die Aufnahmeverweigerung durch Krankenhäuser hat sich zunehmend zu einem Problem entwickelt und droht, die Effektivität der Rettungskette zu vermindern [5]. Grundsätzlich sind die „Abmeldung" von Akutkrankenhäusern aus der Notfallversorgung und die konkrete Aufnahmeverweigerung rechtswidrig. Es ist davon auszugehen, daß die Versorgungsmöglichkeiten in jedem sachgerecht geführten Akutkrankenhaus die eines Rettungsmittels übersteigen. Das Landeskrankenhausgesetz von Rheinland-Pfalz [12] trägt dem Rechnung, indem es ausddrücklich eine „Pflicht zur Notaufnahme" vorschreibt. In anderen Bundesländern bestehen ähnliche Regelungen. Es gehört zu den Pflichten der Krankenhausärzte, sich einen Notfallpatienten „alsbald" in der Aufnahme anzusehen und bei Anmeldung eines Notfallpatienten durch die RLS „schnellstmöglich" alle vorbereitenden Maßnahmen zu treffen [30]. Davon unberührt bleibt die Möglichkeit einer Verlegung unter kontrollierten Bedingungen und nach Stabilisierung der Vitalfunktionen.

Polizeigewahrsam

Gemäß dem Polizei- und Ordnungsbehördengesetz (POG) Rheinland-Pfalz [21] kann eine Person bei Eigen- oder Fremdgefährdung von der Polizei vorübergehend in Gewahrsam genommen werden; diese Maßnahme ist auf maximal 24 h begrenzt, falls zwischenzeitlich keine anderslautende richterliche Entscheidung ergangen ist. Ähnliche Bestimmungen finden sich in den entsprechenden Gesetzen aller Bundesländer. Ein Patient kann auf Verlangen des Notarztes in Gewahrsam genommen werden, wenn dieser eine unmittelbare Bedrohung für Leib oder Leben des Patienten feststellt. Der Ort des Gewahrsams ist nicht positiv vorgeschrieben, so daß hierfür nach entsprechender medikamentöser Therapie auch eine Intensivstation in Frage kommt. Vom Polizeigewahrsam zu unterscheiden ist die zwangsweise Unterbringung durch Gerichtsbeschluß, die im Rettungsdienst regelmäßig keine Rolle spielt.

Literatur

1. Adams HA, Möllmann G, Hempelmann G (1990) Die Aufgaben des Notarztes. Ein praktischer Leitfaden. Wehrmed Monatsschr 34: 81–89
2. Andrian-Werburg R von (1993) Neukonzeption der Führung bei Katastrophen. „Leben retten" 19: 41–46
3. Brettel H-F (1982) Medizinische und rechtliche Fragen beim Ausstellen des Leichenschauscheins. Deutsches Ärztebl 79: 36–43 (Heft 40, Ausgabe C)
4. Die Notkompetenz der Rettungsassistentin und des Rettungsassistenten (1994) Lehranstalt für Rettungsdienst des DRK Landesverbandes Rheinland-Pfalz (Hrsg), Mainz
5. Dresing K, Obertacke U, Peterson Th, Schmit-Neuerburg KP (1991) Das Problem der Weiterbehandlung präklinisch erstversorgter Notfallpatienten im Krankenhaus. Der Notarzt 7: 171–177
6. Feuerwehrverordnung (FwVO) vom 21. März 1991. In: Gesetz- und Verordnungsblatt für das Land Rheinland-Pfalz, Nr 7 vom 28. März 1991, S 89–99

7. Heinrichs W, Lipp R, Hartje H, Vogel U, Stallmann A, Müller J (1992) Ausrüstung einer Schnelleinsatzgruppe. Notfallmedizin 18: 378–382

8. Koch B, Kuschinsky B (1993) Die Hilfsfrist im Rettungsdienst in der präklinischen Notfallversorgung als Grundlage der rettungsdienstlichen Konzeption. „Leben retten" 19: 1–8

9. Landesgesetz über den Brandschutz, die Allgemeine Hilfe und den Katastrophenschutz (Brand- und Katastrophenschutzgesetz - LBKG) vom 2. November 1981. In: Gesetz- und Verordnungsblatt für das Land Rheinland-Pfalz, Nr 24 vom 11. November 1981, S 247–259

10. Landesgesetz über den Rettungsdienst sowie den Notfall- und Krankentransport (Rettungsdienstgesetz - RettDG) vom 22. April 1991. In: Gesetz- und Verordnungsblatt für das Land Rheinland-Pfalz, Nr 12 vom 17. Mai 1991, S 217–224

11. Landesgesetz zur Änderung des Rettungsdienstgesetzes und des Brand- und Katastrophenschutzgesetzes vom 8. April 1991. In: Gesetz- und Verordnungsblatt für das Land Rheinland-Pfalz, Nr 8 vom 12. April 1991, S 112–118

12. Landeskrankenhausgesetz (LKG) vom 28. November 1986. In: Luber F (Hrsg) Krankenhausfinanzierungsgesetz. Bd II. Verlag R S Schulz, Starnberg, 1994, Nr 1308, S 1–25

13. Landesrettungsdienstplan Rheinland-Pfalz vom 15. Juli 1986. In: Staatsanzeiger für Rheinland-Pfalz. Amtliche Bekanntmachungen. Nr 28 vom 28. Juli 1986, S 759–763

14. Lenz W (1992) Das „therapiefreie Intervall". Ansatzpunkte zu seiner Verkürzung. Rettungsdienst 15: 863–870

15. Lipp M (1993) Organisationsformen der Notfallmedizin im internationalen Vergleich. Anaesthesist 42: 623–629

16. Lipp M, Hennes H-J, Gervais H, Dick W (1991) Ausbildung zum Leitenden Notarzt – „Das Mainzer Modell". Notfallmedizin 17: 343–349

17. Lippert H-D (1986) Die Bewertung des Fachkundenachweises aus rechtlicher Sicht. Anästh Intensivmed 27: 312–314

18. Lippert H-D, Weißauer W (1991) Rechtsstellung des Notarztes im organisierten Rettungswesen. In: Sefrin P (Hrsg) Notfalltherapie. Erstversorgung im Rettungsdienst nach den Empfehlungen der DIVI. Urban & Schwarzenberg, München Wien Baltimore, S 9–25

19. Moecke H, Ahnefeld FW, Farrenkopf D, Herden H-N (1994) Der Ärztliche Leiter Rettungsdienst. Dtsch Ärztebl 91/6: A 336–339]

20. Pleßke W (1993) Die Zukunft des Rettungsdienstes aus der Sicht einer Hilfsorganisation. „Leben retten" 19: 127–131

21. Polizei- und Ordnungsbehördengesetz (POG) vom 10. November 1993. In: Gesetz- und Verordnungsblatt für das Land Rheinland-Pfalz, Nr 31 vom 16. Dezember 1993, S 595–614

22. Rahmenempfehlungen für den Einsatz von Schnelleinsatzgruppen (SEG) beim Massenanfall von Verletzten und/oder Erkrankten (1992) Vom Fachausschuß Rettungsdienst am 09.10.1991 und vom Bundesfrauen-/Bundesmännerausschuß des DRK am 30.11.1991 beschlossener Entwurf. „Leben retten" 18: 44–46

23. Schulz E (1991) Feststellung des Todes. In: Sefrin P (Hrsg) Notfalltherapie. Erstversorgung im Rettungsdienst nach den Empfehlungen der DIVI. Urban & Schwarzenberg, München Wien Baltimore, S 646–659

24. Sefrin P (1991) Begriffe aus dem Rettungswesen. In: Sefrin P (Hrsg) Notfalltherapie. Erstversorgung im Rettungsdienst nach den Empfehlungen der DIVI. Urban & Schwarzenberg, München Wien Baltimore, S 2–8

25. Sefrin P (1991) Handbuch für den Leitenden Notarzt. Organisation. Strategie. Recht. Leitfaden für Einsatz und Fortbildung. Unter Mitarb. von Knuth P und Stratmann D. ecomed, Landsberg/Lech

26. Sefrin P (1991) Verschiedene Notarztsysteme. In: Sefrin P (Hrsg) Notfalltherapie. Erstversorgung im Rettungsdienst nach den Empfehlungen der DIVI. Urban & Schwarzenberg, München Wien Baltimore, S 25–33

27. Sefrin P (1991) Voraussetzungen für die Notfalltherapie. In: Sefrin P (Hrsg) Notfalltherapie. Erstversorgung im Rettungsdienst nach den Empfehlungen der DIVI. Urban & Schwarzenberg, München Wien Baltimore, S 39–110

28. Stratmann D (1990) Der Leitende Notarzt - Aufgaben und Stellung. brandschutz / Deutsche Feuerwehr-Zeitung 44: 639–641

29. Ufer MR (1993) Rechtsfragen. Teil 1. „Leben retten" 19: 50–56

30. Ufer MR (1993) Rechtsfragen. Teil 2. „Leben retten" 19: 114–118

31. Ufer MR (1993) Rechtsfragen. Teil 3. „Leben retten" 19: 152–160

Unverzichtbares und Unnötiges in der Anästhesievorbereitung

W. Röse

Das Ziel der Anästhesievorbereitung besteht darin, bei einem bestimmten Patienten für einen bestimmten Eingriff ein für Patienten wie Eingriff geeignetes Schmerzausschaltungsverfahren zu bestimmen. Geeignet heißt dabei: wirkungsvoll, nebenwirkungsarm und zumutbar. Bereits aus dieser Auflistung geht deutlich hervor, daß bei der Realisierung der gestellten Aufgabe nicht wenige individuelle Aspekte zu berücksichtigen sind; sie betreffen in allererster Linie den Patienten.

Jedes Anästhesieverfahren stellt einen mehr oder weniger intensiven, oft ja auch invasiven Eingriff dar und ist deshalb mit Risiken verbunden; diese können während der Anwendung von Schmerzausschaltungsverfahren heute sehr niedrig gehalten werden. Risikominderungen sind deshalb in Zukunft hier weniger zu erwarten als im perianästhesiologischen Bereich.

Weissauer stellte hierzu fest: ,,Wenn noch Fortschritte bei der Senkung des Anästhesierisikos zu erzielen sind, so liegen sie offenbar in der Verbesserung der anästhesiologischen Voruntersuchung und Vorbehandlung" [12].

Wesentlich älter, aber auch immer noch gültig, ist der Hinweis des österreichischen Anästhesisten Feurstein auf eine das Auftreten von Anästhesiekomplikationen begünstigende Unglückstrias, bestehend aus:

— einem unbekannten Patienten,
— einem unerfahrenen Anästhesisten,
— einem ungeduldigen Operateur.

Die Einflußnahme auf zwei Drittel dieser Faktorengruppe ist anästhesiologisch möglich, vor allem mit der Wahrnehmung der wichtigen Aufgabe, aus einem unbekannten einen bekannten und – daraus abgeleitet – auf die Anästhesie vorbereiteten Patienten zu machen.

Dazu dienen einige unverzichtbare Maßnahmen der Anästhesievorbereitung, andere haben sich im Laufe der Zeit als nicht mehr obligat und einige wenige sogar als überflüssig erwiesen. Dabei kann es nicht verwundern, daß die Auffassungen zum Unverzichtbaren bzw. Unnötigen durchaus nicht immer einheitlich sind.

Als unerläßliche Maßnahmen der Anästhesievorbereitung sind anzusehen:

— Anamneseerhebung,
— klinische Untersuchung,
— Laborbasisdiagnostik,
— Aufklärung,
— Einholen der Einverständniserklärung.

Eine medikamentöse Vorbereitung mit dem Hauptziel der Anxiolyse ist zumindest immer zu erwägen, meist angezeigt, jedoch durchaus nicht grundsätzlich zu fordern. Auf diese Aspekte der Prämedikation wird später eingegangen.

Als nicht in jedem Falle erforderlich sind einzuordnen:

— Elektrokardiogramm,
— Thoraxröntgenaufnahme,

Tabelle 1. Gezielte Laboruntersuchungen vor einer Anästhesie. (Nach [5])

Was?	*Wobei?*
Hkt oder Hb, Kalium, Blutzucker	Bei jedem Patient
SGOT, SGPT Gamma-GT	Bei Verdacht auf Leberschaden und bei Allgemeinanästhesie in den letzten 12 Monaten
Gesamteiweiß	Bei Ödemen
Gerinnungswerte: Quick, PTT, Thrombinzeit, Thrombozyten	Vor rückenmarknahen Anästhesien
Kreatinin	Bei renaler Anamnese
Blutgasanalyse	Bei Hinweisen auf Störungen des SBH, Diabetes, Niereninsuffizienz

– zusätzliche Laboruntersuchungen,
– Lungenfunktionsprüfung.

Bislang ist nicht wissenschaftlich bewiesen worden, ob die routinemäßige Durchführung dieser Zusatzuntersuchungen oder ihr Fehlen den Behandlungsausgang beeinflussen können.

Zum Nachdenken anregen sollte eine Aufstellung aus einem Editorial in der JAMA aus dem Jahre 1985 [7], die die Gründe aufführt, warum Ärzte präoperative Labortests anordnen.

Warum ordnen Ärzte präoperative Labortests an?

– Suchtest,
– persönliche Rückversicherung,
– leichte Durchführbarkeit bei schneller Verfügbarkeit,
– Krankenhausvorschriften,
– medikolegaler (juristischer) Nutzen,
– Dokumentation,
– Krankenhausprofit,
– Kuriosität,
– Unsicherheit,
– Herstellen einer Vergleichsbasis.

Laboruntersuchungen sollten neben wenigen Basisbestimmungen gezielt angesetzt werden. Ein Beispiel dafür zeigt Tabelle 1.

Ein gezielteres Vorgehen ist auch bei der Anordnung präoperativer Thoraxröntgenaufnahmen nötig. Hierzu wurde an der Universitätsklinik für Anaesthesiologie und Intensivtherapie der Otto-von-Guericke-Universität Magdeburg eine Studie durchgeführt [8], der die Auswertung von 1625 im Rahmen der Anästhesievorbereitung routinemäßig angefertigter Röntgenbilder zugrunde lag (Tabelle 2).

Dabei zeigte sich deutlich:

– Bei 3/4 der Fälle wurden bei leerer Anamnese normale Thoraxröntgenbilder vorgefunden. Diese waren also überflüssig.
– Die meisten der gefundenen pathologischen Röntgenbefunde waren zu erwarten, da es eine entsprechende Anamnese gab.

Tabelle 2. Bewertung von 1625 präoperativen Thoraxröntgenaufnahmen. (Nach [8])

	1	2	3	4	5	6
Anamnese	leer	+	+	+	leer	leer
Thoraxröntgen	normal	normal	pathol.	pathol.	pathol.	pathol.
Konsequenz	keine	keine	keine	ja	keine	ja
Häufigkeit	73,7%	13%	2,9%	7,1%	1,6%	1,6%
Anteil über 45jähriger			91,4%	79,3%		63,5%

- Pathologische Röntgenbefunde bei unauffälliger Anamnese gab es in nur 3,2 % der Fälle; anästhesiologische Auswirkungen hatte dies in nur 50 %.
- Pathologische Röntgenbefunde des Thorax betrafen insgesamt ganz überwiegend Patienten im Alter über 45 Jahre.

Zu ähnlichen Ergebnissen kam eine Untersuchung am Universitäts-Klinikum Berlin-Steglitz [6]. Hier wurde auch eine Kostenanalyse durchgeführt, derzufolge eine Einsparung von 5 % der jährlichen Kosten für Thoraxröntgenaufnahmen möglich wäre, wenn man bei allen klinisch kardiopulmonal unauffälligen Patienten der Altersgruppe 17–30 Jahre auf eine Routinethoraxuntersuchung verzichten würde.

Zu der Frage der Handhabung anästhesiologischer Voruntersuchungen hat die DGAI 1982 eine Entschließung veröffentlicht [1], deren Inhalt auch heute noch voll zutreffend ist. Sie ist als Anhang zu diesem Beitrag im Wortlaut wiedergegeben.

In gleichem Zusammenhang ist anzumerken, daß die 1 Jahr später [2] publizierte Entschließung zu ,,Voraussetzungen zur Durchführung ambulanter Anästhesieverfahren" auch unter den heute viel diskutierten Gesichtspunkten des ambulanten Operierens nichts an Aktualität eingebüßt hat.

Erst nach Anamneseerhebung, klinischer Untersuchung, Inaugenscheinnahme vorliegender Untersuchungsbefunde und Kenntnis über den geplanten Eingriff ist der Anästhesist in der Lage, die Situation des zu Anästhesierenden hinreichend einzuschätzen, dem Patienten ein Schmerzausschaltungsverfahren vorzuschlagen, ihn über dieses aufzuklären und nicht zuletzt auch seine Zustimmung zu dessen Anwendung einzuholen.

In diesem Zusammenhang taucht erneut der Begriff des Anästhesierisikos auf. Viele Dokumentationsblätter sehen zum Abschluß der Anästhesievorbereitung eine Risikoeinstufung vor; sie folgt zumeist den Richtlinien der American Society of Anesthesiologists, ASA (Tabelle 3). Ihr gegenüber haben sich andere Einteilungskriterien, die wie die Mannheimer Risikocheckliste teilweise viel genauer sind, nicht generell durchsetzen können.

Psychologische Vorbereitung

Bei der Vorbereitung auf jedwedes Anästhesieverfahren spielen psychologische Gesichtspunkte eine wichtige, oft genug unterschätzte Rolle. Dabei geht es in erster Linie darum, dem Patienten Angst oder Furcht vor dem bevorstehenden Ereignis zu nehmen oder doch zumindest eine Verbesserung seiner Befindlichkeit zu erreichen, unberechtigte Ängste und auch falsche Vorstellungen durch Erklärung und Aufklärung beseitigen zu helfen. Patientenbefragungen haben deutlich gezeigt, daß Ängstlichkeit ganz im Vordergrund der präoperativen Beschwerden steht. Als Anästhesisten wissen wir dabei sogar, daß die Furcht vor dem bevorstehenden Schmerz-

Tabelle 3. Risikogruppen nach ASA

Risikogruppe	Kriterien zur Einstufung
I	Bis auf die operativ zu behandelnde Erkrankung gesunder Patient
II	Patient mit einer leichten Allgemeinerkrankung, die zu keiner allgemeinen Leistungseinschränkung führt.
III	Patient mit einer schweren Allgemeinerkrankung, die zu einer Leistungseinschränkung führt.
IV	Patient mit einer schweren, lebensbedrohlichen Allgemeinerkrankung
V	Moribunder Patient, von dem nicht erwartet wird, daß er mit oder ohne Operation die folgenden 24 h überlebt

ausschaltungsverfahren – allerdings vorrangig, wenn es sich um eine Narkose handelt – vielfach größer ist als vor dem operativen Eingriff.

Tarnow nimmt hierzu wie folgt Stellung: „Die Prämedikation im engeren Sinne sollte immer und an erster Stelle die Droge der menschlichen Zuwendung zum Inhalt haben, d. h. eine einfühlsame und auf die Individualität des Patienten und seine Erkrankung Rücksicht nehmende präoperative Visite, die für die Verarbeitung und Bewältigung präoperativer Angstprozesse von großer Bedeutung ist" [10].

In diesem Zusammenhang ist auch auf das Problem der angemessenen Aufklärung hinzuweisen. Sie kann sich durchaus positiv auf die Befindlichkeit des Patienten auswirken, was ihre erklärenden Anteile anbetrifft. Eine aus Gründen der forensischen Absicherung alle nur denkbaren Risiken schonungslos vor Augen führende Aufklärung hingegen dürfte nicht der anxiolytischen Zielsetzung dienen und für den Patienten eher eine zusätzliche Belastung darstellen.

Immer wieder wird völlig zu Recht darauf hingewiesen, daß die psychologische Vorbereitung des Patienten nicht eine Eilhandlung in letzter Minute darstellen darf. Das Gespräch mit dem Patienten sollte mindestens am Tag vor dem Eingriff stattfinden. Die heute vorhandenen Organisationsformen wie die Anästhesiesprechstunde oder die Anästhesieambulanz gestatten es auch, den Zeitpunkt noch weiter voranzustellen.

Wie ausschlaggebend die psychologische Vorbereitung durch das Gespräch ist, gibt eine Darstellung von Egbert et al. [3] wieder, die zwar schon gut 30 Jahre alt ist, in der Folge aber immer wieder ihre Bestätigung gefunden hat (Tabelle 4).

Tabelle 4. Einfluß von psychologischer und/oder medikamentöser Operationsvorbereitung. (Nach [3])

Vorbereitung	*Patientenbefindlichkeit (%)*		
	nervös	schläfrig	beruhigt
Kontrollgruppe	58	18	35
Pentobarbital (2 mg/kg i.m.)	61	30	48
Präoperative Visite	40	26	65
Visite + Pentobarbital	38	38	71

Man sieht, daß der Unterschied in der Befindlichkeit zwischen einer mit einem Barbiturat vorbereiteten Patientengruppe und einer Kontrollgruppe nur sehr gering ist. Die Patienten sind nervös und fühlen sich unzureichend beruhigt. Der alleinige Effekt einer präoperativen aufklärenden Visite läßt den Anteil der als nervös bezeichneten Patienten deutlich geringer werden, den der beruhigten fast auf das Doppelte ansteigen. Interessanterweise konnte dieser psychologische Effekt nur unwesentlich gesteigert werden, wenn er mit einer Barbituratprämedikation ergänzt wurde.

Zu dieser Untersuchung muß heutzutage lediglich kritisch festgestellt werden, daß damit die uns bekannten Einschränkungen gegen die Barbiturate in der Prämedikation bekräftigt werden. Leider fehlen allerdings aktuellere vergleichende Untersuchungen – beispielsweise unter Zuhilfenahme von Benzodiazepinen.

Die Möglichkeiten der nichtmedikamentösen Angstminderung vor Anästhesie und Operation sind im nachfolgenden Schema (nach [9]) aufgeführt. Dabei wird deutlich, daß am Zustandekommen dieser Zielsetzung die operativen Partner des Anästhesisten, das Pflegepersonal und nicht zuletzt auch die Angehörigen beteiligt sind.

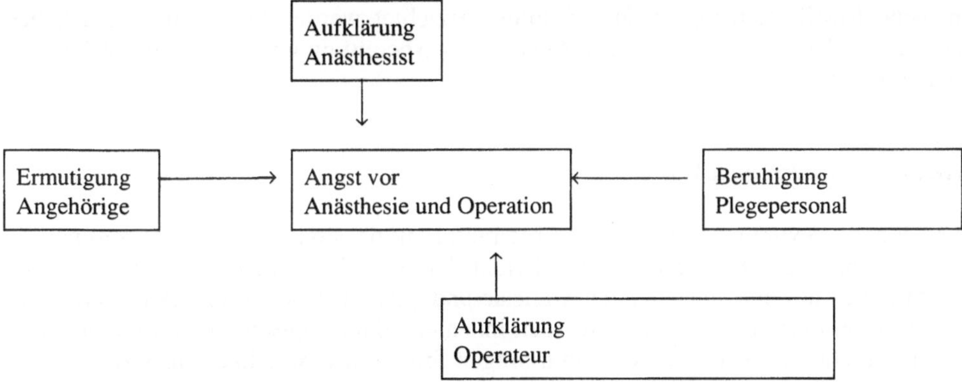

Medikamentöse Vorbereitung

Bei aller sorgfältigen psychologischen Vorbereitung des Patienten ist es doch in vielen Fällen unverzichtbar, daß sich dieser eine medikamentöse anschließt. Noch einmal ist Tarnow zu zitieren:

,,Wenn man keinem therapeutischen Calvinismus huldigt, d.h. also nicht die Ansicht teilt, der Patient müsse die präoperative Angst durchstehen und damit in seiner Lebenserfahrung wachsen, so ist die Notwendigkeit der Prämedikation unbestritten".

Prämedikationseffekte lassen sich sogar objektivieren. So konnten Walsh et al. [11] zeigen, daß die Prämedikation mit Diazepam bzw. Pethidin einen bei Unbehandelten oder mit einem Placebo ,,Prämedizierten" gemessenen Anstieg von Plasma-β-Endorphinen in der unmittelbaren präoperativen Phase verhinderte.

Welche Ziele verfolgt die medikamentöse Anästhesievorbereitung? Zu nennen sind:

– Anxiolyse,
– Amnesie,
– Sedierung,
– Analgesie,
– anticholinerge Effekte,
– antiallergische Wirkung,
– Antemesis,
– Magensäuresekretionshemmung.

Tabelle 5. Prämedikation mit Benzodiazepinen

Präparat	Dosierung [mg]			
	i.m.	i.v.	per os	Wirkdauer
Midazolam	2,5–7,5	1,0–5	7,5–15	Kurz
Diazepam	5–20	2,5–10	5,0–20	Mittel
Lormetazepam	–	0,4–1	0,5–2	Mittel
Flunitrazepam	0,5–2	0,2–1	1–2	Lang
Dikaliumchlorazepat	50–100	25–100	59–100	Lang

Alle diese Ziele müssen nicht bei allen Patienten erreicht werden, d. h. daß auf manche Medikamentengruppen schadlos verzichtet werden kann. Hingegen haben sich als in den meisten Fällen der Anästhesievorbereitung unverzichtbar solche Arzneimittel gezeigt, die der Anxiolyse dienen.

Anxiolytische Prämedikation

Die hierzu bevorzugt eingesetzte Arneimittelgruppe sind die Benzodiazepine; sie haben neben dem sehr erwünschten Effekt der Anxiolyse auch noch eine Wirkung im Hinblick auf eine anterograde Amnesie und auch eine Sedierung. Antikonvulsive und muskelrelaxierende Effekte werden ihnen ebenfalls zugesprochen, und auch diese sind nicht unerwünscht. Nebenwirkungen fehlen in Prämedikationsdosen nahezu völlig. Tabelle 5 verdeutlicht, daß die zur Verfügung stehende Palette eine Auswahl nicht nur hinsichtlich der erwünschten Wirkungsdauer, sondern auch in bezug auf die Applikationsart zuläßt. Haben Benzodiazepine schlaf*anstoßende* Effekte, so wird den gelegentlich auch noch zur Prämedikation verwendeten Barbituraten eine schlaf*erzwingende* Wirkung zugesprochen. Manche Autoren weisen den Barbituraten auch eine antianalgetische Wirkung zu, wodurch ihr Einsatz zumindest fraglich erscheint.

Eine neuroleptische Prämedikation, die mit Butyrophenonen wie auch mit Phenothiazinen erreichbar ist, ruft in aller Regel zwar eine Sedierung hervor, ist allerdings meist nicht in der Lage, eine Angstlösung zu erzielen. Nicht selten werden sogar Unruhe und Angstäußerung bei solchermaßen prämedizierten Patienten beobachtet. Somit kann festgehalten werden, daß hinsichtlich der anxiolytischen Wirkung die Benzodiazine eindeutige Vorteile bieten.

Analgetische Prämedikation

Eine Gabe von Analgetika ist in der Anästhesievorbereitung unstrittig nötig, wenn Patienten von Schmerzen geplagt sind bzw. voraussehbar ist, daß im Zusammenhang mit der Vorbereitung auf Anästhesie und Operation infolge Transport oder Lagerung eine Schmerzauslösung vor Einleiten des Anästhesieverfahrens zu erwarten ist.

Zum anderen gibt es ernstzunehmende Hinweise darauf, daß eine analgetische Prämedikation in der Lage ist, den Verbrauch an Anästhetika während der Operation zu senken und auch den postoperativen Bedarf an Analgetika zu minimieren. Einfluß nehmen soll die analgetische Prämedikation auf das „Schmerzgedächtnis".

Solange diese Vermutungen nicht widerlegt sind, darf man die Hinzufügung von Analgetika zur anxiolytischen Prämedikation zumindest nicht als unnötig bewerten.

Tabelle 6. Wirkungen und Nebenwirkungen von Anticholinergika

Wirkungsbereich	Atropin	Glykopyrrolat	Scopolamin
Herzfrequenzsteigerung	+++	+	+
Antisialoge Wirkung	+	+	+++
Sedierung	+	0	+++

Anticholinerge Prämedikation

Die vor vor wenigen Jahren geübte gängige Prämedikation enthielt immer ein Anticholinergikum. Am „Atropindogma" war lange Jahre nicht zu rütteln. Zweifel sind v. a. dadurch aufgekommen, daß die für eine Vagolyse notwendige Dosierung in den üblichen Prämedikationsdosierungen auch nicht annähernd erreicht wird. Zum anderen ist zur Kenntnis zu nehmen, daß Anticholinergika nicht wenige Nebenwirkungen aufweisen.

Im Hinblick auf eine erzielbare Sekretionsminderung haben Anticholinergika heute noch eine Bedeutung, z.B. in der Vorbereitung auf Ketaminnarkosen. Auch bei Eingriffen im Kiefer-, Gesichts- und Halsbereich wird man auf ein Anticholinergikum nicht verzichten. Die zu berücksichtigenden Unterschiede zwischen Atropin, Glykopyrrolat und Scopolamin finden sich in Tabelle 6.

Antiallergische Prämedikation

Eine antiallergische Prämedikation ist vor allem dann indiziert, wenn eine entsprechende Anamnese vorliegt. Als H_1-Rezeptorantagonisten kommen hierzu Phenothiazine in Betracht, bei deren Gabe wir zugleich den begleitenden Sedierungseffekt ausnutzen.

H_2-Rezeptorenblocker wie Cimetidin hemmen außerdem die Säureproduktion des Magens.

Antiemetische Prämedikation

Eine grundsätzliche antiemetische medikamentöse Anästhesievorbehandlung ist überflüssig. Der Einsatz in Frage kommender Präparate zielt mehr auf die postanästhesiologische Phase hin.

Absetzen von Medikamenten vor der Anästhesie

Umstrittener als die gezielte Gabe von Arzneimitteln zur unmittelbaren Anästhesievorbereitung ist die Frage, ob, wann und wielange vor regionalen, v.a. aber allgemeinen Schmerzausschaltungsverfahren bestimmte, oft längere Zeit eingenommene Medikamente abgesetzt werden sollten. Zu ihnen gehören unter anderem:

- Antihypertensiva,
- trizyklische Antidepressiva,
- Antikoagulanzien,
- β-Rezeptorenblocker,
- Kontrazeptiva.

Organisation der Anästhesievorbereitung

<table>
<tr><td>Anästhesievorbereitung</td></tr>
<tr><td>Anästhesievisite
(auch vor dringlichen Eingriffen)</td></tr>
<tr><td>Anästhesiesprechstunde
(für längerfristige Vorbereitung)</td></tr>
<tr><td>Aufklärungs- und Anamnesebögen
Checklisten</td></tr>
</table>

Ambulante wie stationäre Anästhesievorbereitung können heute auf einige organisatorische Hilfen zurückgreifen, die zwar alle den vorher beschriebenen Anliegen im Prinzip gerecht werden, nicht jedoch die wünschenswerte Zusammenführung des zu Anästhesierenden mit dem Anästhesisten garantieren können, der das Schmerzausschaltungsverfahren dann durchführt. Klinikbezogene Regelungen haben sich für das grundsätzliche Vorgehen durchaus bewährt (s. ,,Grundsätze" am Ende dieses Abschnitts). Zu warnen ist jedoch vor der Überbewertung der zahlreichen angebotenen Aufklärungs- und Anamnesebögen. Sie können dem vorbereitenden Anästhesisten eine wichtige Hilfe, niemals jedoch der Ersatz für ein mit Einfühlsamkeit geführtes Gespräch sein. Schematismen sind hier genauso wenig am Platz wie bei den Voruntersuchungen, so daß am Ende dem Juristen Weissauer uneingeschränkt beizupflichten ist, wenn er schreibt: ,,Gleichwohl meine ich, daß starre, zu Kunstregeln hochstilisierte Schemata über Art und Umfang anästhesiologischer Voruntersuchungen dem Fortschritt mehr schaden als nutzen" [12].

Grundsätze der Anästhesievorbereitung

Universitätsklinik für Anästhesiologie und Intensivtherapie,
Otto-von-Guericke-Universität Magdeburg

Voraussetzungen für die Durchführung einer Anästhesie zu einem geplanten Eingriff

1. Unterlagen bzw. Daten über
   - Körpergröße und -gewicht
   - Blutdruck und Pulsfrequenz
   - Körpertemperatur
   - Thoraxröntgenaufnahme (nicht älter als 3 Monate) bei über 40jährigen
   - Aktuelle Thoraxröntgenaufnahme bei entsprechenden
     anamnestischen und/oder klinischen Hinweisen in allen Altersgruppen
   - Hb- und Hkt-Gehalt
   - Blutgruppe bei allen Operationen, bei denen voraussichtlich
     oder eventuell transfundiert werden muß*
   - EKG-Befund bei Männern ab 35 Jahren Alter, bei Frauen ab 50 Jahren Alter
     und bei allen Patienten mit Hinweisen auf eine Herzerkrankung
   - Anamnese**

---

* Über die Frage der Notwendigkeit, die Blutgruppe bestimmen und Konserven einkreuzen zu lassen, entscheidet der Operateur.

** Bei Besonderheiten in der Anamnese sind häufig zusätzliche Untersuchungen erforderlich (z.B. Kreatinin, Blutzucker, Transaminasen, Serumelektrolyte, Gesamteiweiß). In solchen Fällen sollte vor der Planung des Operationstermines eine Absprache mit dem Anästhesisten erfolgen.

2. Fünfstündige Nahrungskarenz
3. Verabfolgung einer Prämedikation
4. Normalisierung von Störungen der Körpertemperatur, des Wasser-und Mineral-
   haushaltes, des Blutvolumens und der Herz-Kreislauf-Funktion

Anhang/Anlage

Entschließung zur anästhesiologischen Voruntersuchung der Deutschen Gesellschaft für Anästhesiologie und Intensivmedizin [1]

Im anästhesiologischen Schrifttum und auf Fachtagungen hat die Frage, welche präoperativen Untersuchungen zur Vorbereitung des Betäubungsverfahrens erforderlich sind, wiederholt im Mittelpunkt wissenschaftlicher Diskussionen gestanden. Wegen der außerordent-lichen Bedeutung einer einheitlichen Meinungsbildung innerhalb des Fachgebietes, aber auch den operativen Disziplinen und der nieder-gelassenen Ärzteschaft gegenüber hat das Präsidium der DGAI die folgenden Grundsätze beschlossen:

1. Der Anästhesist trägt die Verantwortung für die Aufrechterhaltung der vitalen Funktionen während des Eingriffs. Damit obliegt ihm die Beurteilung der Anästhesiefähigkeit und der Notwendigkeit einer anästhesiologischen Vorbehandlung, die Wahl des Betäubungsverfahrens und der anzuwendenden Anästhetika sowie die Entscheidung über spezielle Vorsichtsmaßregeln. Dies setzt voraus, daß er präoperativ die Belastbarkeit des Patienten sorgfältig prüft, um festzustellen, ob spezifische Risiken gegeben sind.
2. Art und Umfang der dazu erforderlichen Untersuchungen bestimmen sich nach den Erfordernissen des Einzelfalls, insbesondere also in Abhängigkeit von Alter und Allgemeinzustand des Patienten, Art und Schwere des Eingriffs sowie Art und Dauer des Anästhesieverfahrens.
   Unverzichtbar sind, abgesehen von Notfällen, die einen sofortigen Beginn des Betäubungsverfahrens erfordern,
   – eine gründliche Anamnese, für deren Inhalt und Umfang der Fragenkatalog des vom Berufsverband Deutscher Anästhesisten empfohlenen Aufklärungs- und Anamnesebogens gute Anhaltspunkte gibt,
   – eine körperliche Voruntersuchung,
   – eine Auswertung vom Patienten mitgebrachter oder im Krankenhaus erhobener Vorbefunde.
3. Aufgrund der damit gewonnenen anamnestischen und diagnostischen Ergebnisse entscheidet sich, ob darüber hinaus ergänzende Laborbefunde, EKG- und/oder Röntgenuntersuchungen der Thoraxorgane erforderlich sind. Bei organgesunden Patienten in jungen und mittleren Lebensjahren ohne spezifische Risikohinweise besteht in der Regel keine zwingende medizinische Notwendigkeit, diese ergänzenden Untersuchungen routinemäßig durchzuführen.
4. In Arztpraxen oder Kliniken, die über ausreichende Kapazitäten verfügen, kann ein Programm routinemäßiger Voruntersuchungen, insbesondere die Erhebung bestimmter Laborwerte in automatisiertem Verfahren, bei jedem Patienten den Ablauf der präoperativen anästhesiologischen Befunderhebung organisatorisch erleichtern, die Verweildauer verkürzen und sich damit insgesamt auch dann als wirtschaftlich erweisen, wenn diese Untersuchungen im Einzelfall teilweise medizinisch entbehrlich sind.
5. Liegen dem Anästhesisten die zeitnahen Ergebnisse einer körperlichen Untersuchung und ergänzender Vorbefunde vor, so sollte er im Interesse der Wirtschaft-

lichkeit und um eine Doppelbelastung des Patienten zu vermeiden, diese Untersuchungen nur dann wiederholen oder wiederholen lassen, wenn der Vergleich der Befunde, ihre Einordnung in das Krankheitsbild oder Hinweise auf zwischenzeitliche Veränderungen im Gesundheitszustand des Patienten dazu Anlaß geben. Dies gilt insbesondere auch für Befunde, die vom Hausarzt veranlaßt und dem Patienten bei Krankenhauseinweisung mitgegeben werden. Die Entscheidung, ob und in welchem Umfange solche prästationären Untersuchungsbefunde verwertbar sind oder wiederholt bzw. ergänzt werden müssen, liegt allein in der Kompetenz und Verantwortung des zuständigen Krankenhausarztes.

Literatur

1. DGAI (1982) Entschließung zur anästhesiologischen Voruntersuchung. Anästh Intensivmed 23: 446
2. DGAI (1983) Voraussetzungen zur Durchführung ambulanter Anästhesieverfahren. Anästh Intensivmed 24: 414
3. Egbert LD et al. (1963) The value of the preoperative visit by an anesthetist. J Am Med Assoc 185: 553
4. Freitag B (1989) Vorbereitung des Patienten zur Anästhesie. Z Klin Med 44: 459–466
5. Heinrichs W (1987) Klinisch-chemische Untersuchungen zur Anästhesievorbereitung. Dtsch Med Wochenschr 112: 1595
6. Hermann-Balizs et al. (1994) Kosten-Nutzen-Analyse von routinemäßig durchgeführten präoperativen Röntgenuntersuchungen des Thorax. In: Neugebauer E, Troidl H (Hrsg) Effektivität und Ökonomie chirurgischen Handelns. Thieme, Stuttgart New York, S 83–88
7. Lundberg GD (1985) Is there a need for routine preoperative laboratory tests? (Editorial) J Am Med Assoc 253: 3589
8. Röse W, Wallstabe I (1989) Ist eine Thoraxröntgenaufnahme vor der Anästhesie grundsätzlich erforderlich? Z Klin Med 44: 1199–1200
9. Salehi E (1981) Die Psychopharmaka in der Prämedikation. Der Krankenhausarzt 54: 709–714
10. Tarnow J (1992) Ist eine Prämedikation bei modernen Anästhesieverfahren überhaupt erforderlich, ggf. warum und im Hinblick auf welche Effekte? Anaesthesist 41 [Suppl 1]: 1
11. Walsh J et al. (1987) Premedication abolishes the increase in plasma beta-endorphin observed in the immediate preoperative period. Anesthesiology 66: 402
12. Weissauer W (1981) Rechtliche Aspekte der präoperativen Untersuchung. In: Haid B, Mitterschiffthaler G (Hrsg) Zentraleuropäischer Anästhesiekongreß I. Springer, Berlin Heidelberg New York (Anaesthesiologie und Intensivmedizin, Bd 139, S 46–48)

Gefäßzugänge und Flüssigkeitstherapie im Kindesalter

F.-J. Kretz

Strafbefehl

Der am ________________________ in ________________________ geb.

Dr. ____ ,

wohnhaft in ____ ,

und

der am ________________________ in ________________________ geb.

Dr. ____ ,

wohnhaft in ____ ,

werden beschuldigt, je durch Fahrlässigkeit den Tod eines Menschen verursacht zu haben.

Was war passiert? Den Sachverhalt in Kürze: ein 4jähriges Mädchen kam zur Adenotomie in eine HNO-Belegabteilung. Die Anästhesistin infundierte intraoperativ Glukose 5 % ohne Elektrolyte. Das perioperative Infusionsvolumen bis 18.00 Uhr: 1250 ml! Gegen 18.30 Uhr kam es zu einer Nachblutung. Auch hier war der intraoperative Volumenersatz: Glukose 5 % ohne Elektrolyte in einer Menge von 500 ml! Postoperativ weitere 500 ml Glukose 5 %. Bis zum frühen Morgen betrug das Infusionsvolumen insgesamt 2250 ml! Das Kind wurde komatös, krampfte und verstarb im Hirnödem.

Ein Fallbericht aus den frühen 50er Jahren? Nein, ein Vorfall aus den späten 80er Jahren! Eigentlich sind die Daten des Wasser- und Elektrolythaushalts von Kindern hinreichend bekannt. Eine Reihe von Übersichtsarbeiten haben die aus den physiologischen Gegebenheiten resultierenden klinischen Konsequenzen ausführlich und eindringlich beschrieben (Altemeyer u. Kraus [1990] und Breucking [1993] –, und dennoch kommt es immer wieder zu Unsicherheiten in der perioperativen Infusionstherapie bei Kindern.

Der vorliegende Beitrag faßt zunächst die physiologischen Determinanten zusammen, zieht daraus die klinischen Konsequenzen und diskutiert die aktuellen Probleme, die sich im wesentlichen auf den Glukosegehalt der intraoperativen Infusionslösungen beziehen. Im zweiten Teil werden die venösen Gefäßzugänge beschrieben.

Physiologie des Wasser- und Elektrolythaushalts

Der Wassergehalt des Neugeborenen zeigt im Vergleich zum Erwachsenen folgende Charakteristika:

	Neugeborene	*Erwachsene*
Wassergehalt des Körpers	80 % des KG	60 % des KG
EZR:IZR	1:1	1:2
Perspiratio insensibilis	2	1
Wasserumsatz	3	1

KG Körpergewicht; *EZR* Extrazellulärraum; *IZR* Intrazellulärraum

Abbildung 1 zeigt die Veränderungen der Parameter Gesamtwasserhaushalt, EZR und IZR über die ersten Tage, Wochen und Monate der kindlichen Entwicklung. Auffällig ist zum einen der zunächst hohe Gesamtwassergehalt, zum anderen der hohe Anteil des Extrazellulärvolumens am Gesamtwasserhaushalt und die im Verhältnis zum Erwachsenen hohe Perspiratio insensibilis. Der Grund für letztere ist v. a. die im Vergleich zum Körpergewicht große Körperoberfläche des Neugeborenen.

Darüber hinaus muß berücksichtigt werden, daß die Nierenfunktion noch bis zum Ende des 1. Lebensjahres, besonders aber in den ersten 5 Tagen noch sehr unreif ist, was die glomeruläre Filtrationsrate und die Konzentrationsfähigkeit betrifft (Abb.2 zeigt die Entwicklung der Nierenfunktion in der präpartalen Phase anhand der Creatinin-Clearance). Besonders bemerkenswert ist, daß die Niere in der Neugeborenen- und Säuglingsperiode, besonders aber bei Frühgeburtlichkeit nicht in ausreichendem Maße in der Lage ist, Natrium zu retinieren und damit zu konzentrieren. Auf der anderen Seite ist das Neugeborene aber imstande, die Urinausscheidung bei einer kurzfristigen Überinfusion zu forcieren.

Der tägliche Wasserbedarf liegt beim

● Neugeborenen
    – am 1. Lebenstag zwischen 50 und 70 ml/kg/Tag,
    – am 2. Lebenstag zwischen 70 und 90 ml/kg/Tag,

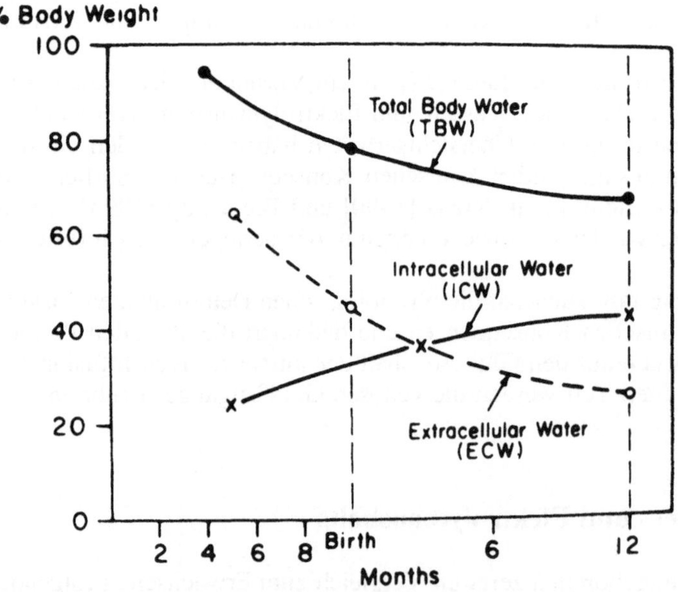

Abb. 1. Veränderungen des Gesamtwassergehalts sowie des Intra- und Extrazellulärraumes in Abhängigkeit vom Alter in den ersten Lebenswochen und -monaten

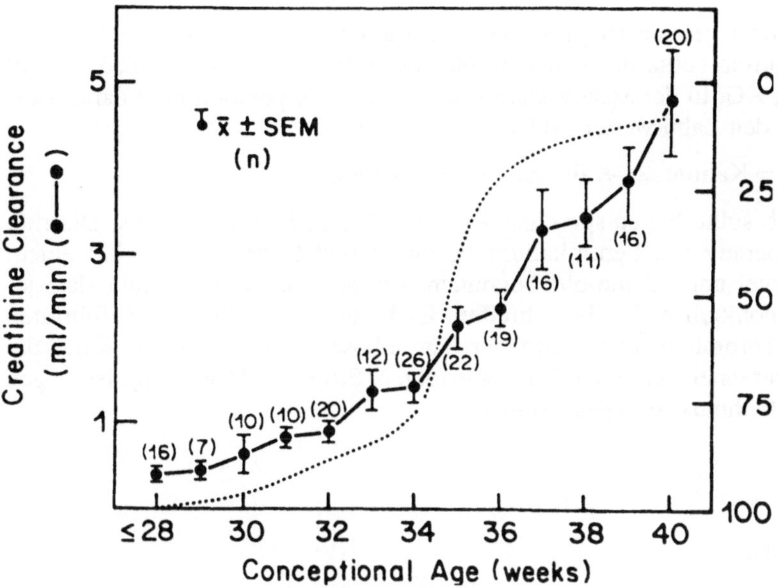

Abb. 2. Kreatininclearance in Abhängigkeit vom Konzeptionsalter

- am 3. Lebenstag zwischen 80 und 100 ml/kg/Tag,
- am 4. Lebenstag zwischen 100 und 130 ml/kg/Tag,
- am 5. Lebenstag zwischen 100 und 130 ml/kg/Tag;
- Säugling zwischen 100 und 140 ml/kg/Tag,
- Kleinkind zwischen 80 und 120 ml/kg/Tag,
- Schulkind zwischen 50 und 70 ml/kg/Tag.

Die genannten Daten beschreiben den Basis- und Erhaltungsbedarf. Während Narkose und Operation entstehen darüber hinaus Flüssigkeitsverluste, die im Ersatzbedarf berücksichtigt werden müssen, durch

- die Nüchternheitsperiode,
- intraoperative Flüssigkeitsverluste (Wasserverdunstung aus dem Operationsgebiet etc.),
- Sequestration in die sog. dritten Räume (z.B. beim Ileus),
- postoperative Drainageverluste,
- Fieber.

Eine elektrolytfreie Flüssigkeitssubstitution würde zu einer Wasserintoxikation führen. Da die unreife Niere nicht in der Lage ist, ausreichend Natrium zu retinieren, muß besonders auf eine ausreichende Natriumsubstitution geachtet werden. Der Natriumbasisbedarf liegt beim Neugeborenen und Säugling im Bereich von 3–5 mmol/kg KG/Tag, in den ersten 2 Lebenstagen bei gleichzeitig vermindertem Wasserbedarf bei 1–3 mmol/kg KG/Tag. Zur intraoperativen Flüssigkeitssubstitution wird eine Infusionslösung mit einem Natriumgehalt von über 70 mmol/l benutzt.

Bei Kalium sieht die Situation anders aus. Der Serumkaliumspiegel unterliegt intraoperativ zahlreichen Einflüssen, die sich z.T. gegenseitig aufheben:

- intraoperativer Katecholaminanstieg führt zur Kaliumfreisetzung;
- Gewebetraumen → Kaliumfreisetzung
- schmerzbedingte Insulinhyposekretion → Serumkaliumanstieg;
- Hyperventilation: Serumkaliumabfall;
- Vollblutsubstitution: potentieller passagerer Anstieg des Serumkaliumspiegels.

139

Der Serumkaliumspiegel unterliegt starken Schwankungen, eine prinzipielle intraoperative Substitution sollte deshalb unterbleiben. Der tägliche Kaliumbedarf liegt
bei 1–2 mmol/kg KG. In der Steady-state-Phase nach der Operation muß dann Kalium, orientiert an den Laborwerten, substituiert werden:

Kaliumbedarf = Kalium $_{Soll}$–Kalium $_{Ist}$ x 0,6 x kg KG.

Selbstverständlich sollte bei entsprechender Anamnese (z.B. Fieber, Ileus, Diarrhö,
Erbrechen) präoperativ das Serumkalium bestimmt und keine Narkose bei einem
Serumkaliumspiegel unter 3 mmol/l begonnen werden. Die Kaliumzufuhr darf jedoch 0,2–0,3 mmol/kg/h nicht überschreiten. Es bestünde bei höheren Zufuhrraten
die Gefahr der Thrombophlebitis und der Thrombose. Wenn möglich, sollte die
Kaliumzufuhr über einen zentralen Zugang erfolgen. Ein EKG-Monitoring ist wegen
der möglichen Rhythmusstörungen obligat.

Klinische Praxis

Perioperative Infusionstherapie

Differenziert werden muß in die prä-, intra- und postoperative Phase. Um die durch
die Nüchternheitsphase bedingten Flüssigkeitsdefizite zu minimieren, müssen bei
Kindern folgende Nüchternheitsperioden beachtet werden:

	Nüchternheitsperiode	*Flüssigkeitsaufnahme* *(Richtwerte)*
Neugeborene	4 h	4 h präoperativ Tee 6 h präoperativ Milch
Säuglinge	4 h	4 h präoperativ Tee 6 h präoperativ Milch
Kleinkinder	6 h	6 h präoperativ Tee oder Wasser
Schulkinder	6 h	6 h präoperativ Tee oder Wasser

Das heißt konkret, daß man die Neugeborenen und Säuglinge 4 h präoperativ auf-
wecken und ihnen eine adäquate Menge gesüßten Tee zu trinken geben sollte. Adäquate Menge heißt: das Kind soll soviel trinken, wie es möchte.

Die Einhaltung der Nüchternheitsphasen verringert einerseits die Aspirationsgefahr, andererseits

— verhindert sie die Dehydratation und Hypovolämie,
— reduziert den durstbedingten Streß und erleichtert damit die Narkoseeinleitung
  und
— reduziert damit insgesamt das Anästhesierisiko.

Neben diesen "physiologischen", durch die Nüchternheitsperiode bedingten Defiziten
können auch pathologische Defizite vorliegen:

— beim Pylorospasmus: wegen rezidivierenden Erbrechens bzw. aufgrund der Ma-
  gensäureverluste über die Magensonde;
— beim Ileus: z.B. beim Okklusions- bzw. Obstruktionsileus.

In beiden Situationen besteht, wenn auch beschränkt, Zeit, Flüssigkeitsdefizite und
Elektrolytimbalancen zu diagnostizieren und zu korrigieren. Die dafür notwendige

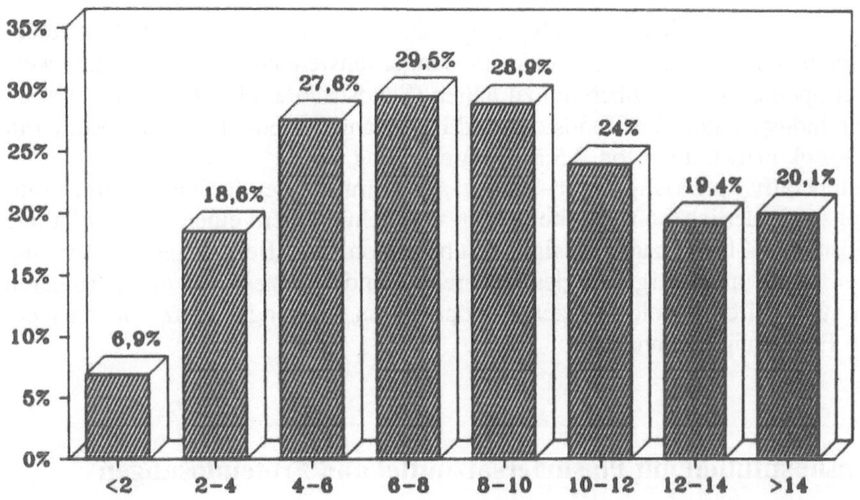

Abb. 3. Die postoperative Erbrechensinzidenz in Abhängigkeit vom Lebensalter (nach Jöhr)

Flüssigkeitsmenge, der Korrektur- und Ersatzbedarf ergibt sich aus dem klinischen Bild, den Kreislauf- und Laborwerten.

Die folgenden, für die intraoperative Substitution bei Neugeborenen ab dem 3. Lebenstag und Säuglingen vorgesehenen Flüssigkeitsempfehlungen beziehen sich auf Elektiveingriffe:
– bei Eingriffen an der Körperperipherie: 4 ml/kg/h,
– bei thorakalen Eingriffen: 6 ml/kg/h,
– bei abdominellen Eingriffen: 8 ml/kg/h.

Diese für die Neugeborenen und Säuglinge geltenden Regeln werden bei den Kleinkindern (10–20 kg) wie folgt korrigiert:
– bei Eingriffen an der Körperperipherie: 40 ml + 2 ml für jedes kg KG über 10 kg,
– bei thorakalen Eingriffen: 40 ml + 4 ml/kg KG über 10 kg
– bei abdominellen Eingriffen: 40 ml + 6 ml/kg für jedes kg KG über 10 kg.

Die Korrektur für die Schulkinder (über 20 kg) führt zu folgenden Infusionsmengen:

– für periphere Eingriffe: 60 ml + 1 ml/kg für jedes kg KG über 20 kg,
– für thorakale Eingriffe: 60 ml + 2 ml/kg für jedes kg KG über 20 kg,
– für abdominelle Eingriffe: 60 ml + 3 ml/kg für jedes kg KG über 20 kg.

Die in den vorstehenden Flüssigkeitsempfehlungen genannten Werte berücksichtigen über den Basisbedarf hinaus bei den thorakalen und abdominellen Eingriffen auch den zusätzlichen Bedarf, der durch die Verdunstung aus dem Operationsgebiet entsteht; sie berücksichtigen aber nicht die aus der Nüchternheitsperiode resultierenden Defizite, die aus dem Basisbedarf und der Dauer der Nüchtenheitsperiode errechnet und substituiert werden müssen.

In der postoperativen Phase sollte bei Neugeborenen und Säuglingen die Flüssigkeitssubstitution mit den empfohlenen Mengen bis zur nächsten Nahrungsaufnahme weitergeführt werden. Bestehen aus chirurgischer Sicht keine Einwände, so können die Kinder, wenn sie wach und im Besitz ihrer Schutzreflexe sind, schluckweise Tee trinken. Besonders bei Neugeborenen und Säuglingen ist die Erbrechensinzidenz per se postoperativ sehr niedrig (Abb. 3), so daß sich gerade diese Patientengruppen postoperativ für eine frühe orale Flüssigkeitssubstitution anbieten.

Die Glukosekonzentration der perioperativ eingesetzten Lösung ist seit kurzem Gegenstand der Diskussion. Waren es früher die Hypoglykämien, die Anlaß zur

Sorge gaben, so sind es heute die Hyperglykämien, die dazu führten, daß verschiedene Autoren nur noch 2,5 %ige Glukoselösungen anwenden, um den Blutzuckerspiegel perioperativ im Normbereich zu halten (Sandström et al. 1993; Gouyet et al. 1993). Die Industrie stellt mit Jonosteril Päd III bislang nur eine Infusionslösung mit einer Glukosekonzentration von 2,5 % zur Verfügung.

Ist postoperativ kurzfristig für 1–2 Tage aus chirurgischer Indikation eine Nahrungskarenz erforderlich, so reicht bei Klein- und Schulkindern eine elektrolythaltige Glukoselösung (5–10 %) zur Flüssigkeitssubstitution aus. Bei Neugeborenen und Säuglingen sollte man aufgrund des höheren Grundumsatzes und der geringeren Reserven auch bei einer solch kurzen postoperativen Nahrungskarenz mit einer parenteralen Ernährung beginnen.

Volumensubstitution mit Plasmaersatzmittel und Proteinlösungen

Bei der perioperativen Infusionstherapie unterscheidet man Flüssigkeits- und Volumensubstitutionstherapie. Unter dem ersteren versteht man die Substitution von Wasser und Elektrolyten (s.o.), unter dem letzteren die Substitution von Blut und Plasmaverlusten.

Das Blutvolumen umfaßt:

- beim Neugeborenen und Säuglingen: 9 % des Körpergewichts (90 ml/kg),
- beim Kleinkind (2. Lebensjahr): 8 % des Körpergewichts (80 ml/kg),
- beim Kleinkind (ab 3. Lebensjahr) und Schulkind: 7–8 % der Körpergewichts (70–80 ml/kg).

Klinische Zeichen von Volumenverlusten sind bei Kindern wie beim Erwachsenen:

- Tachykardie (Differentialdiagnose: zu flache Narkose, Fieber),
- Hypotonie,
- Blässe,
- Zentralisation,
- Oligurie, Anurie,
- niedriger ZVD,
- schwache Gefäßfüllung.

Die Blutvolumenverluste werden so lange mit Plasmaproteinlösungen oder Plasmaersatzmittel ersetzt, bis der maximal akzeptable Blutverlust (MABL) eingetreten ist. Dieser MABL errechnet sich nach folgender Formel:

$$\text{MABL} = \frac{\text{Blutvolumen x (Hämatokrit minus 30)}}{\text{Hämatokrit}}$$

Soll ein Erythrozytenkonzentrat transfundiert werden, so berechnet sich das Transfusionsvolumen nach der Formel:

$$\frac{\text{zu substituierendes Blutvolumen}}{\text{in Form von Erythrozytenkonzentraten}} = \frac{\text{Blutvolumen, das ersetzt werden muß x angestrebter Hkt}}{\text{Hämatokrit des Erythrozytenkonzentrats}}$$

Als Faustregel gilt: 3 ml Erythrozytenkonzentrat (oder 6 ml Vollblut/kg KG) heben die Hämoglobinkonzentration um ca. 1 g/dl.

Bei der Volumensubstitution mit Plasmaersatzmittel (z.B. HAES) haben sich in den letzten Jahren neue Perspektiven ergeben. Hausdörfer et al. (1986) konnten zeigen, daß die Gabe von HAES zur Volumensubstitution bei Kindern im Schulkindesalter, aber auch im Kleinkindalter zu keinen Veränderungen der Homöostase führen, die gegen einen Einsatz der Hydroxyäthylstärke sprechen.

Tabelle 1. Die Zusammensetzung einzelner Blutprodukte (nach Miller)

	Vollblut (in vivo)	Vollblut (2 Wochen alt) ACD/CPD
pH	7,4	6,6–6,9
pCO_2	35–45	180–210
Basendefizit (mEq/l)	0	9–15
Kalium (mEq/l)	3,5–5,0	18–26
Zitrat	n.v.	++++
Faktor V und VIII	normal	20–50%
Fibrinogen	normal	normal
Thrombozyten	240000–400000	n.v.
2–3 DPG-Gehalt	normal	3% d. normalen
Hämatokrit	35–45	35–45
Temperatur	37 °C	4–6 °C

	Erythrozytenkonzentrat[a]	Gefrorenes Erythrozytenkonzentrat	FFP
pH	6,6–6,9	6,6–7,2	6,6–6,9
pCO_2	180–210	0–10	180–210
Basendefizit (mEq/l)	9–15	?	9–15
Kalium (mEq/l)	18–26 mEq/l	1–2 mEq/l	4–8
Zitrat	++	n.v.	++++
Faktor V und VIII	20–50%	n.v.	80–100%
Fibrinogen	normal	n.v.	normal
Thrombozyten	n.v.	n.v.	n.v.
2–3 DPG	3% d. normalen	nahezu normal	–
Hämatokrit	60–70	50–95	–
Temperatur	4–6 °C	4–6°C	kalt

Die Indikation zur Substitution mit Fresh-frozen-Plasma ist intraoperativ gegeben bei einem Blutverlust von 40%. Beim Thrombozytenabfall infolge einer Massivtransfusion sollte bei einer Thrombozytenzahl von unter 50000 mm^3 mit der Transfusion von Frischblut und/oder Thrombozytenkonzentraten begonnen werden. Über die Zusammensetzung einzelner Blutprodukte informiert Tabelle 1.

Venöse Zugänge

Peripher-venöse Gefäßzugänge

Hier bieten sich wie beim Erwachsenen die Handrückenvenen an. Wenn diese bei pastösen Kindern nicht sichtbar sind, so kann man einen weiteren Versuch an der distalen Unterarminnenfläche starten. Bleibt auch dieser Zugang versagt, so bieten sich die Fußrückenvenen und die V. savena parva oder bei den Säuglingen die Skalpvenen als Punktionsorte an.

Für die Neugeborenen und Säuglinge stehen Kanülen der Größe G 24 und 26 ohne Zuspritzmöglichkeiten zur Verfügung, für die älteren Säuglinge und Kleinkinder venöse Zugänge der Größe G 22 mit Zuspritzmöglichkeit.

Ein V.-cava-Katheter ist bei kinderchirurgischen Eingriffen nur selten indiziert, da der arterielle Blutdruck beim Kind ein hinreichend orientierender Parameter für die Volumenfüllung des Kreislaufs darstellt. Ausnahmen sind Kinder, bei denen eine Herzinsuffizienz (z. B. bei kongenitalem Vitium cordis) vorliegt.

Indikationen. Die Indikationen für einen zentralvenösen Katheter bei kinderchirurgischen und -orthopädischen Eingriffen sind

– die Operation mit hohem Volumenumsatz,
– die Notwendigkeit zur postoperativen parenteralen Ernährung,
– das sog. „Kind ohne Venen": Oft gibt es nach langer intensivmedizinischer Behandlung keine peripheren Venen mehr, die nicht schon punktiert worden wären, wodurch die Anlage eines peripher-venösen Zugangs erheblich erschwert wird. Bei diesen Kindern verbleibt dann oft nur noch der zentrale Zugangsweg.

Die Punktion zentraler Venen wird von den wenigsten Kindern weder im Wachzustand noch unter Analgosedierung in einer Weise toleriert, die ein hygienisch einwandfreies Vorgehen ermöglicht. Deshalb ist meist zum Katheterlegen eine Narkose notwendig. Man sollte sich daher schon vor bzw. während des operativen Eingriffs die Frage nach der Indikation eines zentralvenösen Zugangs stellen und den Katheter noch in Narkose legen.

Ist eine Narkose ausschließlich zum Katheterlegen notwendig, handelt es sich meist um eine Risikoeinleitung: das Kind hat oft keine punktierbaren Venen, weil es entweder schon zu oft gestochen worden oder zentralisiert ist (z.B. Ileus, Hypovolämie, Verbrennung). Häufig besteht bei diesen Kindern noch die Möglichkeit, die V. jugularis externa der Gegenseite zu punktieren, um die Narkoseeinleitung dann als Ileuseinleitung durchführen zu können.

Bei diesem Eingriff müssen 2 Anästhesisten anwesend sein – einer für die Narkose, der andere für die Punktion.

Im Hinblick auf die Sets, die für das Neugeborenen- und Säuglingsalter zur Verfügung stehen, haben sich in den letzten Jahren erhebliche Verbesserungen ergeben. Bei dem Certofix mono S 215 der Fa. Braun liegt ein Katheterbesteck vor, das wie seine Vorgängermodelle mit der Seldinger-Technik einzuführen ist. Zu dem neuen Set gehört eine Punktionsnadel sowie ein Führungskatheter mit einer weichen, J-förmigen Biegung an der Spitze. Diese wird zurückgezogen in ein rundes Plastikteil, das direkt auf die Punktionsnadel aufzusetzen ist. In dieses runde Plastikteil ist eine Kerbe eingebracht, über die mit dem Daumen der Hand, die das Plastikteil hält, auch der Führungsdraht vorgeschoben werden kann. Danach wird mit einem Skalpell die Einstichstelle vergrößert und über den Führungsdraht ein Dilatator vorgeschoben. Nachdem der Dilatator gezogen ist, wird über den Führungsdraht der Katheter in die Vene eingebracht. Der Katheter besteht aus Polyurethan und ist röntgendicht. Die Länge des Katheters beträgt 15 cm, der Durchschnitt ist 18 G. Die Führungssonde ist 40 cm lang.

Als Punktionsort der Wahl hat sich bei den Neugeborenen und Säuglingen die V. subclavia erwiesen. Aufgrund der anatomischen Orientierungspunkte wie Clavicula und Jugulum gelingt es sehr häufig, auf diese Weise die V. subclavia zu punktieren.

Die Lagekontrolle erfolgt mit einem Alphacard, was sich auch im Kindesalter als praktikabel erwiesen hat (Meinhausen et al. 1992). Dazu wird ein intravasales EKG über den Katheter abgeleitet (Abb. 4). Zeigt sich die auch vom Erwachsenen bekannte typische P-Erhöhung, so wird der Katheter einige Millimeter zurückgezogen, bis die P-Welle wieder normal hoch ist. Der Abstand vom Hautniveau zur Katheterspitze beträgt bei V.-subclavia-Kathetern bei Neugeborenen und Säuglingen meist 4–6 cm, bei Kleinkinder 6–8 cm. Ist der Katheter rückläufig und läßt er sich über das Alphacard exakt lokalisieren, so ist eine Röntgendokumentation im OP nicht erforderlich.

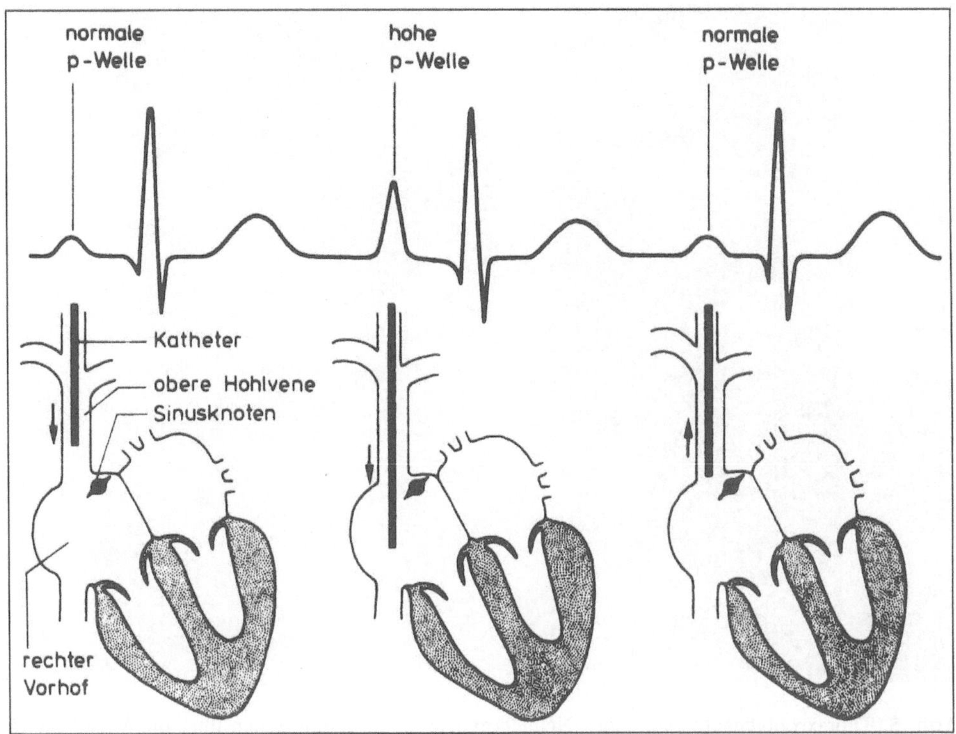

Abb. 4. Schematische Darstellung eines intraatrial abgeleiteten EKG zur Plazierung eines zentralen Venenkatheters

Zum Ausschluß eines Pneumothorax ist 2 h postoperativ auf der Intensivstation allerdings eine Röntgendokumentation notwendig (Cronen et al. 1991).

Gelingt die Lokalisation des zentralvenösen Katheters mit Hilfe der Alphacardmethode nicht, so muß davon ausgegangen werden, daß es sich um eine Katheterfehllage handelt. Katheterfehllagen gibt es bei Kindern selbst bei V.-subclavia-Punktion häufig – die Abbildungen 5–8 zeigen einige Möglichkeiten auf.

Die Punktion der V. jugularis bereitet meist größere Schwierigkeiten bei Neugeborenen und Säuglingen als im Erwachsenenalter, weil die anatomischen Orientierungspunkte schwieriger zu tasten sind. Um die Erfolgsrate der V.-jugularis-Punktion bei Neugeborenen und Säuglingen zu erhöhen, schlagen Alderson et al. (1993) vor, zur Lokalisation der V. jugularis interna ein Ultraschallgerät zu benutzen.

Im eigenen Patientenklientel wurden von 1992 bis 1994 67 zentralvenöse Katheter gelegt. Bei 2 Katheterplazierungen ergaben sich schwerwiegende Komplikationen. Bei einem Frühgeborenen mit 1500 g kam es bei der Punktion der V. subclavia zu einem Spasmus der A. brachiocephalica mit einer Minderversorgung der betroffenen oberen Extremität. Dieser Spasmus war mutmaßlich durch eine versehentliche Punktion der Arterie bedingt. Er löste sich nur zögernd innerhalb von 24 h auf, es kam jedoch dann zu einer Restitutio ad integrum.

Bei einem Frühgeborenen mit einem Gewicht von 1300 g kam es 12 h nach korrekter Lage des zentralvenösen Katheters zu einer Perikardttamponade, die jedoch durch eine rasche Diagnosestellung und eine gezielte Entlastung der Perikards durch Punktion therapierbar war.

Aufgrund der langen Liegedauer kam es bei einem Kind, das bereits mehrere zentralvenöse Katheter zur parenteralen Ernährung erhalten hatte, zu einer septischen Streuung aus einem Thrombus, der zu einem dramatischen Krankheitsbild mit Ateminsuffizienz, Krampfanfall und Kreislaufversagen führte. Eine Reanimation mit

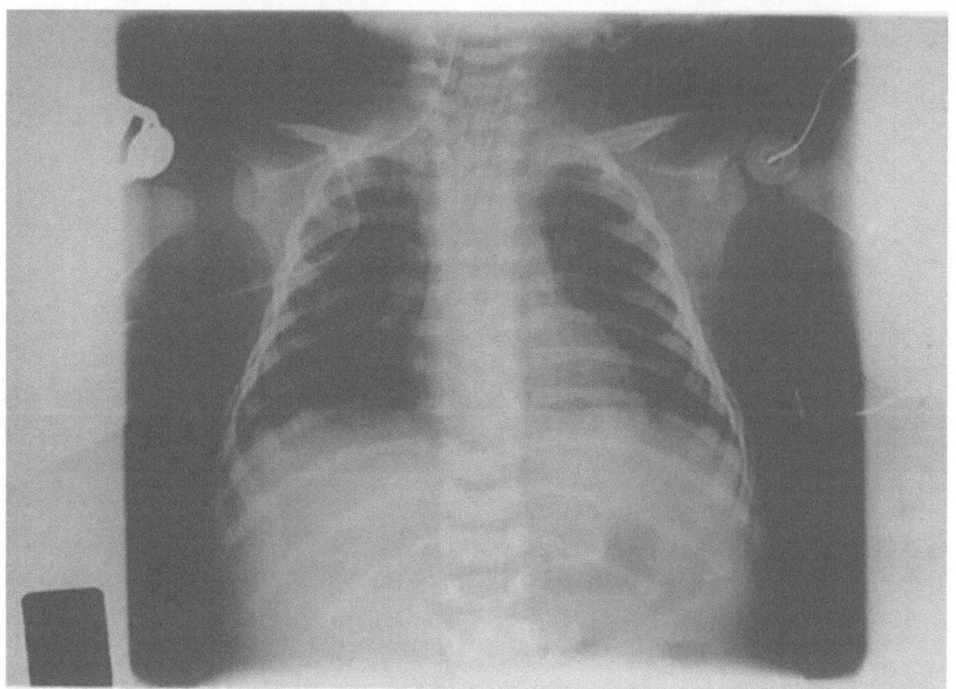

Abb. 5. Thoraxröntgenaufnahme eines Neugeborenen (2800 g) mit einem über die V. subclavia rechts eingeschobenen Katheter, der jedoch in die V. jugularis rechts umgeschlagen ist

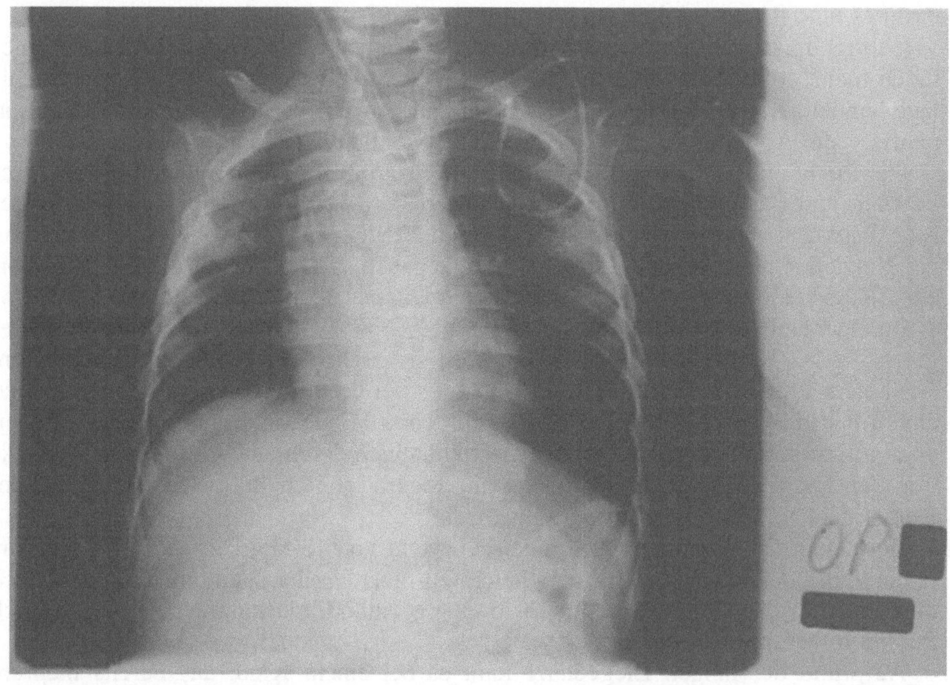

Abb. 6. Thoraxröntgenaufnahme mit einem über V. subclavia links eingebrachten Katheter, der an der Wand der oberen Hohlvene anliegt

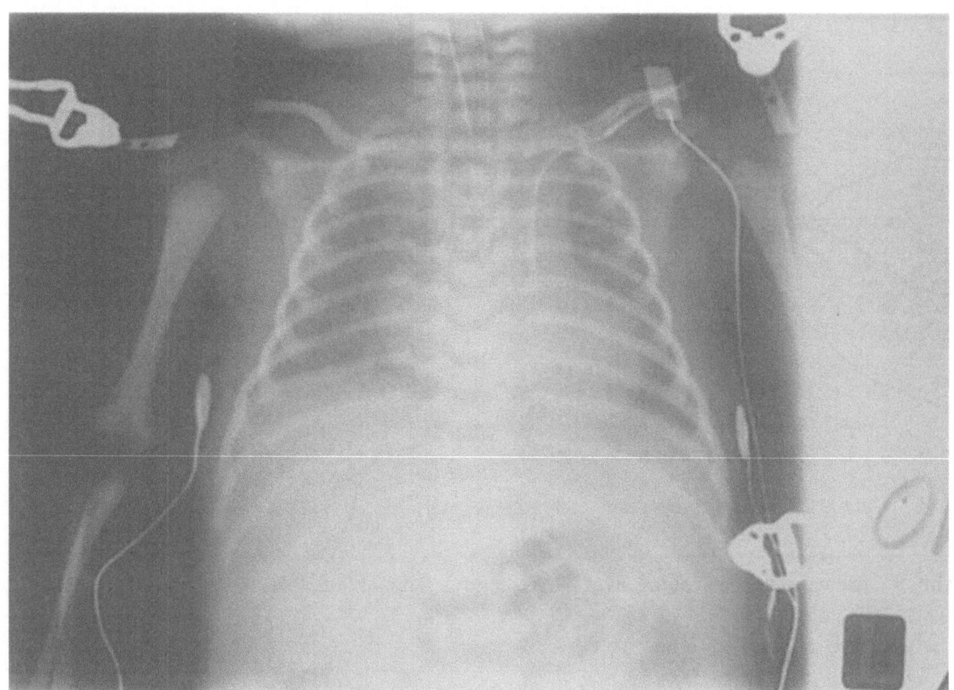

Abb. 7. Thoraxröntgenaufnahme bei einem Neugeborenen (2100 g) mit einem über die V. subclavia links vorgeschobenen V.-cava-Katheter, der in einer V. mammaria links zu liegen kommt

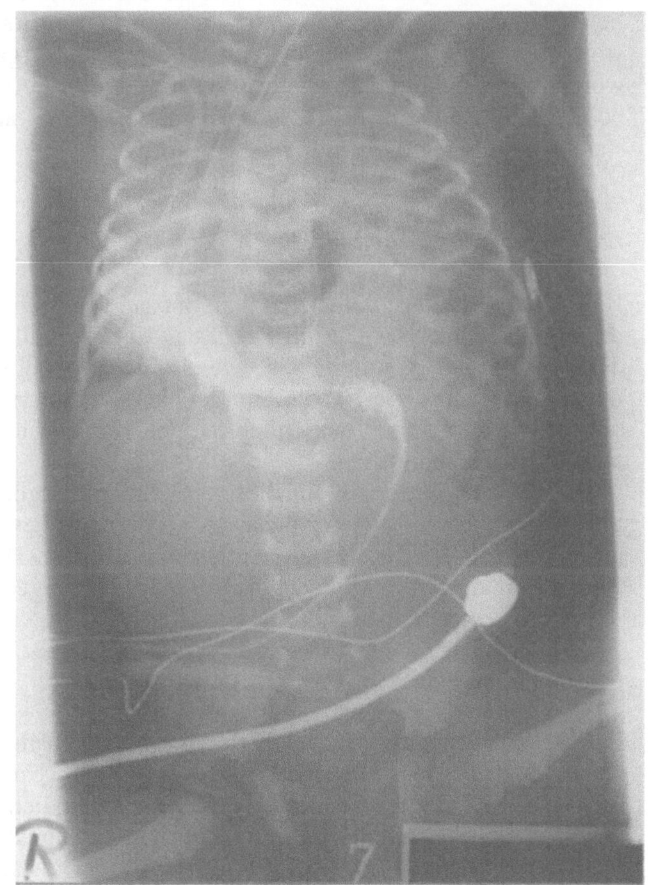

Abb. 8. Thoraxröntgenaufnahme bei einem Neugeborenen mit einer kongenitalen Zwerchfellhernie, bei der der über die V. subclavia geschobene Katheter in die obere Hohlvene einmündet; diese ist jedoch wegen der extremen Mediastinalverlagerung weit nach lateral verschoben

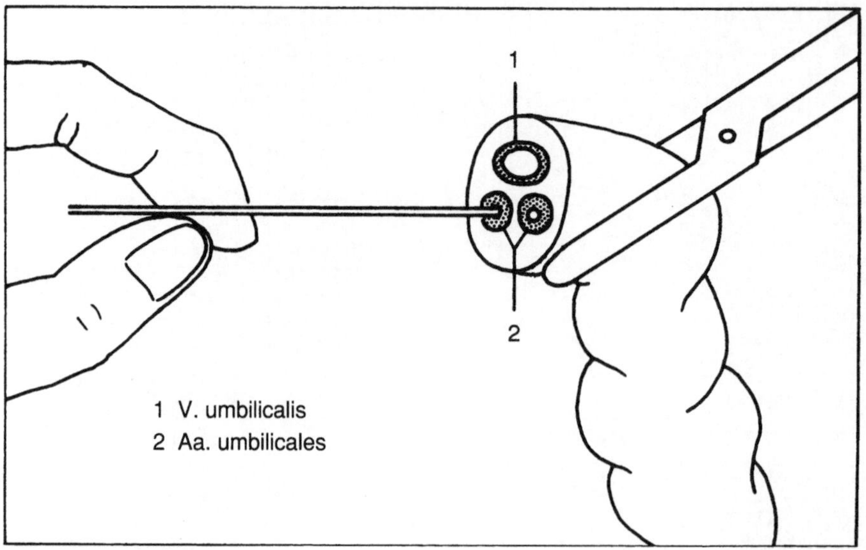

Abb. 9. Schematische Darstellung einer Nabelschnurgefäßpunktion, hier: die A. umbilicalis

anschließender massiver Kreislaufunterstützung mittels hochdosierter Katecholamintherapie war erforderlich. Als Ursache der dramatischen Entwicklung stellte sich eine septische Thrombose der V. cava superior heraus mit Ausdehnung in die Vv. anonymae beidseits mit weitgehendem Verschluß der genannten Venen. Im Blut war Klebsiella pneumoniae nachweisbar. Trotz antibiotischer Therapie gemäß Antibiogramm ließ sich der Keim über Tage im Blut nachweisen. Erst nach zusätzlicher längerfristiger fibrinolytischer Therapie mit Actilyse und ergänzender Gabe von Heparin wurden die Blutkulturen negativ. Eine vollständige Auflösung der V.-cava-Thrombose gelang jedoch nicht. Dennoch besserte sich die aufgrund der Erkrankung entstandene obere Einflußstauung.

Zugang über die V. umbilicalis

Die V. umbilicalis ist ein letztendlich nur bei Früh- und Neugeborenen zu benutzender notfallmäßiger Zugang im Kreißsaal. Die Technik unterscheidet sich nicht von der Punktion der A. umbilicalis, wie sie hier in Abb. 9 dargestellt ist. Nach kurzer Zeit (1–2h) sind diese Nabelschnurgefäße jedoch verschlossen, so daß es nur noch schwer, wenn nicht gar unmöglich ist, den Katheter über diesen Weg in die Nabelschnurvene einzubringen.

Die Katheterplazierung auf diesem Wege ist möglichst steril durchzuführen; die Situation im Kreissaal wird dieser Anforderung allerdings nur selten gerecht. Bei unsterilen Arbeiten besteht die Gefahr einer Sepsis. Deshalb ist dieser Zugang nur eine Ultima ratio. Die Lage des Katheters muß röntgenologisch kontrolliert werden.

Intraossärer Zugang

Ein weiterer Zugangsweg bei Kindern ist die ossäre Applikation (Stewart 1992). Dieser Zugangsweg sollte jedoch nur in Erwägung gezogen werden, wenn es unmöglich ist, peripher oder zentral eine Vene zu punktieren. Die Punktion erfolgt mit einem entsprechenden Set, das eine Knochenmarkpunktionsnadel beinhaltet. Mit dieser Punktionsnadel wird die Tibia proximal oder distal nach entsprechender Desin-

148

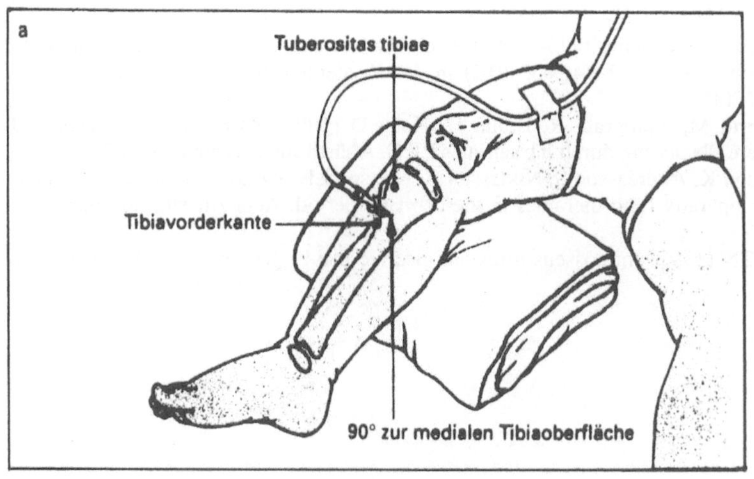

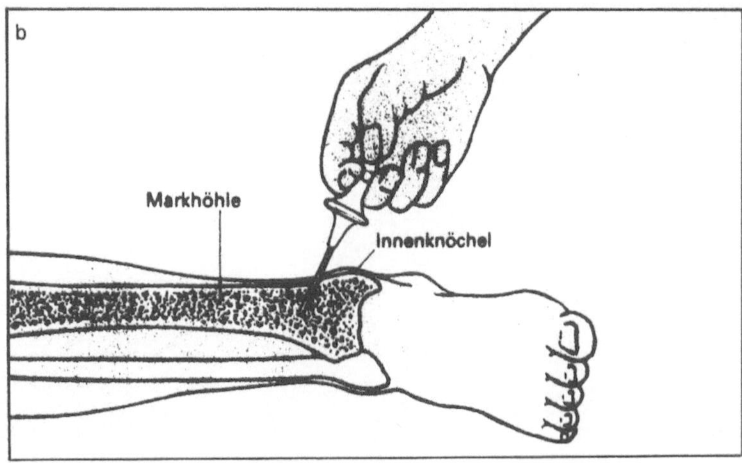

Abb. 10. Schematische Darstellung eines intraossären Zugangs

fektion der Haut punktiert (Abb. 10). Das Knochenmark der langen Knochen besteht aus einem Netzwerk von venösen Sinusoiden, die in die großen Venen einmünden. Über diesen interossären Zugang ist eine effektive Volumensubstitution und die Gabe von Pharmaka möglich.

Literatur

1. Alderson PJ, Burrows FA, Stemp LI, Holtby HM (1993)Use of ultrasound to evaluate internal jugular vein anatomy and to facilitate central venous cannulation in paediatric patients. Br J Anaesth 70: 145–148
2. Altemeyer KH, Kraus GB (1990) Die perioperative Infusionstherapie im Kindesalter. Anästhesist 39: 135–143
3. Breucking (1993) Volumentherapie bei Säuglingen und Kleinkindern. Springer, Berlin Heidelberg New York (Refresher-Course, Aktuelles Wissen für Anästhesisten)
4. Cronen MC, Cronen PW, Arino P, Ellis K (1991) Delayed pneumothorax after subclavian vein catheterization and possitive pressure ventilation. Br J Anaesth 67: 480–482
5. Gouyet I, Dubois MC, Murat I, Saint-Maurice (1993) Comparison of two anesthesia techniques on perioperative insulin response to i.v. glucose infusion in children. Acta Anesthesiol Scand 37: 12–16

6. Hausdörfer J, Hagemann H, Henie J (1986) Vergleich der Volumenersatzmittel Humanalbumin 5 % und Hydroxyäthylstärke 6 % (40l000 (0,5) in der Kinderanästhesie. Anästh Intensivther Notfallmed 21 :137–142

7. Meinhausen E, Kurth M, Knipprath R, Braun G, Koch D (1992) ZVK bei Säuglingen und Kleinkindern: sichere Plazierung durch intraatriales EKG. Anästh Intensivmed 33: 322

8. Sandström K, Nilsson K, Andréasson S, Niklasson A, Larsson LE (1993) Metabolic consequenses of different perioperativ fluid therapies in the neonatal period. Acta Anesthesiol Scand 37: 170–175

9. Stewart FC, Kain ZN (1992) Intraosseus infusion: elective use in pediatric anesthesia. Anesth Analog 75: 629

Sedierung und Schmerzbehandlung in der pädiatrischen Intensivtherapie

W. OHRDORF

Kinder sind während ihres Aufenthalts auf einer Intensivstation einer Vielzahl vo angsteinflößenden und schmerzhaften Erlebnissen ausgesetzt. Zu dem Leid, hervorgerufen durch die Erkrankung, Verletzung oder Operation, kommen häufig noch diagnostische oder therapeutische Maßnahmen, insbesondere die maschinelle Beatmung, die eine medikamentöse Sedierung und Analgesie erforderlich machen. Dies ist nicht nur eine humanitäre Aufgabe. Eine inadäquate Schmerztherapie führt auch bei Kindern zu einer Streßantwort mit metabolischen, hormonalen und hämodynamischen Entgleisungen. O_2-Verbrauch und CO_2-Produktion steigen an, eine katabole Stoffwechsellage mit negativen Stickstoffbilanzen sind die Folge und gefährden die Patienten zusätzlich [5].

Welche Therapieziele sollen erreicht werden?

Die Patienten sollten

- alle Sonden, i.v.-Zugänge, Drainagen, den Tubus usw. tolerieren,
- nicht gegen das Beatmungsgerät atmen,
- „normale" pflegerische und ärztliche Maßnahmen ohne nennenswerte Schmerz- und Streßreaktionen ertragen.

Die Wünsche an das ideale Medikament zum Erreichen dieser Ziele werden bis heute noch von keinem Medikament erfüllt:

- schneller Wirkungseintritt,
- vorhersehbare Wirkdauer,
- kurze Eliminationshalbwertszeit,
- keine Wechselwirkung mit anderen Medikamenten,
- Wirkdauer unabhängig von Leber- oder Nierenfunktionsstörungen,
- keine kardiovaskulären oder respiratorischen Nebenwirkungen,
- große therapeutische Breite.

Im Laufe der Jahre wurde eine Vielzahl von Substanzen zur Sedierung und Analgesie bei Kindern eingesetzt:

- Barbiturate,
- Benzodiazepine,
- Neuroleptika,
- Ketamin,
- Propofol,
- Opiate,
- Inhalationsanästhetika.

Die wichtigsten und heute noch gebräuchlichen Medikamente werden im folgenden dargestellt.

Barbiturate

Barbiturate gehören zu den ältesten Medikamenten, die bei Kindern zur Sedierung eingesetzt werden. Wie bei den meisten hier vorgestellten Medikamenten sind die kardiorespiratorischen Nebenwirkungen dosisabhängig. Bei gesunden Patienten beeinflußt eine sedierende Dosis nur minimal den Atemantrieb und die Schutzreflexe, hingegen können hohe Dosen zur Apnoe und zu erniedrigtem HZV führen. Die verschiedenen Substanzen dieser Stoffklasse werden üblicherweise nach ihrer Wirkdauer eingeteilt:

Kurzwirkende Barbiturate wie *Methohexital* und *Thiopental* mit einer Wirkdauer von 5–10 min werden auf der Intensivstation üblicherweise als Bolus gegeben, um kurze Eingriffe, wie z.B. die endotracheale Intubation, zu ermöglichen. Auf unserer Intensivstation wird Thiopental auch zur Unterbrechung von Krampfanfällen eingesetzt, wenn die üblichen Medikamente versaagen.

Phenobarbital ist in der Pädiatrie ein langerprobtes Sedativum. Auch heute wird es noch bevorzugt bei Frühgeborenen und Säuglingen eingesetzt. Da Barbiturate keine analgetische Potenz besitzen, muß im Bedarfsfall ein Analgetikum zugefügt werden.

Nach einer Anfangsdosis von 20 mg/kg KG am 1. Tag werden dann alle 12 h 5 mg/kg KG gegeben; angestrebt wird ein Serumspiegel von 30–50 ng/ml [13]. Phenobarbital kann oral, i.m. oder i.v. appliziert werden. Auf die i.m.-Gabe sollte wegen des Injektionsschmerzes möglichst verzichtet werden. Bei der i.v.-Gabe ist zu beachten, daß Barbituratlösungen alkalisch reagieren, deshalb inkompatibel mit vielen Medikamenten sind und venenreizend wirken.

Phenobarbital ist wegen der langen Halbwertszeit schlecht steuerbar, eine Kumulation in toxische Bereiche ist möglich. Zum anderen führt es zur Induktion mikrosomaler Enzyme in der Leber, was einen beschleunigten Abbau auch anderer Medikamente bewirken kann.

Benzodiazepine

Benzodiazepine gehören zu den am häufigsten verwendeten Substanzen in der Intensivmedizin. Sie haben einen starken anxiolytischen und sedierenden Effekt und bewirken eine anterograde Amnesie. Sie haben nur geringe kardiovaskuläre und respiratorische Nebenwirkungen.

Diazepam war lange Jahre als Mittel der Wahl zur Sedierung in der Intensivmedizin; seine schlechte Steuerbarkeit, bedingt durch die sehr lange Halbwertszeit (ca. 20 h) und das Auftreten von pharmakologisch wirksamen Abbauprodukten, haben es mittlerweile an Bedeutung verlieren lassen.

Midazolam ist ein Benzodiazepin mit schnell einsetzender Wirkung und kurzer Halbwertszeit (1–3 h). Wegen der kurzen Wirkdauer wird es üblicherweise nach Gabe einer Initialdosis von 0,1–0,2 mg/kg KG kontinuierlich infundiert (0,05–0,4 mg/kg KG/h). Dabei muß eine schrittweise individuelle Dosisanpassung erfolgen, weil sich für die gewünschte Sedationstiefe die notwendige Infusionsgeschwindigkeit nicht vorhersagen läßt. Lebenfunktionsstörungen können zu einem verzögerten Abbau und prolongierter Wirkung führen. Wird eine tiefe Sedierung benötigt oder müssen Schmerzen mitbehandelt werden, wird Midazolam mit Morphin oder Fentanyl kombiniert.

Mittlerweile gibt es zahlreiche Berichte über die klinische Anwendung von Midazolam zur Sedierung beatmeter Kinder aller Altersgruppen [12, 15]. Günstig werden die gute Steuerbarkeit, die kardiovaskuläre Stabilität und die geringe respiratorische Beeinflussung beurteilt. Fast alle Patienten konnten noch unter laufender Midazolaminfusion oder wenige Stunden nach deren Beendigung vom Respirator entwöhnt und extubiert werden.

Bedenkenswert sind Berichte über das Auftreten von Entzugssymptomen bei plötzlicher Beendigung der Midazolamsedierung [6] sowie über das Auftreten von Krampfanfällen bei Früh- und Neugeborenen nach Bolusgabe von Midazolam [7]. Obwohl es Publikationen über die erfolgreiche Midazolamsedierung bei beatmeten Neugeborenen gibt [8], behandeln wir Patienten, die jünger als 3 Monate sind, nicht mit Midazolam.

Propofol

Propofol bietet sich aufgrund seines schnellen Wirkungseintritts, der kurzen Wirkdauer und des Fehlens aktiver Metabolite auch zur Sdierung auf den Intensivstationen an, so daß es dort schnell zu einem beliebten Medikament wurde. 1992 erschien ein Bericht über 5 Kinder, die wegen Atemwegsinfektionen intubiert und mit Propofol sediert waren. Sie entwickelten aus ungeklärter Ursache eine metabolische Azidose und verstarben an Herz-Kreislauf-Versagen [12]. Aufgrund dieser Todesfälle ist Propofol nicht mehr zur Dauerinfusion bei Kindern zugelassen. Nach wie vor ist es sicherlich ein wertvolles Hypnotikum für kurze Eingriffe.

Opiate

Opiate sind zur Schmerzbehandlung in der pädiatrischen Intensivmedizin nicht wegzudenken. Ihre Wirkungsweise und ihre Pharmakokinetik sind auch für Früh- und Neugeborene gut untersucht [9, 12, 17]. In dieser Altersgruppe muß mit einer deutlich verstärkten und verlängerten Atemdepression gerechnet werden. Bedingt ist dies vermutlich zum einen durch eine erhöhte Durchlässigkeit der Blut-Hirn-Schranke, zum anderen durch eine noch nicht ausgereifte Verteilung der Opiatrezeptoren. Diese Tatsache stellt keine Kontraindikation für diese Medikamente dar, vielmehr muß man ihr bei der Dosierung und Überwachung Rechnung tragen [16, 17]. Die am häufigsten eingesetzten Medikamente sind Morphin und Fentanyl, über sie liegen auch die meisten Untersuchungen vor.

Morphin ist nach wie vor der Standard, an dem die anderen Opiate gemessen werden. Klinische Studien belegen eine gute Verträglichkeit in allen Altersklassen [10, 16, 17]. Unerwünschte Nebenwirkungen sind die Histaminausschüttungen, die einen Blutdruckabfall und Juckreiz auslösen können, sowie die allen Opiaten anhaftende dosisabhängige zentrale Atemdepression. Die Eliminationshalbwertszeit beträgt 2–4 h, sie ist bei Neugeborenen mit ca. 7 h deutlich verlängert [11, 16].

Morphin wird nach Gabe eines Bolus von 0,1–0,15 mg/kg KG vorzugsweise kontinuierlich infundiert (0,01–0,06 mg/kg KG/h). Bei Früh- und Neugeborenen wurde bei hohen Morphindosierungen (0,03–0,04 mg/kg Kg/h) das Auftreten von Krampfanfällen beobachtet [10]. Deshalb sollte in dieser Altersgruppe eine Dosierung von 0,015 mg/kg KG/h nicht überschritten werden.

Eine Alternative zur kontinuierlichen Infusion oder intermittierender i.v.-Gabe stellt für einige Patienten die Benutzung der PCA-Pumpe dar. Dies betrifft Kinder ab dem 6. Lebensjahr, die sich zur postoperativen Überwachung auf der Intensivstation befinden und nicht künstlich beatmet werden. Für Morphin wird folgendes Dosierungsschema empfohlen: Intervalldosis 0,015–0,02 mg/kg KG, „Lock-out-Zeit" 8–15 min, 4-h-Gesamtdosis 0,2–0,3 mg/kg KG [3, 4].

Fentanyl ist in der Neugeborenen- und Kinderanästhesie ein lange bewährtes Narkotikum. Wegen der schnell einsetzenden Wirkung, der guten Steuerbarkeit aufgrund der kurzen Wirkdauer, der im Vergleich zum Morphin minimalen Histaminfreisetzung und der praktisch nicht vorhandenen kardiovaskulären Effekte wurde Fentanyl auch zu einem beliebten Medikament in der pädiatrischen Intensivmedizin. Wegen der besonderen Kreislaufstabilität ist es gerade zur Analgosedierung schwerkranker Kinder und Säuglinge geeignet [16, 17]. Nach einem initialen Bolus von 5–10 µg/kg KG wird Fentanyl als Dauerinfusion mit (0,5–)2(–10) µg/kg KG/h gegeben.

Früh- und Neugeborene, die aus unterschiedlichen Gründen beatmet werden müssen (Sepsis, Mekoniumaspiration, postoperativ) können so mit Fentanyl allein gut sediert und beatmet werden. Ältere Kinder erhalten zur Sedierung zusätzlich eine Midazolaminfusion (0,05–0,4 mg/kg KG/h). Bei längerer Anwendung dieser Analgosedierung kann eine Toleranzentewicklung eintreten, die sowohl eine Steigerung der Fentanyl- wie die der Midazolamdosis erforderlich machen.

Nach langdauernden und/oder hochdosierten Fentanylinfusionen muß mit dem Auftreten von Entzugssymptomen gerechnet werden, wenn die Infusion abrupt gestoppt wird. Eine prospektiv angelegte Studie zeigte, daß eine Fentanylgesamtdosis von 1,5 mg/kg KG oder eine kontinuierliche Infusion über 5 Tage mit über 50 %iger Wahrscheinlichkeit zur Entwicklung eines Entzugssymptoms führte, wurden mehr als 2,5 mg/kg KG Fentanyl gegeben, oder die Infusion lief länger als 9 Tage lag die Wahrscheinlichkeit bei 100 % [9]. Die Entzugssymptome lassen sich im allgemeinen durch eine langsame Dosisreduktion kontrollieren, ggf. kann Clonidin zur Behandlung eingesetzt werden [1].

Zusammenfassung

Sicherlich gibt es noch kein ideales Sedativum oder Analgetikum zur Behandlung von Kindern auf einer Intensivstation; es steht aber eine Anzahl von klinisch gut erprobten Medikamenten zur Verfügung, die – angepaßt an den Patienten und die klinischen Bedürfnisse – eine sichere und effektive Behandlung ermöglichen.

Es gibt keinen Grund, aus Angst vor unerwünschten Nebenwirkungen auf eine Sedierung oder gar Analgesie zu verzichten.

Die angegebenen Dosierungen können nur ein Anhalt sein; eine sorgfältige Beobachtung der Patienten durch Ärzte und Schwestern muß dazu führen, daß sie optimiert und immer wieder angepaßt werden.

Literatur

1. Beushausen T (1994) Midazolam als Komponente der Langzeitsedierung bei Kindern. Anästh Intensivmed 35: 280–283
2. Booker PD, Beechey A, Lloyd-Thomas AR (1986) Sedation of children requiring artificial ventilation using an infusion of Midazolam. Br J Anesth 58: 1104–1108
3. Brill JE (1992) Control of pain. Crit Care Clin 8/1: 203–218
4. Broadman LM, Brown RE Jr, Rice LJ et al. (1989) Patient-controlled analgesia in children and adolescents: A report of postoperative pain management in 150 patients. Anesthesiology 71 (3 A): 1170
5. Cepoda MS, Carr DB (1993) The neuroendocrine response to postoperative pain. In: Ferrante FM, Vade Boncouer T (eds) Postoperative pain management. Churchill Livingstone, New York, pp 79–106
6. Conway EE, Singer LP (1992) Acute benzodiazepine withdrawal after midazolam in children. Pediatrics 89: 461
7. Fahnenstich F, Haverkamp F et al. (1989) Midazolam – paradoxe Reaktion bei Neugeborenen. Intensivmed Notfallmed Anästhesiol 69: 154

8. Hartwig S, Roth B et al. (1989) Disposition and sedative effects of midazolam after continuous infusion in artificially ventilated newborns and infants. Nannyn – Schmiedeberg's Arch Pharmacol 340 [Supp. R] 41: 121

9. Katz R, Kelly HW, Hsi A (1994) Prospective sstudy on the occurrence of withdrawal in critically ill children who receive fentanyl by continuous infusion. Crit Care Med 22: 763–767

10. Koren G et al. (1985) Postoperative morphine infusion in newborn infants: Assessment of disposition characteristics and safety. J Pediatr 107: 963–967

11. Lynn AM Slattery JT (1987) Morphine pharmacokinetics in early infancy. Anesthesiology 66: 136–139

12. Parke TJ, Stevens JE, Rice ASC et al. (1992) Metabolic acidosis and fatal myocardial failure after propofol infusion in children: five case reports. Br Med J 305: 613–616

13. Roth B et al. (1991) Erfahrungen zur Analgesie und Sedierung in der pädiatrischen Intensivmedizin. In: Henschel FW (Hrsg) 1. Europäisches Analgesieforum: Die Analgesie im Mittelpunkt der Anästhesie; Urban & Schwarzenberg, München Wien Baltimore

14. Semsroth M, Hiesmayr M (1990) Kontinuierliche Zufuhr von Morphium ist effektiver als Bolusgabe zur postoperativen Analgosedierung im Kindesalter. Anaesthesist 39: 552–556

15. Silvasi DL, Rosen DA, Rosen KR (1988) Continuous intravenous midazolam infusion for sedation in the pediatric intensive care unit. Anesth Analg 67: 286–288

16. Yaster M, Desphande J (1988) Management of pediatric pain with opiod analgetics. J Pediatrics 113: 421–429

17. Zilow EP, Linderkamp O (1989) Praktische Anwendung von Opiaten bei Neugeborenen. In: Ahnefeld FW, Altemeyer KH, Fösel T, Kraus GB, Rügheimer E (Hrsg) Anästhesie bei Früh- und Neugeborenen. Springer, Berlin Heidelberg New York Tokyo

Beatmungstechniken in der Thoraxchirurgie[*]

K. WIEDEMANN, M. LAYER, C. MÄNNLE

In der Thoraxchirurgie, sei es bei Eingriffen am Lungenparenchym, an den großen Luftwegen oder den extrakardialen Thoraxorganen, wird das chirurgische Vorhaben selbst erst durch unmittelbare oder mittelbare Einwirkung auf die Organe des Gaswechsels durchführbar. Damit ist eine wesentliche Aufgabe des Anästhesisten, die Sicherung dieser vitalen Funktion nur durch Einsatz besonderer Techniken zu erfüllen. Gegenüber der Bedeutung von Luftwegskontrolle und Beatmungsverfahren treten die Aspekte der Narkoseführung in den Hitergrund (Tabelle 1).

1. Einlungenanästhesie (ELA)

In den Anfängen der Chirurgie am offenen Thorax stellte die Verhinderung des Spontankollaps der Lunge das wesentliche Problem der Ventilation dar. Die moderne Thoraxchirurgie erfordert jedoch regelmäßig gerade den Ausschluß der Lunge im Operationsfeld aus der Ventilation und den Übergang auf die sog. Einlungenanästhesie (ELA).

Tabelle 1. Anästhesieverfahren bei thoraxchirurgischen Eingriffen

Plan:	Balanced anaesthesia
	a) Basis: Inhalationsanästhesie
	b) Basis: Hypnotikainfusion, TIVA
Einleitung:	Analgetikum: Fentanyl, Alfentanil[a]
	Sedativum: Midazolam
	Relaxans: Pancuronium, Atracurium[a]
	Hypnotikum: Etomidate, Propofol[a]
Durchführung:	a) Inhalationsanästhesie:

2-Lungen-Phase: Stickoxidul → 65 Vol.-%
Isofluran → 0,5 MAC
1-Lungen-Phase: Stickoxidul → SpO$_2$ 95 %
Isofluran: → 0,5 MAC
b) Hypnotika-Infusion: Propofol 2,5–5 mg/kg/h
2-Lungen-Phase: Stickoxidul → 65 Vol.-%
1-Lungen-Phase: Stickoxidul → SpO2 95 %
Ergänzung TIVA: Fentanyl
Typ b) vorteilhaft bei tracheobronchialer Chirurgie und HFJV

[a] Vorteilhaft bei endoskopischer Thoraxchirurgie

---

[*] Abdruck der Erstveröffentlichung – mit geringfügigen Änderungen – in der Zeitschrift *Anästhesiol Intensivmed Notfallmed Schmerzther* 28 (1993) 443–447.

Die tiefgreifende Umstellung von Gaswechsel und Lungendurchblutung führt aus der bekannten Ausbildung von Atelektasenbezirken in den unten liegenden Lungenabschnitten während jeder Allgemeinanästhesie unter Muskelrelaxation, über die Förderung des Rechts-links-Shunts bis auf 22 % allein durch die Thoraxeröffnung bis zur Steigerung des Shunts auf 35–39 % bei ELA. Damit ist die Sauerstoffversorgung bedroht, wenn schließlich auch unter Ventilation mit F_IO_2 von 0,99 der arterielle p_aO_2 abfällt.

Jedoch erreicht die arterielle Hypoxämie während ELA selten das Ausmaß, welches nach berechneter Durchblutungsverteilung zwischen beiden Lungen während der Zweilungenbeatmung zu erwarten wäre. Neben mechanischen Faktoren [3], darunter wesentlich operative Manipulation durch Knickung und Dehnung der pulmonalen Gefäße, fördert der Mechanismus der hypoxischen pulmonalen Vasokonstriktion (HPV) eine Umverteilung der Lungendurchblutung zur belüfteten Lunge und damit eine Verminderung des Rechts-links-Shunts. Die HPV wird durch zahlreiche Faktoren wie Hypokapnie, Hypoxämie oder Inhalationsanästhetika abgeschwächt und nimmt mit Zunahme atelektatischen Lungengewebes ab [15, 16]. Dazu werden gerade durch chirurgische Manipulation der Lunge vasodilatatorische Mediatoren freigesetzt, die auch die Pulmonalgefäße beeinflussen [7]. Die HPV, sofern existent, kann also eine phasenweise mechanische Hypoxämie während ELA nicht verläßlich verhindern.

Da eine mechanische Senkung der Durchblutung zur nichtventilierten Lunge oft nicht anwendbar (wie die chirurgische passagere Drosselung des Pulmonalarterienhauptastes) oder eine fixiert präoperative Perfusionsminderung nur bei größeren pulmonalen Raumforderungen, malignen Prozessen [9] oder großen Bullae, zu erwarten ist, muß zur Sicherung der Oxygenierung während ELA eine zweckmäßige Beatmungstechnik vorbereitet werden.

Die Beatmung mit F_IO_2 0,99 ist zwar der erste und einfachste Schritt, doch ist die Gefahr von Absorptionsatelektasen nicht von der Hand zu weisen.

Die Belegung der nichtventilierten Lunge mit kontinuierlich positivem Atemwegsdruck ist die am weitesten verbreitete Methode zur Verbesserung der Oxygenierung während ELA [3, 4, 6]. Der Effekt beruht auf erhaltener Belüftung der Alveolen, die Umleitung der Durchblutung zur unteren Lunge durch Erhöhung des intraalveolären Druckes trägt wenig bei, da CPAP mit Stickstoff die Oxygenierung nicht sichert.

CPAP-Systeme nach dem Schema eines Mapleson-D-Systems mit PEEP-Ventil sind im Handel, können jedoch aus gebräuchlichen Komponenten unschwer zusammengesetzt werden (Abb. 1). Die Wirksamkeit der Maßnahme wird durch den Zeitpunkt der Anwendung beeinflußt. Die CPAP-Belegung sollte aus der letzten 2-Lungen-Exspirationsphase begonnen werden, um kritisch hohe Eröffnungsdrucke einer bereits atelektatischen Lunge zu vermeiden. Nach dem weitverbreiteten Stufenplan von Benumof [2, 3] sollte bei fortbestehender Hypoxämie trotz CPAP 5 cm H_2O zunächst die ventilierte Lunge mit 5 cm H_2O PEEP belastet, sodann CPAP auf 10 cm H_2O und letztlich PEEP auf 10 cm H_2O gesteigert werden. Sind diese (selten nötigen) Drucksteigerungen erfolglos, müssen 1) beide Lungen belüftet werden und 2) nach den häufigsten Ursachen gestörter Ventilation – Dislokation des Tubus (s. unten) und Sekretverlegung – mit dem Fiberoptikbronchoskop (FOB) gesucht werden [14]. Grundsätzlich kann ELA mit CPAP auch bei F_IO_2 weit unter 1,0 die Oxygenierung gewährleisten.

ELA mit CPAP ist ein dynamischer Vorgang unter ständiger Beobachtung des Operationsfeldes, damit interaktiv den nach Eingriffsentwicklung wechselnden Erfordernissen von chirurgischem Zugang und Oxygenierung entsprochen werden kann [2, 14]. Die Seitentrennung der Luftwege und ELA konnte bis vor kurzem nur bei wenigen absoluten Indikationen zu fordern sein: Bronchiektasen, intrapulmonale Abszesse, raumfordernde Zysten oder Emphysemblasen, bronchopleurale Fisteln, tracheobronchiale Verletzungen und massive Hämoptysen. Die zahlreichen relativen Indikationen, grundsätzlich von der besseren Zugänglichkeit des Operationsfeldes

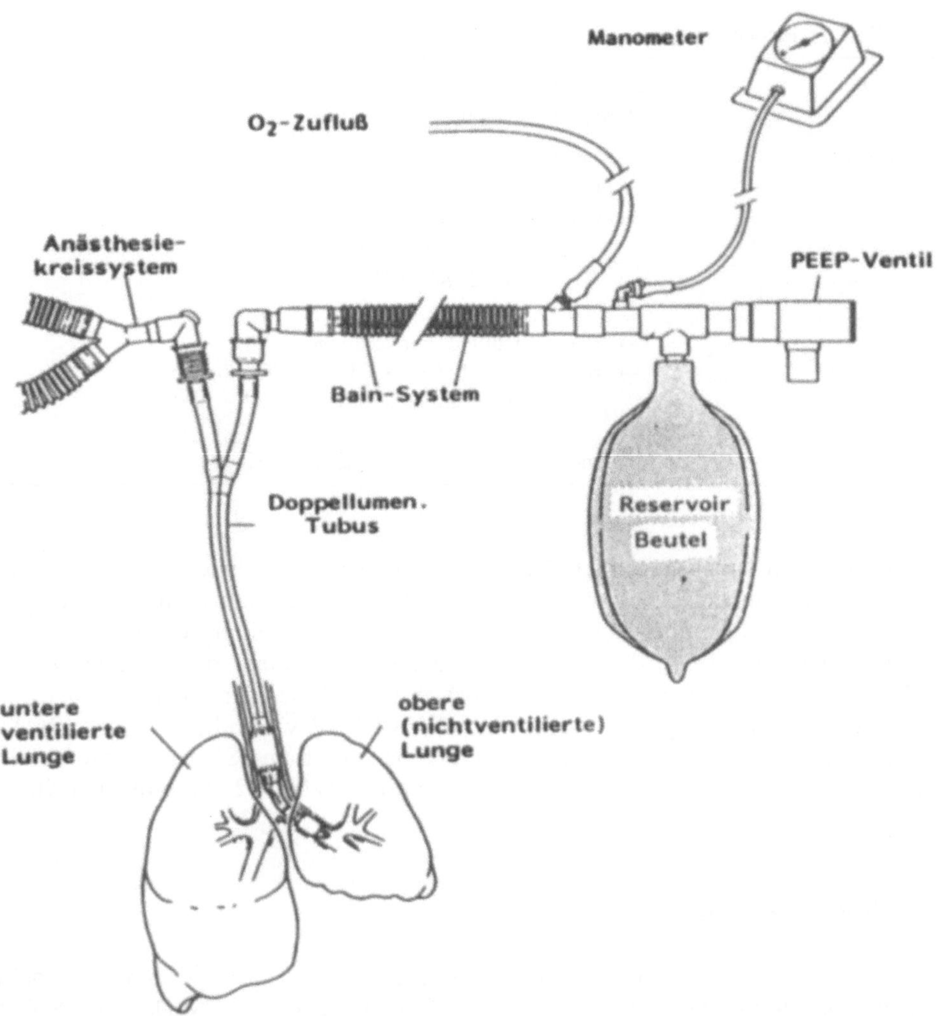

Abb. 1. Schema zur CPAP-Belegung der operierten, nichtventilierten Lunge während ELA am Beispiel eines Bain-Coaxialsystems [12]

bei parenchymsparenden Lungenresektionen, Ösophagus- und Aortenchirurgie bestimmt, wurden häufig gegen Aufwand und Risiken der Seitentrennung aufgewogen und fanden deshalb keine allgemeine Zustimmung.

Die Entwicklung der videoassistierten endoskopischen Technik hat auch die Thoraxchirurgie erfaßt, wodurch auch der Anästhesist außerhalb großer Kliniken mit der Forderung nach Stillegung und Entlüftung der operierten Lunge zur Sichtfeldoptimierung als unabdingbarem Bestandteil des Verfahrens konfrontiert wird. Darunter werden sich sowohl verhältnismäßig gesunde Patienten zur Pneumothoraxbehandlung als auch Schwerkranke, wie zur Laserabtragung von Bullae [2], finden. Zwar bietet sich zunächst die Anlage eines Pneumothorax unter Singlelumenintubation mit CO_2 oder Stickoxidul zur Schaffung des endothorakalen Sichtfeldes an, doch wird schon bei Patienten ASA I und II neben schweren Kreislaufdepressionen bei intrathorakaler Drucksteigerung von 10 mmHg bzw. Volumina von 1 l CO_2 durch Mediastinalverschiebung und verminderten venösen Rückfluß, auch Abfall der pulsoxymetrischen O_2-Sättigung beobachtet. Beim Schwein verminderten sich unter thorakaler CO_2-Insufflation bei intrathorakalen Drucken zwischen 5 und 15 mmHg Herzindex, arterieller Mitteldruck, Schlagvolumen und LVSW bei gleichzeitigem Anstieg des

159

Tabelle 2. Freie Sicht bei TSC

Problem:	Sehtiefe beschränkt Bewegung vergröbert

Lösungen:	*1. Pneumothorax:*
	→ pro: Sichtfeld optimal
	→ kontra: Hypoxämie → NsO-Verzicht
	          Kavitätsdruck hyperatmosphärisch
	          Zugänge gasdicht
	
	2. Einlungenanästhesie:
	→ kontra: Sichtfeldoptimierung interaktiv
	→ pro: Hypoxämie → CPAP, N2O möglich
	          Kavitätsdruck atmosphärisch
	          Zugang frei
	(bei mediastinaler Dissektion: CPAP + HFJV)

zentralvenösen Druckes, ähnlich den hämodynamischen Veränderungen beim Spannungspneumothorax [11]. Vorausschauende Doppellumenintubation macht die Gasinsufflation völlig entbehrlich. Zusammen mit der Vorbereitung von CPAP können so endoskopische Eingriffe unter Einlungenanästhesie einer mittleren Dauer von 170 min sogar bei Patienten ASA III und IV ermöglicht werden. Dann läßt sich auch mäßige Hypoxämie (p_aO_2 < 70 mmHg) durch CPAP wesentlich bessern [2]. Die Problematik des Widerstreits von Sichtfeldverbesserung und Sicherung der Ventilation in der endoskopischen Thoraxchirurgie wird in Tabelle 2 zusammengefaßt.

2. Endobronchiale Luftwege

Die Voraussetzung für ELA ist die Seitentrennung der Luftwege durch Doppellumentuben (DLT), unter welchen sich PVC-Produkte nach dem Modell von Robertshaw für links- und rechtsbronchiale Intubation weitgehend durchgesetzt haben. Ihr wesentlicher Nachteil ist, daß durch die einzelnen Lumina nur Fiberoptikbronchoskope (FOB) mit einem Außendurchmesser von 3,5 mm (Intubationsbronchoskop) eingeführt und damit zähes Sekret und Blutkoagel kaum abgesaugt werden können. Beim dünnsten Modell, 28 Ch, können nur FOB ohne Absaugkanal benutzt werden. Diesem Nachteil kann mit dem Univent[R]-Tubus mit Bronchusblocker abgeholfen werden [10]. Bei diesem Singlelumentubus ist, ähnlich dem von Magill 1937 vorgestellten Instrument, durch einen dünnen Seitenkanal ein Katheter mit Bronchusblockermanschette beweglich geführt, so daß sowohl 2-Lungen- wie 1-Lungen-Anästhesie, mit dem Bronchusblocker in den entsprechenden Hauptbronchus eingeführt und gebläht, möglich ist. Der Katheter des Bronchusblockers kann sowohl für CPAP als auch Jetventilation zur stillgelegten Lunge benutzt werden [4]. Allerdings wird durch den geringen Durchmesser primärer Lungenkollaps und chirurgische Sichtverbesserung verzögert. Unter Jetbeatmung müssen wegen der verzögerten Ausatmung Airtrapping und Barotrauma bedacht werden. Gegenüber dem unbedeutenden Aspekt einfacher Intubation ist die Passage großer FOB für die Absaugung zäher Sekrete der wesentliche Vorteil. Zusammen mit dem intraoperativ leicht möglichen Wechsel des Bronchusblockers zwischen den beiden Hauptbronchien begründet dies die Anwendung des Univent-Tubus in der sequentiellen Doppellungentransplantation [18]. Daß dieser Tubus nur mit dem Fiberbronchoskop wirksam verwendet werden kann, ist kein Nachteil, sondern nur ein weiterer Anlaß, das FOB in der thoraxchirurgischen Anästhesie als Alltagsinstrument zu betrachten.

160

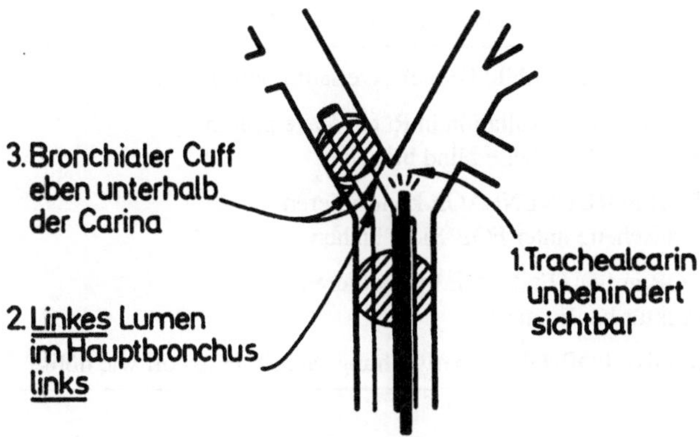

Abb. 2. Schema der Lagekontrolle eines linksbronchialen DLT mittels FOB [3]

3. Fiberbronchoskopie

Die endotrachealen Tuben, welche die moderne Thoraxchirurgie ermöglichen, sind oft nicht ohne Schwierigkeiten in die Luftwege einzubringen oder gar während des Eingriffs in ihrer Lage zu sichern. Die Folgen – Hypoxämie, tracheobronchiale Verletzungen und beeinträchtigte Operationsbedingungen – gefährden den Patienten [22]. Die fiberoptische Bronchoskopie (FOB) erhöht die Sicherheit der Doppellumenintubation und ermöglicht erst selektive endobronchiale Katheterisierung mit Bronchusblockern oder dem Univent-Tubus. Die Beobachtung von Burton et al. [5], die Lage eines DLT durch Auskultation bei seitengetrennter Ventilation sei so sicher zu bestimmen, daß bei 136 Patienten nur zweimal eine Hypoxämie und nur einmal eine Bronchusverlegung aufgetreten sei, spiegelt eine weitverbreitete Meinung wider, kam jedoch ohne bronchoskopische Inspektion zustande. Bei Kontrolle mit dem FOB liegen zwischen 43 % und 38 % [18] aller DLT nicht korrekt, wobei die mit 20,8 % hohe Rate der Intubation des falschen Hauptbronchus [14] bemerkenswert ist. Wenn damit schon die Meinung widerlegt ist, „looks good, feels good and sounds good" genüge als Sicherheitsstandard der DLT-Intubation [22], spricht auch die Häufigkeit intraoperativer Dislokation bis zu 25 % [19] dafür, grundsätzlich ein FOB bereit zu halten. Denn Kapnographie oder kontinuierliche Spirographie [1] können zwar die DLT-Fehllage schnell anzeigen, doch ist die Reposition nur mit dem FOB zuverlässig möglich.

Die einfache Darstellung in Monographien und Lehrbüchern [3] bietet die Grundlage, ohne Schwierigkeit Erfahrung mit der FOB-Überwachung differenzierter endotrachealer Atemwege zu sammeln und diese damit – so oft wie indiziert – anzuwenden (Abb. 2). Die Verfahrensschritte bei DLT-Intubation mit fiberoptischer Hiilfe sind in Tabelle 3 angeführt.

4. Hochfrequenz-Jetventilation

Hochfrequenz-Jetventilation (HFJV) beruht auf der gepulsten Abstrahlung eines Gasvolumens (Jet) aus einer Hochdruckgasquelle über eine Kanüle oder einen Katheter mit geringem Durchmesser in die Luftwege, gefolgt von passiver Ausatmung. Damit werden Atemhubvolumina (V_T) von 1–3 ml/kg erzeugt, im Gegensatz zu 6–10 ml/kg bei herkömmlicher Beatmung (IPPV). Die „hohe" Atemfrequenz von 60–120/min ist für die Lieferung eines ausreichenden Atemminutenvolumens notwendig.

Tabelle 3. Doppelumentubus (DLT) und Fiberoptische Bronchoskopie (FOB)

Schritt I:	Im präoperativen Thoraxröntgenbild Bronchusverlauf kontrollieren
Schritt II:	DLT einführen, Sitz durch Auskultation in Rückenlage prüfen *Niemals* endobronchiale Manschette blind blähen
Schritt III:	DLT-Sitz durch FOB in RÜCKENLAGE kontrollieren Endobronchiale Manschette unter FOB-Sicht blähen
Schritt IV:	DLT-Sitz durch FOB in SEITENLAGE kontrollieren *Beachte:* Lagekorrektur häufig nötig
Schritt V:	Intraoperativ aggressive FOB-DLT-Überwachung: Schritt IV so oft wie nötig

Zu Beginn der Injektionsphase wird Umgebungsluft mit in die Lufwege eingesaugt, wogegen mit Erreichen des endinspiratorischen Druckes ein Teil des Jetvolumens aus den Atemwegen abströmt („spill-over", „blow-back"). Das eingebrachte Atemhubvolumen wird in nicht sicher voraussagbarer Weise vom Arbeitsdruck des Jetgenerators, vom Widerstand des Jet-Katheters, vom Ausmaß des Außenluftzustromes und der Rückstromverluste bestimmt. Jones et al. [12] zeigten, daß das Rückstromvolumen am Ende der Inspiration 30–40 % des vom Jetgenerator abgegebenen Volumens betragen kann und für die ausreichende Ventilation eine größere Bedeutung hat als das Ansaugvolumen aus der Umgebungsluft. Damit beeinflussen Atemwegswiderstände, wie Sekret und Blutgerinnsel, die HFJV nachhaltig. Aus dieser von der situationsbedingten Atemwegsmechanik abhängigen Aufteilung des vom Gerät abgegebenen Hubes (V_J) in Atemhubvolumen (V_T) und Rückstromvolumen (V_R), der damit variablen Außenluftbeimischung und des ohne großen technischen Aufwand nicht bestimmbaren wahren Atemminutenvolumens erklärt sich, daß Meßparameter für die alveoläre Ventilation in weiten Grenzen schwanken ([21], Abb. 3).

Die Bedeutung der HFJV für die Thoraxchirurgie liegt in der Ruhigstellung des Operationsfeldes durch die geringen Volumenschwankungen der ventilierten Lunge und – wichtiger – in der „losen Kopplung" zwischen Atemweg und Jetkatheter. Damit wird die Beatmung distal von durchtrennten Atemwegen bei tracheobronchialen Eingriffen ohne Sicht- und Raumbeengung möglich. Diesen Vorteilen stehen wesentliche Nachteile der HFJV gegenüber: eingeschränkte Überwachungsmöglichkeiten, unzureichende Atemgasklimatisierung und Risiko eines akuten Barotraumas bei Behinderung der (passiven) Exspiration.

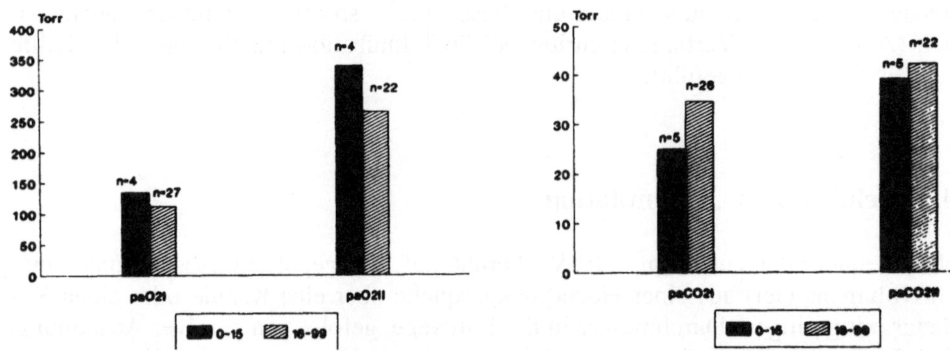

Abb. 3. Blutgasanalysen unter Beatmung im halboffenen System (p_aO_2I, p_aCO_2I) mit F_IO_2 0,5 unmittelbar vor und nach 15–20 min HFJ-Ventilation (p_aO_2II, p_aCO_2II) mit Fjet O_2 0,99. Mediane Dauer der HFJ-Ventilationsphase bei Kindern (Altersmedian 6 Jahre) 35,0 min, bei Erwachsenen (Altersmedian 53 Jahre) 23,5 min

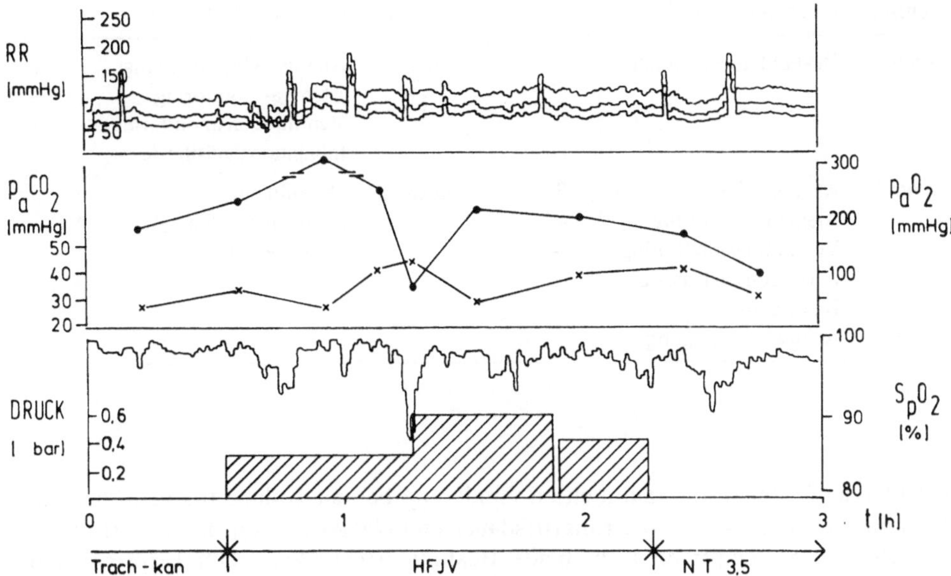

Abb. 4. Infrakrikoidale Trachearesektion (3,2 cm) wegen Trachealstenose kranial und kaudal eines Tracheostomas wegen Langzeitbeatmung. Nach Entfernung der Trachealkanüle HFJV mit 0,3 bar (30 kPa) Arbeitsdruck über orotrachealen Jetkatheter 8 Ch während Präparationsphase. HFJV distal der durchtrennten Trachea erfordert Arbeitsdrucksteigerung auf 0,6 bar (60 kPa). Kurzfristige TOP-ITN während Anastomosennaht. SpO2: pulsoxymetrische O_2-Sättigung, Druck: Arbeitsdruck des HFJ-Generators

Die Überwachung beschränkt sich grundsätzlich auf die intermittierende Kapnometrie während HFJV-Pausen und die Atemwegsdruckmessung, die allerdings hohe bronchoalveoläre Drucke (Auto-PEEP) nicht zuverlässig wiedergibt.

In der Tracheobronchialchirurgie sind auch diese Kontrollmöglichkeiten oft eingeschränkt. Gaswechsel und O_2-Versorgung unter HFJV können dann nur diskontinuierlich durch Blutgasanalysen, kontinuierlich durch Pulsoxymetrie überwacht werden.

Die Atemgasklimatisierung bei HFJV ist noch nicht befriedigend gelöst. Beim Erwachsenen müssen 20–60 l/min Atemgas befeuchtet und erwärmt werden. Destilliertes Wasser, das über Spritzenpumpen in das Hochdrucksystem injiziert wird, regnet bereits in den großen Atemwegen aus. Nur Wasseraerosole von 5–10-µm Tröpfchengrößen erreichen Bronchiolen und Alveolen. Diese Präzisionszerstäubung ist nur bei einem HFJ-Generator verwirklicht [20]. In einem handelsüblichen Jetgenerator wird durch Zumischung von Waser bei Erhitzung auf 107 °C Arbeitstemperatur und Erwärmung des Jetventilationsschlauches auf 37 °C, um vorzeitige Rekondensation zu verhindern, eine klinisch annehmbare Befeuchtung erreicht; doch steht eine experimentelle Nachprüfung noch aus.

Die ungeteilte Aufmerksamkeit von Anästhesist und Chirurg ist während HFJV trotz Sicherheitsabschaltung bei Überschreitung von Jetkatheterinnendrucken >40 cmH2O erforderlich, um Exspirationshindernisse und damit Gefahr eines Barotraumas zu erkennen.

Die Beatmung der Luftwege distal der Durchtrennung über ein herkömmliches Narkosekreissystem, das unter sterilen Bedingungen mit einem Spiraltubus passenden Durchmessers verbunden ist (die Trans-OP-Feld-Intubation: TOP-ITN), löst die Probleme von Überwachung, Klimatisierung und kontrollierter Zusammensetzung des Atemgases und ermöglicht die Weiterführung einer Inhalationsanästhesie. Ihr

Tabelle 4: Vergleich der Ventilationsverfahren zur tracheobronchialen Chirurgie

Hochfrequenz-Jetventilation (HFJV)			Trans-OP-Intubation (TOP-ITN)		
Vorteile:	OP-Feld übersichtlich		*Vorteile:*	Atemgasklimatisierung	+
				Atemgasmonitoring	+
				Ventilatiuonsmonitoring	+
				Inhalationsanästhesie	+
Nachteile:	Atemgasklima	?	*Nachteile:*	Op-Feld eng	
	Atemgasmonitoring	–		Bronchustrauma	
	Ventilationsmonitoring	–		Tubusverlegung	
	Inhalationsanästhesie	–			
	Barotrauma				
	Atemwegsverlegung				

bedeutender Nachteil, die räumliche Behinderung bei der Anlage tracheobronchialer Anastomosennähte, kann über Eingriffsdauer und Nahtsicherheit den Eingriffserfolg beeinflussen. So empfiehlt sich, beide Beatmungstechniken nach Erfordernis der Operationsphasen einzusetzen. Präparation und die oft aufwendige Mobilisation der Luftwege zur Approximation nach der Resektion der Luftwegsmanschette können unter Intubation (TOP-ITN) ausgeführt werden. Zur Anlage und Knüpfung der Vorderwandnahtreihen ist HFJV, sei es über einen Katheter im OP-Feld oder über den nach proximal verlagerten Endotrachealtubus, vorteilhaft (Tabelle 4). In der frühkindlichen Tracheobronchialchirurgie lassen die geringen Atemwegsdurchmesser jedoch kaum Alternativen zur HFJV (Abb. 4).

Bei Resektion der Trachealbifurkation kann die getrennte Ventilation beider Lungen notwendig werden. Über seitengetrennte Jetventilation mit 2 Geräten können Belüftungsfehlverteilungen besser vermieden werden als durch die in Lehrbüchern [3] vorgeschlagene Ventilation über ein Y-Stück [17].

Beatmungstechniken in der Thoraxchirurgie unterscheiden sich in oft beunruhigender Weise von herkömmlichen Beatmungsstandards in der Anästhesiologie. Doch zeigt die inzwischen umfangreiche experimentelle Bearbeitung und klinische Beobachtung, daß mit Übung, methodischer Konsequenz und Nutzung aller Hilfsmittel und wohlabgewogener Indikationsstellung daraus sichere anästhesiologische Techniken werden können, die dem Patienten, wenn anders der Nutzen eines Eingriffs nicht erreicht werden kann, nicht vorenthalten werden sollten.

Literatur

1. Bardoczky GI, Levarlet M, Engelman E, Defranquen P (1993) Continuous spirometry for detection of double lumen endobronchial tube displacement. Br J Anaesth 70: 499–502
2. Barker SJ, Clarke C, Trivedi N, Hyatt J, Fynes M, Roessler P (1993) Anesthesia for thoracoscopic laser ablation of bullous emphysema. Anesthesiology 78: 44–50
3. Benumof JL (1991) Anästhesie in der Thoraxchirurgie. Fischer, Stuttgart New York
4. Benumof JL, Gaughan S, Ozaki GT (1992) Operative lung constant positive airway pressure with the Univent bronchial tube blocker. Anesth Analg 74: 406–410
5. Burton NA, Watson DC, Brodsky JB (1983) Advantage of a new double lumen tube in thoracic surgery. Ann Thorac Surg 36: 78–84
6. Capan LM, Turndorf H, Chandrakant P, Ramanathan S, Acinapura A, Shalon J (1980) Optimization of arterial oxygenation during one-lung anesthesia. Anesth Analg 59: 847–851
7. Grover RF (1985) The fascination of the hypoxic lung. (Editorial). Anesthesiology 63: 580–582
8. Hughes SA, Benumof JL (1990) Operative lung continuous airway pressure to minimize FiO_2 during one-lung ventilation. Anesth Analg 71: 92–95

9. Hurford WE, Kolker AC, Strauß HW (1987) The use of ventilation/perfusion lung scans to predict oxygenation during one-lung anesthesia. Anesthesiology 67: 841–844
10. Inoue H, Shohtsu A, Ogawa J, Kawada S, Koide S (1982) New device for one-lung anesthesia: endotracheal tube with movable blocker. J Thorac Cardiovasc Surg 83: 940–941
11. Jones DR, Graeber GM, Tanguilig GG, Hobbs G, Muray GF (1993) Effects of insufflation on hemodynamics during Thoracoscopy. Ann Thorac Surg 55: 1379–1382
12. Jones MJ, Mottram SD, Lin ES, Smith G (1990) Measurement of entrainment ratio during high frequency jet ventilation. Br J Anaesth 65: 197–203
13. Katz JA, Fairley HB (1988) Pulmonary surgery. In: Anesthesia for Thoracic Procedures. Marshall BE, Lonnecker DE, Fairley HB (eds). Blackwell, Boston 363–413
14. Lewis JW, Serwin JP, Gabriel FS, Bastanfar M, Jacobsen G (1992) The utility of a double lumen tube for one-lung ventilation in a variety of noncardiac thoracic surgical procedures. J Cardiothorac Vasc Anesth 6: 705–710
15. Marshall BE (1990) Hypoxic pulmonary vasoconstriction. Acta anaesthesiol scand 34 [Suppl 94]: 37–41
16. Molter G, Mertzlufft F (1993) Die hypoxische pulmonale Vasoconstriktion AINS 28: 447–452
17. Perera ER, Vidic DM, Zivot J (1993) Carinal resection with two high-frequency jet ventilation delivery systems. Can J Anaesth 40: 59–63
18. Scheller MS, Kriett JM, Smith CM, Jamieson SW (1992) Airway management during anesthesia for double lung transplantation using a single lumen endobronchial tube with an enclosed bronchial blocker. J Cardiothorac Vasc Anesth 6: 204–207
19. Schottke-Hennings H, Klippe HJ, Schmieding B (1989) Die Fiberbronchoskopie als Hilfsmittell zur Plazierung und Überwachung von Doppellumentuben in Thoraxanästhesie. Anästh Intensivther Notfallmed 24: 327–333
20. Smith BE (1985) The Penlon Bromsgrove high frequency jet ventilator for adult and paediatric use. A solution to the problems of humidification. Anaesthesia 40: 790–796
21. Smith BE (1990) High frequency jet ventilation: past, present and future. Br J Anaesth 65: 130–138
22. Vaughan RS (1993)Double lumen tubes. Editorial. Br J Anaesth 70: 497–498

Anästhesie bei Diabetes mellitus

T. BRÜSSEL

Die Inzidenz des Diabetes mellitus liegt in der Bevölkerung entwickelter Länder bei 2,5–5%. Damit ist der Diabetes mellitus die häufigste aller endokrinen Erkrankungen. Kenntnisse um die Probleme und Komplikationsmöglichkeiten des Diabetes sind daher für den klinisch tätigen Anästhesisten unabdingbar. In diesem Refresher-Course wird zu Beginn die Insulinhomostase und die Wirkung von Insulin sowie die beiden klinischen Erscheinungsformen des Diabetes beschrieben. Dann werden die für den Anästhesisten bedeutenden Organveränderungen (Herz/Kreislauf, Niere, ZNS) dargestellt und schließlich Schemen zum perioperativen Management von Patienten mit dieser wichtigen Endokrinopathie wiedergegeben.

Insulinhomöostase

In den β-Zellen des Pankreas werden täglich etwa 25-50 Einheiten (E) Insulin produziert, wobei die Insulinsekretion primär durch die Glukosekonzentration des Blutes reguliert wird. Zusätzlich wird die Insulinfreisetzung durch Fruktose- und Aminosäurenkonzentrationen sowie unterschiedliche Hormone (Glukagon, Gastrin, Sekretin, Cholezystokinin-Pankreozymin) stimuliert. Die Insulinausschüttung wird durch Prostaglandinhemmer wie Acetylsalicylsäure gefördert und durch Prostaglandinstimulatoren (z.B. Furosemid) gehemmt [10]. Auch das sympathische Nervensystem beeinflußt die Insulinsekretion. Eine Stimulation β-adrenerger Rezeptoren steigert die Freisetzung von Insulin. α-adrenerge Rezeptoragonisten reduzieren die Insulinsekretion und dominieren ber die Effekte der β-Rezeptoren [21]. Durch die Gabe von Dopamin kommt es in vitro zu einer Reduktion der Insulinsekretion.

Insulin wird zu 60% in der Leber und zu 20% in den Nieren verstoffwechselt. Bei Patienten mit Leberfunktionsstörungen ist daher wegen der prolongierten Insulinwirkung und einer reduzierten Glukoneogenese das Risiko zur Entwicklung von Hypoglykämien deutlich erhöht.

Die wichtigste Wirkung von Insulin ist die Steigerung der Aufnahme von Glukose in die Zelle. Gemeinsam mit Glukose gelangt Kalium nach intrazellulär. Insulin stimuliert die Bildung von Glykogen und steigert die Aufnahme von Aminosäuren und die Proteinsynthese in der Muskelzelle. Es resultiert eine anabole Stoffwechsellage mit negativer Stickstoffbilanz. Die Glukoneogenese und die Glykogenolyse in der Leber sowie die Lipolyse im Fettgewebe werden durch Insulin reduziert. Bei diabetischer Stoffwechselsituation ist der Abbau von Fetten beschleunigt, wodurch es zu vermehrter Bildung von Ketonkörpern kommt. Schon eine geringe Menge an Insulin ist jedoch in der Lage diese Veränderungen des Fettmetabolismus aufzuheben. Daher kommt es beim Typ-II-Diabetiker zwar zu schwersten hyperglykämischen Zuständen aber nicht zu exzessiver Ketonkörperbildung.

Erscheinungsformen des Diabetes mellitus

Ein absoluter oder relativer Insulinmangel charakterisiert diese hauptsächlich auf den Kohlenhydratstoffwechsel beschränkte Erkrankung, bei der für beide Subtypen vergleichbare Organveränderungen typisch sind. Dabei manifestiert sich der Diabetes mellitus im wesentlichen mit Hyperglykämie, Glukosurie und Mikro- und Makroangiopathie.

Beim insulinabhängigen Diabetes mellitus (Typ I, IDDM = „insulin-dependent diabetes mellitus") besteht ein Insulinmangel bei inadäquater basaler und stimulierter Insulinsekretion durch Funktionsstörung der β-Zellen der Langerhans-Inseln des Pankreas. Patienten mit Typ-I-Diabetes benötigen die Zufuhr von Insulin, um die Entwicklung einer Ketose und Azidose zu verhindern. Dieser Diabetestyp wird auch als juveniler Diabetes mellitus bezeichnet, da die Erkrankung normalerweise vor dem 40. Lebensjahr, oft während Kindheit oder Adoleszenz, auftritt. Patienten mit Typ-I-Diabetes sind im Gegensatz zu dem Typ-II Diabetiker in der Regel schlank. Bei ihnen kommt es sehr viel häufiger zu den diabetischen Veränderungen von Niere, Herz und Nervensystem.

Beim nichtinsulinabhängigen Diabetes mellitus (Typ II, NIDDM = „non-insulin-dependent diabetes mellitus"), der 90 % aller Fälle ausmacht, wird endogen noch Insulin gebildet und die Plasmainsulinkonzentration kann normal oder sogar erhöht sein. Sie ist jedoch für die bestehende Glukosekonzentration zu niedrig. Als Ursache wird eine reduzierte Zahl und Funktion der zentralen oder peripheren Insulinrezeptoren in Kombination mit einer gestörten Insulinsekretion angenommen. Die Entwicklung eines hyperglykämischen, hyperosmolaren, aber nichtketotischen Zustands ist typisch für den Patienten mit Typ-II-Diabetes. Eine Ketoazidose wird jedoch selten beobachtet. Der Manifestationszeitpunkt im mittleren oder späteren Lebensabschnitt hat zu der Bezeichnung Altersdiabetes geführt. Patienten mit Typ-II-Diabetes sind häufig übergewichtig. Neben einer diätetischen Therapie, durch die allein ein Teil der Altersdiabetiker erfolgreich behandelt werden kann, kann häufig durch die zusätzliche Gabe von Sulfonylharnstoffderivaten, Biguaniden oder Acarbose eine Einstellung der Blutzuckerkonzentration auf normale Werte erzielt werden.

Komplikationen und Organveränderungen bei Diabetes mellitus

Neben den akuten Komplikationen des Diabetes mellitus wie Hyperglykämie, diabetische Ketoazidose und hyperglykämisches, hyperosmolares nichtketotisches Koma mit einer Serumosmolarität 350 mmol · l^{-1} sind es Störungen des Elektrolythaushalts und Volumenmangel infolge osmotischer Diurese, durch die Patienten mit Diabetes mellitus gefährdet sind.

Zusätzlich sind es jedoch die Langzeitkomplikationen des Diabetes, die für den Patienten in der perioperativen Phase eine Gefahr bedeuten. Als Ursache gelten Mikro- und Makroangiopathien des kardiovaskulären und renalen Systems, des Nervensystems sowie der Augen. Patienten mit Typ-I-Diabetes mellitus leiden oft auch schon im Alter von 25–30 Jahren an Koronarsklerose [14]. Bis zu 60 % der erwachsenen Diabetiker weisen ohne Zeichen einer koronaren Verschlußkrankheit pathologische Belastungs-EKG und myokardiale Perfusionszintigraphien im Sinne einer koronaren Verschlußkrankheit auf [13]. Steifere Ventrikel führen bei Patienten mit insulinabhängigem Diabetes zu einer reduzierten diastolischen Funktion [4]. Sämtliche Typ-I- und Typ-II-Diabetiker sollten daher als Risikopatienten für die Entwicklung einer perioperativen myokardialen Ischämie gelten.

Ein Hypertonus tritt bei bis zu 60 % der diabetischen Patienten auf [2, 14]. 35 % entwickeln im Laufe ihrer Erkrankung ein terminales Nierenversagen [24]. Auf eine

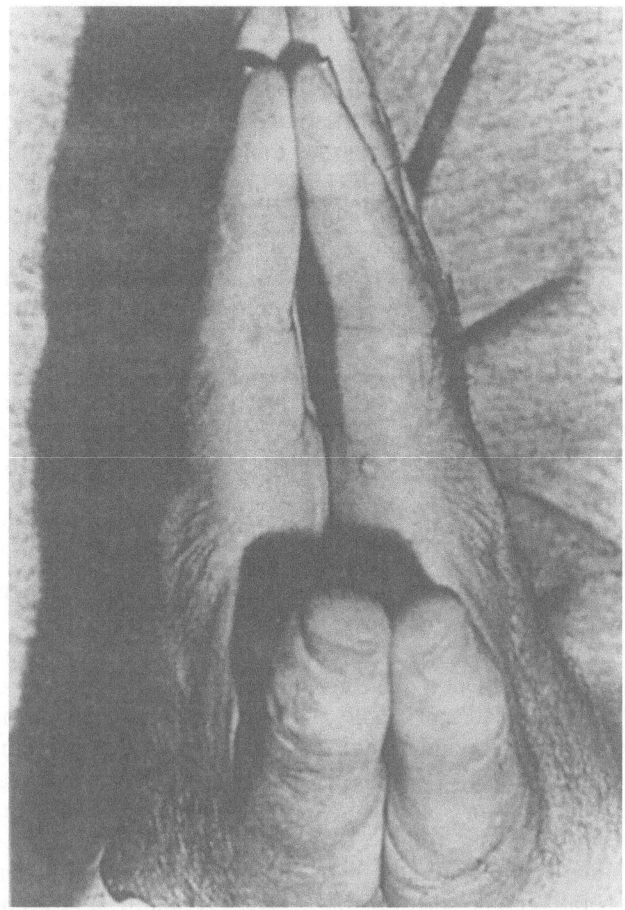

Abb. 1. „Prayer sign": Unfähigkeit, die palmaren Flächen der Phalangen aneinanderzubringen. (Mit Genehmigung entnommen aus: Anesth Analg 1988, 67:1162–1165)

präoperative Einstellung des Hypertonus darf wegen der eingeschränkten Koronarperfusion und der reduzierten Nierenfunktion bei zusätzlicher autonomer Neuropathie nicht verzichtet weden.

Eine autonome Neuropathie kommt bei 20–40% aller Diabetiker vor [8]. Sie hat wichtige Implikationen für den Anästhesisten, da sie zu einer Störung der Baroreflexe mit resultierender orthostatischer Kollapssneigung und signifikanter Blutdrucklabilität führt [6, 8, 17]. Bradykardien bis zum Herzstillstand wurden ebenfalls als Folge der autonomen Neuropathie beschrieben. Zusätzlich besteht aufgrund einer sophagealen Dysfunktion und Gastroparese die Gefahr einer Regurgitation und Aspiration [8].

Von Salzarulo u. Taylor wurde 1986 das „stiff joint syndrome" beschrieben [26]. Es tritt bei etwa 25–30% der jugendlichen Diabetiker (Typ I) auf und führt zu einer Fixierung des atlantookzipitalen Gelenks und daraus resultierend zu einer eingeschränkten Extension des Kopfes, die zu Intubationsschwierigkeiten führen kann [25, 26]. Als wichtiges Zeichen dieser Veränderung gilt das „Prayer sign" (Abb. 1). Hierunter wird die Unfähigkeit der Patienten die palmaren Flächen der Phalangen aneinander zu bringen verstanden. Insbesondere durch die Langzeitkomplikationen ist die höhere Morbidität und Mortalität der diabetischen Bevölkerung und das gesteigerte perioperative Risiko dieser Patienten bedingt [18].

Perioperatives Management

Im Rahmen der Prämedikationsvisite muß sich der Anästhesist ein Bild vom körperlichen Zustand des Patienten machen. Dabei ist ein besonderes Augenmerk auf diabetogene Langzeitkomplikationen, Leistungsfähigkeit des Patienten und dessen übliche Diabetestherapie zu richten. Hinweise auf das Vorliegen einer autonomen Neuropathie kann das Verhalten der Herzfrequenz bei tiefer Atmung (Fehlen einer Zunahme der Herzfrequenz bei Inspiration und einer Abnahme bei Exspiration), bei Valsalva-Manöver (fehlende Zunahme der Herzfrequenz während und Abnahme der Herzfrequenz nach Valsalva-Manöver) und beim Aufstehen sowie der Blutdruck beim Aufstehen (Blutdruckabnahme um mehr als 20 mm Hg bei fehlender kompensatorischer Herzfrequenzsteigerung) geben [6, 8, 17]. Eine Information über die Diabeteseinstellung während der letzten 4–6 Wochen kann durch die Bestimmung der Konzentration des glykosylierten Hämoglobins (HbA1C) erhalten werden. Dabei weist ein Anteil von HbA1C unter 10 % auf eine ausreichende Einstellung hin [18]. Im Rahmen der Prämedikationsvisite kann mit der Therapie von Störungen des Insulinmetabolismus und des Elektrolythaushalts begonnen werden. Eine präoperative stationäre Aufnahme von Patienten zur Diabeteseinstellung ist nur in Ausnahmefällen notwendig, da bei den meisten Patienten mit Diabetes mellitus, auch bei labilem Diabetes, eine Optimierung der Einstellung innerhalb von 12 h erfolgen kann.

Ein wesentliches Ziel der Behandlung des Diabetikers in der perioperativen Phase ist die Vermeidung einer metabolischen Dekompensation infolge Insulinmangels bei ausgeprägtem, katabolem Streßzustand. Eine solche Stoffwechselentgleisung kann zur Ketoazidose oder nichtketotischem hyperglykämischem hyperosmolarem Koma führen. Diese kann wiederum mit Veränderungen des Wasser- und Elektrolythaushalts einhergehen und zu Störungen von Niere, Herz und ZNS führen. Neben der Verhinderung ausgeprägter Hyperglykämien muß als Hauptziel die Vermeidung einer Hypoglykämie gelten, da diese zu Schädigung des Hirns führen kann. Üblicherweise wird daher in der perioperativen Periode eine milde Hyperglykämie angestrebt. Dies wird durch die Gabe von Glukose und Insulin erreicht. Das Ausmaß einer solchen Hyperglykämie wird in der Literatur unterschiedlich angegeben [1, 12, 18]. Das Auftreten diabetischer Langzeitkomplikationen kann durch eine strenge Kontrolle des Blutzuckerspiegels verringert werden. Ob eine solche strenge Einstellung der Plasmaglukosekonzentration jedoch auch in der kurzen perioperativen Zeit Vorteile gegenüber einer weniger strengen Einstellung hat, ist nicht bekannt. Durch Hyperglykämie [> 13,7 mmol · l^{-1} (247 mg · 100 ml^{-1})] kommt es jedoch zu Wundheilungsstörungen [29] reduzierter Phagozytose und erhöhter Infektanfälligkeit [23]. Im Tiermodell und auch bei Patienten konnte gezeigt werden, daß der neurologische Zustand nach intraoperativer, zerebraler Ischämie von der Blutzuckerkonzentration beeinflußt wird. Beim Vorliegen hyperglykämischer Verhältnisse ist das neurologische Ergebnis signifikant schlechter als unter Euglykämie [16, 22]. Das Fehlen einer Korrelation zwischen der perioperativen Blutzuckerkonzentration und der Häufigkeit und Schwere von postoperativen Komplikationen läßt eine extrem strenge Einstellung des Blutzuckers als nicht sinnvoll erscheinen, da eine Glukosekontrolle mit Blutzuckerkonzentrationen so nah wie möglich am euglykämischen Zustand die Gefahr einer deletären Hypoglykämie beinhaltet. In der perioperativen Phase sind Blutzuckerkonzentrationen im Bereich zwischen 6,7 und 10 mmol · l^{-1} (120-180 mg · 100 ml^{-1}) anzustreben. Sie reflektieren die Beherrschung der katabolen Antwort auf Operation und Streß [12]. Wesentlicher als die strenge oder weniger strenge Einstellung der Blutzuckerspiegel ist jedoch die häufige, in kurzen Abständen wiederholte Bestimmung der Blutzuckerkonzentration.

Perioperatives Management bei Diabetes mellitus

In Auswertung der Vielzahl von Artikeln, die sich mit der perioperativen Therapie des Diabetes mellitus befassen, scheint das im folgenden dargestellte Vorgehen empfehlenswert:

Die perioperativen Therapie des Diabetes mellitus hängt entscheidend von der Form des Diabetes ab. Zusätzlich ist das Ausmaß des perioperativen Stresses und des Katabolismus, der vom Schweregrad der Operation abhängt, sowie der präoperative metabolische Zustand des Patienten für das perioperative Vorgehen von wesentlicher Bedeutung [12, 18].

Eine perioperative Insulingabe ist nicht für jeden Patienten und für jede operative Maßnahme indiziert [1, 12]. Entscheidend ist, daß genügend Insulin zur Verfügung steht, um die katabole Antwort des Organismus auf den chirurgischen Streß auszugleichen. Ebenso muß jedoch stets genug Glukose zur Deckung des erhöhten Bedarfs infolge der Operation zur Verfügung stehen. In der Regel wird die dazu benötigte Glukosemenge mit 1,2–2,4 mg $\cdot$ kg^{-1} $\cdot$ min^{-1} [20, 28] für Erwachsene und mit 5 mg $\cdot$ kg^{-1} $\cdot$ min^{-1} für Kinder angegeben. Bei einen 70 kg schweren Patienten entspricht dies der Gabe von 5 g Glukose $\cdot$ h^{-1}(100 ml Glukose 5% bzw. 50 ml Glukose 10% pro h).

Mit der Gabe von Insulin ist das Risiko der Bildung von Antikörpern gegen Insulin verbunden. Die Inzidenz einer Insulinresistenz nach exogener Insulingabe mit klinisch signifikanter Bildung von Antikörpern gegen Insulin liegt aber unter 0,1% und erscheint in Anbetracht der möglichen Komplikationen einer ausgeprägten Hyperglykämie vernachlässigbar [9].

Perioperatives Vorgehen bei Patienten mit Typ-I-Diabetes

Insulinabhängigen Typ-I-Diabetikern sollte unabhängig vom Schweregrad des chirurgischen Vorgehens Insulin zugeführt werden. Wegen der besseren Steuerbarkeit und der daraus resultierenden geringeren Gefahr von Hypo- oder Hyperglykämien ist die kontinuierliche, intravenöse Insulingabe einer subkutanen Gabe vorzuziehen [1, 12, 18, 28]. Die Insulinabsorption bei subkutaner Applikation ist von der Art, der Tiefe und dem Ort der Injektion abhängig. Sie unterliegt zusätzlich einer Vielzahl von Faktoren wie Flüssigkeitsverschiebungen, Hämodynamik, Hautdurchblutung und Temperatur, die eine Abschätzung der Absorption schwierig, wenn nicht unmöglich machen.

Intravenöse Insulintherapie bei Typ-I-Diabetes

Bei jedem Diabetiker sollte am Morgen des Operationstages (6.00–7.00 Uhr) eine Bestimmung des Nüchternblutzuckers erfolgen. Danach wird mit der Infusion von Glukose in der Form von Glukose 5% oder Glukose 10% begonnen. Bei adäquater Überwachung, erhaltener Nierenfunktion und grenzwertiger Serumkaliumkonzentration können dieser Glukoselösung prophylaktisch oder therapeutisch 10–20 mmol $\cdot$ l^{-1} Kaliumchlorid zugesetzt werden.

Durch die Zufuhr von 100–200 ml Glukose 5% (50–100 ml Glukose 10%) pro Stunde wird der normale Energiebedarf von 5–10 g Glukose $\cdot$ h^{-1} (1,2–2,4 mg $\cdot$ kg^{-1} $\cdot$ min^{-1}) gedeckt. Danach wird eine Infusion mit 50 E Insulin auf 500 ml NaCl zubereitet. Im allgemeinen werden 0,3–0,4 E Insulin pro Gramm Glukose pro Stunde benötigt. Dies entspricht bei einem 70 kg schweren Patienten mit normalem Energiebedarf der Gabe von 1,5–4 E Insulin · h^{-1}. Die genaue Insulinmenge richtet sich jedoch nach der aktuellen Plasmaglukosekonzentration (s. folgende Übersicht).

Vorgehen bei Typ-I-Diabetes (intravenöse Insulintherapie) +

- **Präoperativ, auf der Station:**
- Zufuhr von Glukose (5–10 g Glukose · h^{-1})
- Blutglukosekonzentration bis 7,8 mmol · l^{-1} Infusion von 1 E Insulin · h^{-1}
  (140 mg · 100ml^{-1}):
- Blutglukosekonzentration 7,8–13,9 mmol · l^{-1} Infusion von 2–2,5 E Insulin · h^{-1}
  (140–250 mg · 100ml^{-1}):

- **Intraoperativ:**
Zufuhr von Glukose (5–10 g Glukose · h^{-1})
- Insulindosierung entsprechend der wenigstens stündlich bestimmten Blutglukosekonzentration

Blutglukosekonzentration	Insulinzufuhr
unter 4,4 mmol · l^{-1} (80 mg · 100 ml^{-1})	Stopp der Insulinzufuhr, Gabe von 10 g Glukose, Bestimmung der Blutglukosekonzentration nach 15 und 30 min.
4,4–11,1 mmol · l^{-1} (80–200 mg · 100 ml^{-1})	Gabe von 1 E Insulin · h^{-1}
11,1–13,9 mmol · l^{-1} (200–250 mg · 100 ml^{-1})	Steigerung auf 1,5 E Insulin · h^{-1}
13,9–16,7 mmol · l^{-1} (250–300 mg · 100 ml^{-1})	Steigerung auf 2 E Insulin · h^{-1}
16,7–22,2 mmol · l^{-1} (300–400 mg · 100 ml^{-1})	Steigerung auf 3 E Insulin · h^{-1}

(Umrechnung: mmol · l^{-1} = 18.016 mg · 100 ml^{-1})

Bei Hypothermie, Sepsis, ausgeprägtem chirurgischem Streß und Zuständen mit reduziertem Herzminutenvolumen kann es zu einem vermehrten Bedarf an Insulin aufgrund einer Insulinresistenz kommen. Die obigen Angaben können daher nur Richtwerte sein. Aus diesem Grund ist intraoperativ die stündliche Kontrolle der Plasmaglukosekonzentration unabdingbar. Zusätzlich sollte intraoperativ alle 2 h und im Aufwachraum eine Bestimmung der Elektrolytkonzentrationen erfolgen.

Durch eine von der Glukosezufuhr getrennte Insulingabe wie in dem obengenannten Schema wird eine bedarfsgerechte, entsprechend der Blutzuckerkonzentration titrierte Insulintherapie ermöglicht. Es resultiert jedoch die Gefahr der akzidentellen Hypo- und Hyperglykämie durch alleinige Gabe von Insulin oder Glukose oder einem Mißverhältnis beider Substanzen. Kommt es perioperativ zu einer Hypoglykämie mit Blutzuckerkonzentrationen unter 4,4 mmol · l^{-1} (80 mg · 100 ml^{-1}) so wird die Zufuhr von Insulin beendet. Bei ausgeprägter Hypoglykämie unter 2,8 mmol · l^{-1} (50 mg · 100 ml^{-1}) sollte diese durch die zusätzliche Gabe von 8–10 g Glukose (20 ml Glukose 40 % bzw. Glukose 50 %) therapiert werden.

Das Infusionsregime aus Glukose und Insulin muß über die Dauer der gesamten Operation erfolgen. Bedenken gegen die Gabe von Ringerlaktat, das bei katabolem Zustand in der Leber zu Glukose umgewandelt wird und eine streßinduzierte Hyperglykämie potenzieren kann, konnten in klinischen Untersuchungen nicht bestätigt werden [18].

Subkutane Insulintherapie

Entscheidet man sich bei kleineren chirurgischen Eingriffen trotz der geringeren Steuerbarkeit gegen eine intravenöse Gabe von Insulin, so kann jeweils die Hälfte der üblichen Normal- (Alt)insulin- und intermediären (NPH-) Insulinmenge am Morgen des Operationstages subkutan injiziert werden. Die reduzierte NPH-Insulindosis verringert die Hypoglykämiegefahr am Nachmittag des Operationstages. Gleichzeitig muß am Morgen dieses Tages mit der Infusion von 100–200 ml Glukose 5% (50–100 ml Glukose 10%) pro Stunde zur Deckung des Energiebedarfs (5–10 g Glukose $\cdot$ h^{-1}) begonnen werden. Wie bei der intravenösen Insulintherapie sollte auch bei einem subkutanen Regime intra- und postoperativ die Plasmaglukosekonzentration stündlich bestimmt werden. Ist schon am Nachmittag eine orale Nahrungsaufnahme möglich so sollte 30 min vor dem Essen der Rest der üblichen Morgendosis an subkutanem Altinsulin appliziert werden.

Während der gesamten perioperativen Phase muß zusätzlich Altinsulin zugeführt werden, wenn die Blutzuckerkonzentration größer als 11,1 mmol $\cdot$ l^{-1} (200 mg $\cdot$ 100 ml^{-1}) ist. Dabei führt bei einen 70 kg schweren Patienten die Gabe von 1 Einheit Altinsulin zu der Abnahme der Plasmaglukosekonzentration um 1,5 mmol $\cdot$ l^{-1} (27 mg $\cdot$ 100 ml^{-1}). Bei Blutzuckerkonzentrationen kleiner als 4,4 mmol $\cdot$ l^{-1} (80 mg $\cdot$ 100 ml^{-1}) ist die Infusion von Glukose notwendig. 10 g Glukose führen etwa zu einer Zunahme der Plasmaglukosekonzentration von 2 mmol $\cdot$ l^{-1} (36 mg $\cdot$ 100 ml^{-1}).

Berichten von Christiansen et al. und anderen Autoren [7, 20] entsprechend führt ein solches, auf der subkutanen Insulingabe basierendes Therapieschema, verglichen mit einer intravenösen, kontinuierlichen Gabe von Insulin und Glukose zu einer schlechteren perioperativen Blutzuckerhomöostase [7]. Bottermann u. Rust halten subkutane perioperative Insulingaben sogar für obsolet [5].

Perioperatives Vorgehen bei Patienten mit Typ-II-Diabetes

Bei Typ-II-Diabetes sollte am Operationstag auf die morgentliche Einnahme des oralen Antidiabetikums verzichtet werden. Wegen der Gefahr der postoperativen Hypoglykämie sollten Antidiabetika mit langer Halbwertszeit wie Chlorpropamid 48 h präoperativ abgesetzt werden. Biguanide erhöhen das Risiko einer Laktatazidose, da sie die Glykogenolyse und Glykolyse steigern, die Glukoneogenese hemmen und zu einer Reduktion des Laktatstoffwechsels führen. Metformin, das einzige in Deutschland in Handel erhältliche Biguanidpräparat sollte 48 h präoperativ abgesetzt werden.

Vorgehen bei Typ-II-Diabetes und kleinem chirurgischem Eingriff

Bei gut eingestelltem Typ-II-Diabetes (Plasmaglukosekonzentration 7,8 mmol $\cdot$ l^{-1} (140 mg $\cdot$ 100 ml^{-1}, HbA1C 10%) sollte vor einer geplanten kleinen Operation (endoskopische Resektion der Prostata, Augenoperation, handchirurgischer Eingriff) am Operationstag auf die Einnahme des oralen Antidiabetikums verzichtet werden. Nur wenn der Patient am Morgen des Operationstages ein orales Antidiabetikum erhalten hat, ist die Zufuhr von Glukose (5-10 g $\cdot$ h^{-1}) in Form von Glukose 5% oder Glukose 10% indiziert.

Die Plasmaglukosekonzentration muß am Operationstag zwischen 6.00 und 7.00 Uhr als Nüchternblutzucker bestimmt und dann regelmäßig während und nach der Operation alle 1–2 h kontrolliert werden. Überschreitet die Plasmaglukosekonzentration 11,1 mmol $\cdot$ l^{-1} (200 mg $\cdot$ 100 ml^{-1}) kann Insulin gegeben werden. Bei Plasmaglukosekonzentrationen über 13,9 mmol $\cdot$ l^{-1} (250 mg $\cdot$ 100 ml^{-1}) muß Insulin zugeführt werden, da bei einer solchen Blutzuckerkonzentration die renale Schwelle der tubulären Rückresorption von Glukose [10-11,1 mmol $\cdot$ l^{-1} (180-200 mg $\cdot$ 100 ml^{-1})] überschritten ist und es zu osmotischer Diurese mit Wasser- und Elektrolytverlusten kommt [12, 18]. Initial kann Insulin, 4-6 E subkutan oder intravenös verabreicht werden. Bei Plasmaglukosekonzentrationen über 19,4 mmol · l^{-1} (350 mg · 100 ml^{-1}) sollte jedoch eine intravenöse Insulingabe (6–8 E Insulin) erfolgen.

Vorgehen bei Typ-II-Diabetes und großem chirurgischem Eingriff

Im Rahmen einer großen Operation, die mit erheblichem intra- und postoperativem Streß verbunden ist, ist beim Patienten mit Typ-II-Diabetes mellitus in der Regel die Zufuhr von Insulin notwendig. Dabei ist das Ziel die Plasmaglukosekonzentration in dem Bereich zwischen 6,7 und 10 mmol · l^{-1} (120–180 mg · 100ml^{-1}) zu halten. Zu empfehlen ist:

Vorgehen bei Typ-II-Diabetes

- Kein orales Antidiabetikum am Operationstag;
- Bestimmung des Nüchternblutzuckers (6.00-7.00 Uhr);
- Infusion von Glukose 5% oder Glukose 10% (5 g Glukose · h^{-1}) *und* Insulin (1 E Insulin · h^{-1});
- Monitoring des Blutzuckers intra- und postoperativ (1- bis 2stündlich);
- Weitere Therapie entsprechend der Blutglukosekonzentration wie bei Patienten mit Typ-I-Diabetes.

Therapie der Ketoazidose

Die Ketoazidose, eine der wesentlichen Komplikationen insbesondere des Typ-I-Diabetes mellitus führt zu Hyperglykämie, ausgeprägtem Volumenmangel, Hyperosmolalität und Elektrolytstörungen [27]. Sämtliche Manifestationsformen bedürfen der sofortigen Therapie, wobei jedoch wegen der Gefahr der Entwicklung schädlicher osmotischer und biochemischer Gradienten und daraus resultierendem zerebralem dem oder Lungenödem, die Therapie nicht zu schnell erfolgen darf. Bei einer maximalen Reduktion der Serumosmolalität unter 2–3 mmol · kg^{-1} · h^{-1} und einer Blutglukosekonzentration von über 11,1–13,9 mmol · l^{-1} (200–250 mg · 100ml^{-1}) bleibt die Bildung solcher schädlicher osmolaler Gradienten aus [11]. Das im folgenden beschriebene Therapieregime basiert auf der Gabe von Volumen (NaCl), Insulin, und Kalium (Kaliumphosphat). Auf die Zufuhr von Bikarbonat kann in den meisten Fällen verzichtet werden.

Durch die Infusion von 1000–2000 ml physiologischer Kochsalzlösung in den ersten 60–90 min und der weiteren Gabe von etwa 250–500 ml NaCl 0,9% · h^{-1} wird das Volumendefizit ausgeglichen. Um die Entwicklung einer Hypoglykämie und insbesondere zerebrale Schäden durch einen hohen osmotischen Gradienten bei schnellem Absinken der Plasmaglukosekonzentration zu vermeiden sollte ab einer Plasmaglukosekonzentration von 13,9 mmol · l^{-1} (250 mg · 100ml^{-1}) statt NaCl 0,9% Glukose 5% infundiert werden [15]. Die Gabe von Insulin dient nicht so sehr der Therapie der Hyperglykämie als vielmehr der Azidosebehandlung. Auf einen initialen Insulinbolus von 10–20 E folgt eine kontinuierliche intravenöse Insulingabe deren Insulinmenge (in E · h^{-1}) der aktuellen Plasmaglukosekonzentration (mg · 100ml^{-1}) geteilt durch 100 entspricht. Die Insulinsubstitution wird nicht bei normaler Plasmaglukosekonzentration beendet, sondern sollte so lange durchgeführt werden, bis keine Ketonkörper mehr nachweisbar sind. Die Hyperglykämie wird in der Regel schon im Rahmen der Volumengabe korrigiert.

Initial ist bei Ketoazidose die Plasmakaliumkonzentrationen oft erhöht. Dies ist aber bei einem Defizit des Gesamtkörperkaliums durch die Verschiebung des Säure-Base-Haushalts bedingt. Bei Normalisierung des pH-Werts kommt es zur Manifestation der Hypokaliämie, die dann am besten durch Infusion von Kaliumphosphat ($10-20\ \mathrm{mmol} \cdot \mathrm{h}^{-1}$) ausgeglichen wird. Bei Ketoazidose liegt häufig durch Gewebekatabolie, gestörte zelluläre Phosphataufnahme und gesteigerten renalen Phosphatverlust ein Phosphatmangel vor, der zu Muskelschwäche und Organfunktionsstörungen fhren kann.

Nur bei einem pH-Wert unter 7,1 ist eine Bikarbonatgabe indiziert, da die resultierende Linksverschiebung der O_2-Dissoziationskurve zu einer schlechteren Gewebeoxygenierung führen kann [19].

Postoperatives Management des Patienten mit Diabetes mellitus

Da die Veränderungen des Diabetes mellitus über die direkte intraoperative Periode hinaus reichen, muß das intraoperative Management auf den Aufwachraum ausgeweitet werden. Darüber hinaus muß die übernehmende Station über die perioperative Behandlung informiert werden. Ebenso wie intraoperativ muß auch postoperativ häufig eine Bestimmung der Blutzuckerkonzentration geschehen. Im Anschluß an die Periode im Aufwachraum sollte diese zunächst alle 2–4 h erfolgen. Die Insulinzufuhr sollte postoperativ über die erste leichte Mahlzeit hinaus bis kurz vor die zweite Mahlzeit erfolgen. Zum gleichen Zeitpunkt sollte die normale subkutane Normal-(Alt-)insulinmenge appliziert werden. Bei unauffälligem weiterem Verlauf kann auf die präoperativ übliche Insulinform übergegangen werden. Wird die orale Nahrungsaufnahme nicht toleriert, muß in Abhängigkeit von der Blutzuckerkonzentration erneut mit der intravenösen Zufuhr von Glukose und/oder Insulin begonnen werden.

Unabhängig von der Form der Insulingabe (s.c. oder i.v.) und vom Schweregrad des chirurgischen Eingriffs liegt der Schlüssel zum Erfolg in der häufigen Kontrolle der Plasmaglukosekonzentration. Diese ist durch die Einführung von Blutzuckerteststreifen und Reflektionsspektrometern wesentlich vereinfacht und erlaubt die rasche Bestimmung der Plasmaglukosekonzentration. Auf eine korrekte Handhabung dieser Geräte und Technik muß jedoch geachtet werden, da bei bis zu 15–35 % aller Bestimmungen falsche Werte ermittelt werden [3].

Zusammenfassung

Diabetes mellitus läßt sich in 2 Subtypen klassifizieren: Typ I, der insulinabhängige Diabetes (IDDM), resultiert aus einem absoluten Insulinmangel; Typ II, der insulinunabhängige Diabetes (NIDDM), ist durch einen relativen Insulinmangel bedingt. Typ-I-Diabetiker neigen zu Ketoazidose und Typ-II-Diabetiker zu hyperglykämischem, hyperosmolarem, nichtketotischem Koma. Insbesondere die Langzeitkomplikationen des Diabetes (Hypertonie, koronare Herzerkrankung, Niereninsuffizienz und autonome Neuropathie) sind für den Anästhesisten von Bedeutung. Sie prädisponieren zu Herzinfarkt, Blutdrucklabilität und Gastroparese mit Aspirationsgefahr. Eine eingeschränkte Beweglichkeit des atlantookzipitalen Gelenks kann zu Intubationsschwierigkeiten führen.

Perioperativ sollte die Plasmaglukosekonzentration durch Zufuhr von Glukose und Insulin zwischen 6,7 und 10 $\mathrm{mmol} \cdot \mathrm{l}^{-1}$ (120-180 $\mathrm{mg} \cdot 100\mathrm{ml}^{-1}$) gehalten werden, um eine metabolische Dekompensation zu vermeiden. Hypoglykämien können Hirnschäden verursachen und Hyperglykämien führen zu Wundheilungsstörungen, reduzierter

Infektabwehr und Zunahme ischämischer Schäden des ZNS und Myokards. Das perioperative Management des Diabetes hängt von der Schwere der Operation und vom Typ des Diabetes ab.

Alle *Typ-I-Diabetiker* benötigen Insulin. Die kontinuierliche intravenöse Gabe ist wegen der besseren Steuerbarkeit einer subkutanen Injektion vorzuziehen. Nach Bestimmung des Nüchternblutzuckers werden 5–10 g Glukose · h^{-1} infundiert. Zusätzlich wird Insulin entsprechend der aktuellen Plasmaglukosekonzentration mit 0,5–1 E · h^{-1} (bei BZ ,1 mmol · l^{-1}), 1,5–2 E · h^{-1} (bei BZ 11,1–16,7 mmol · l^{-1}) oder 3 E · h^{-1} (bei BZ 16,7 mmol · l^{-1}) zugeführt.

Bei Typ-II-Diabetes wird morgens auf die Gabe des oralen Antidiabetikums verzichtet. *Während kleiner Operationen* wird die Plasmaglukosekonzentration häufig überprüft und, wenn notwendig Insulin (bei BZ 13,9 mmol · l^{-1}) oder Glukose gegeben.

Bei Typ-II-Diabetes und großem chirurgischen Eingriff wird in der Regel eine Insulingabe notwendig, die dann entsprechend dem Schema für Typ-I-Diabetes mit Insulin und Glukose erfolgt.

Kommt es perioperativ zur Ketoazidose, so wird der Volumenmangel mit NaCl 0,9 %, die Hyperglykämie und Azidose durch Insulin (3–6 E · h^{-1}) und die Hypokaliämie mit 10–20 mmol · h^{-1} Kaliumphosphat behandelt. Bikarbonat ist nur indiziert, wenn der pH-Wert unter 7,1 liegt. Postoperativ, auch in der Zeit nach dem Aufwachraum, muß eine enge Überwachung der Stoffwechsellage erfolgen.

Literatur

1. Alberti KGMM, Gill GV, Elliot MJ (1982) Insulin delivery during surgery in the diabetic patient. Diabetes Care 5 [Suppl 5]: 65–77
2. Bell DSH (1989). Hypertension in the person with diabetes. Am J Med Sci 297: 228–232
3. Belsey R, Morrison JL (1987) Managing bedside glucose testing in the hospital. JAMA 258: 1634–1638
4. Borow KM, Jaspan JB, Williams KA (1990) Myocardial mechanics in young adult patients with diabetes mellitus: effects of altered afterload, inotropic state and dynamic exercise. J Am Coll Cardiol 15: 1508–1513
5. Bottermann P, Rust M (1992) Perioperative Betreuung von Patienten mit Diabetes mellitus. Anästhesiologie und Intensivmedizin. 6: 141–148
6. Burgos LG, Ebert TJ, Asiddao C, Turner LA, Pattison CZ, Wang-Cheng R, Kampine JP (1989) Increased intraoperative cardiovascular morbidity in diabetics with autonomic neuropathy. Anesthesiology 70: 591–597
7. Christiansen CL, Schurizek BA, Malling B, Knudsen L, Alberti KGMM, Hermansen K (1988) Insulin treatment of the insulin-dependent diabetic patient undergoing minor surgery. Anaesthesia 43: 533–537
8. Ewing DJ, Clark BF (1986) Diabetic autonomic neuropathy: Present insights and future prospects. Diabetes Care 9: 648–665
9. Galloway JA, Spradlin CT, Nelson RL (1981) Factors influencing the absorption, serum insulin concentration, and blood glucose responses after injections of regular insulin and various insulin mixtures. Diabetes Care 4: 366–371
10. Giugliano D, Torella R, Sgambato S (1979) Acetylsalicyclic acid restores acute insulin response reduced by furosemide in man. Diabetes 28: 841-845
11. Guisado R, Arieff AI (1975) Neurologic manifestations of diabetic coma: correlation with biochemical alterations in the brain. Metabolism 24: 665–669
12. Hirsch IB, McGill JB, Cryer PE, White PF (1991) Perioperative management of surgical patients with diabetes mellitus. Anesthesiology 74: 346–359
13. Hume L, Oakley GD (1986) Asymptomatic myocardial ischemia in diabetes and its relationship to diabetic neuropathy: An exercise electrocardiography study in middle-aged men. Diabetes Care 9: 384–388
14. Jarrett RJ (1989) Cardiovascular disease and hypertension in diabetes mellitus. Diabetes Metab Rev 5: 591–597
15. Krane EJ, Rockoff MA, Wallman JK, Wolfsdorf JI (1985) Subclinical brain swelling in children during treatment of diabetic ketoacidosis. N Engl J Med 312: 1147–1152

16. Lanier WL, Stangland KJ, Scheithauer BW, Milde JH, Michenfelder JD (1987) The effects of dextrose infusion and head position on neurologic outcome after complete cerebral ischemia in primates: examination of a model. Anesthesiology 66: 39–48
17. Linstedt PA, Jaeger H, Petry A (1993) Die Neuropathie des autonomen Nervensystems. Anaesthesist 42: 521–527
18. Milaskiewics RM, Hall GM (1992) Diabetes and anaesthesia: the past decade. Br J Anaesth 68: 198–206
19. Morris LR, Murphy MB, Kitabchi AE (1986) Bicarbonate therapy in severe diabetic ketoacidosis. Ann Intern Med 105: 836–841
20. Pezzarossa A, Taddei F, Cinichi MC et al. (1988) Perioperative management of diabetic subjects. Subcutaneous versus intravenous insulinadministration during glucose-potassium infusion. Diabetes Care 11: 52–58
21. Porte D, Smith PH, Ensinck JW (1976) Neurohhumoral regulation of the pancreatic islet A and B cells. Metabolism 25: 1453
22. Pulsinelli WA, Levy DE, Sjsbel B (1983) Increased damage after ischemic stroke in patients with hyperglycemia with or without established diabetes mellitus. Am J Med 74: 540–544
23. Rayfield EJ, Ault MJ, Keusch GT, Brothers MJ, Nechomias C, Smith H (1982) Infection and diabetes: The case for glucose control. Am J Med 72: 439–450
24. Reddi AS, Camerini-Davalos RA (1990) Diabetic nephropathy: An update. Arch Intern Med 150: 31–43
25. Reissell E, Orko R, Maunuksela EL, Lindgren L (1990) Predictability of difficult laryngoscopy in patients with long-term diabetes mellitus. Anaesthesia 43: 1024–1027
26. Salzarulo HH, Taylor LA (1986) Diabetic "stiff joint syndrome" as a cause of difficult endotracheal intubation. Anesthesiology 64: 366–368
27. Sanson T, Levine SN (1989) Management of diabetic ketoacidosis. Drugs 38: 289–300
28. Watts NB, Gebhart SP, Clark RV, Phillips LS (1987) Perioperative management of diabetes mellitus: Stady-state glucose control with bedside algorithm for insulin adjustment. Diabetes Care 10: 722–728
29. Yue DK, McLennan S, Marsh M et al. (1987) Effects of experimental diabetes, uremia and malnutrition on wound healing. Diabetes 36: 295–299

Anästhesie bei Herzinsuffizienz

M. ABEL

Zum Thema Herzinsuffizienz finden sich in der neueren kardiologischen Literatur zahlreiche Informationen, die auch für die anästhesiologische Betreuung von Patienten mit einer arteriellen Hypertonie, einer Myokardischämie oder einer operativ zu behandelnden Herzerkrankung von großer Bedeutung sind. Diese Erkenntnisse sollen zusammen mit den anästhesiologischen Standards referiert und im folgenden kurz zusammengefaßt werden.

Pathophysiologische Aspekte [1, 2, 6]

Eine Herzinsuffizienz ist durch ein Mißverhältnis zwischen der Förderleistung des Herzens und dem O_2-Bedarf in der Körperperipherie gekennzeichnet. Durch vielfältigste Mechanismen kann es zum Abfall des Herzzeitvolumens, zu einem Anstieg des enddiastolischen linksventrikulären Druckes sowie zu einer inadäquaten Blutversorgung lebenswichtiger Organe kommen (s. folgende Übersicht).

Ursachen für eine akute Herzinsuffizienz

- Myokardiales Pumpversagen:
  - akuter Myokardinfarkt,
  - hypertone Krise,
  - Dekompensation einer chronischen Herzinsuffizienz,
  - akute Myokarditis,
  - Intoxikation mit negativ inotropen Substanzen;
- Rhythmogene Funktionsstörungen;
- Dekompensation bei Klappeninsuffizienzen und Shuntvitien:,
  - akute Aorten- oder Mitralinsuffizienz,
  - Ventrikelseptumdefekt mit Obstruktion des aortalen oder pulmonalen Ausflußtraktes;
- Mechanische Behinderungen der Ventrikelfunktion:
  - Myokardtamponade,
  - hypertrophisch obstruktive Kardiomyopathie,
  - Verlegung der Einstrombahn durch Myxom, Vorhofthrombus, thrombosierte Klappenprothese.

Während bei einer akuten Herzinsuffizienz als Kompensationsmechanismus nur das sympathische Nervensystem aktiviert wird, kommt es bei einer chronischen Herzinsuffizienz zu einer zusätzlichen Stimulation des Renin-Angiotensin-Aldosteron-Systems und zu einer vermehrten Freisetzung von Vasopressin. Die durch Noradrenalin-Angiotensin II und Vasopressin vermittelte Erhöhung des peripheren Gefäßwiderstands reduziert jedoch die Organdurchblutung und führt über eine chronische Erhöhung der kardialen Nachlast auf Dauer zu einer weiteren Abnahme des Herzminutenvolumens.

Neben diesen peripheren Kompensationsmechanismen existieren aber auch mehrere direkte Anpassungsmechanismen des Herzens. Eine Erhöhung der Herzfrequenz führt am noch suffizienten Herzen durch den Bowditch-Effekt zu einer erhöhten Kontraktilität. Die durch eine Vorlasterhöhung bedingte Myofibrillendehnung aktiviert den Frank-Starling-Mechanismus und erhöht in frühen Stadien der Herzinsuffizienz ebenfalls die Kontraktionskraft. Außerdem kommt es in den Myokardzellen des geschädigten Herzens zu einer Zunahme der kontraktilen Elemente, d. h. zu einer Myokardhypertrophie. Ungünstige Folgen der anhaltenden sympathikomimetischen Stimulation sind bei diesen Patienten eine Downregulation der β-Adrenorezeptoren mit reduzierter Katecholaminempfindlichkeit des Myokards, eine Zunahme der inhibitorischen guaninnukletidbindenden Proteine, eine vermehrte Natrium- und Wasserretention und konsekutive Myokardschäden. Durch die damit einhergehenden Veränderungen der Ventrikelgeometrie kommt es zu systolischen und/oder diastolischen Ventrikeldysfunktionen. Die Bedeutung von diastolisch-lusitropen Dysfunktionen für die Entstehung eines kongestiven Herzversagens steigt mit zunehmendem Alter der Patienten.

Die präoperativ diagnostizierte Herzinsuffizienz [5, 7, 8, 11]

Stellt der Anästhesist eine manifeste Herzinsuffizienz fest, sollten elektive Eingriffe wegen der Gefahr einer anästhesie-induzierten Dekompensation und dem hohen Risiko lebensbedrohlicher Komplikationen verschoben werden. Der Patient ist einem Kardiologen zur Optimierung der medikamentösen Behandlung und mit dem Ziel der kardialen Rekompensation vorzustellen. Während in der Akuttherapie einer Herzinsuffizienz (mit dieser ist der Anästhesist vertraut) meist Katecholamine vorrangig sind, besteht die medikamentöse Behandlung dieser Patienten in einer Kombinationsbehandlung mit Diuretika, Digitalis und ACE-Hemmern sowie ggf. auch Phosphodiesterase- (PDE-)Hemmern. Die PDE-Hemmer verlieren jedoch ähnlich wie die β-Adrenorezeptoragonisten mit zunehmender Schwere der Herzinsuffizienz an Effektivität (PROMISE-Studie). Die Erfahrungen mit anderen Vasodilatoren, wie beispielsweise Isosorbiddinitrat, sind uneinheitlich. Der therapeutische Gewinn ist sehr von der Ätiologie der Herzinsuffizienz und den Begleiterkrankungen abhängig; Tabelle 1.

Tabelle 1. Unterschiedliche vasomotorische Effekte der gebräuchlichsten Katecholamine und Vasodilatanzien

Vasokonstriktion		←→		*Vasodilatation*
Noradrenalin	*Dopamin*	*Isoprenalin*		*Nitroprussid*
Adrenalin	*Dobutamin*		*Nitroglycerin*	

Anästhesiologisches Vorgehen beim kardiologisch betreuten Patienten
[4, 5, 7, 9, 11, 12, 13]

Anamnese und kardiologische Befunde ermöglichen eine Klassifizierung der Patienten nach den Systemen der New York Heart Association (NYHA), der American Society of Anesthesiologists (ASA), der Canadian Cardiovascular Society (CCS), dem Goldmann Risikoindex oder dem "congestive heart failure score" (CASS) und somit eine riskiostratifizierte Planung des anästhesiologischen Vorgehens.

Generell sollten kardiozirkulatorisch wirksame Medikamente bis zum Operationstag weitergeführt und unter Umständen präoperativ sogar noch höher dosiert, bzw. durch ein zusätzliches Wirkprinzip ergänzt werden. Dieses Vorgehen hat sich beispielsweise bei der Betreuung von hypertensiven Patienten und der präoperativen Gabe von β-Blockern und Kalziumantagonisten bewährt.

Sehr unterschiedlich sind die Empfehlungen zum notwendigen Monitoring hämodynamischer, pulmonaler, neurologischer und metabolischer Funktionsdaten bei Patienten mit Herzerkrankungen. Schematische und rigide Indikationen, z. B. bezüglich der Notwendigkeit eines HZV-Monitorings mittels A.-pulmonalis-Katheter, werden heute vielerorts abgelehnt. Mit der Verbreitung weniger invasiver doppler- und ultraschallvermittelter HZV-Überwachungsverfahren wird sich diese Haltung weiter festigen.

Bei herzinsuffizienzgefährdeten Patienten ist für die Wahl des Anästhesieverfahrens eine individuelle Risiko-Nutzen-Analyse unter Berücksichtigung der Charakteristika des geplanten Eingriffs zu erstellen. Dazu müssen die Effekte volatiler und intravenöser Anästhetika im Kontext mit der individuellen Gesamtsituation und der Forderung einer optimalen kardialen Balance zwischen O_2-Angebot und O_2-Verbrauch gesehen werden. Es gibt keine Gründe, ein bestimmtes volatiles oder intravenöses Anästhetikum bei einer bestimmten Herz-Kreislauf-Erkrankung grundsätzlich zu verbieten. Von entscheidender Bedeutung ist vielmehr, daß die Anästhesie als ganzes eine größtmögliche kardiovaskuläre Stabilität gewährleistet. Das bedeutet, daß starke Blutdruckanstiege (Gefahr des Pumpversagens und des hohen O_2-Bedarfs des Myokards) ebenso wie Blutdruckabfälle (Gefahr der koronaren Minderperfusion) oder Rhythmusstörungen (unökonomische Herzarbeit) zu vermeiden sind. Anästhetika und Begleitmedikationen müssen somit nach ihren Auswirkungen auf die Determinanten des myokardialen O_2-Bedarfs im Einzelfall ausgewählt werden. Nach aktuellem Wissenstand gibt es für die genannte Patientengruppe kein ideales Narkoseverfahren. Praktiziert wird das Anästhesiekonzept der "balanced anaesthesia" wobei in Abhängigkeit vom Grundleiden folgende Grundsätze zu berücksichtigen sind:

- Optimierung der O_2-Angebots- und Bedarfsrelation zur Vermeidung myokardialer Ischämien,
- Verbesserungen der ventrikulären Druck-Volumen-Beziehung durch Beeinflussungen von kardialer Vor- und Nachlast,
- Aufrechterhaltung und Verbesserung der myokardialen Kontraktilität und der kardialen Auswurfleistung,
- Optimierung des Verhältnisses von pulmonalen zu systemischen Blutdrucken,
- Prophylaxe und Therapie von Herzrhythmusstörungen.

Das Low-cardiac-output-Syndrom (LCOS) [4, 5, 10, 11]

Die perioperative Morbidität und Mortalität von Herzpatienten wird durch das Auftreten eines LCOS besonders ungünstig beeinflußt. Die Inzidenz der vital bedrohlichen Herzinsuffizienz beträgt bei aortokoronaren Bypassoperationen 3,8 % und ist mit einer Mortalität von 48 %; belastet. Bei Eingriffen mit Eröffnung der Herzkammern betragen die Inzidenzen dieser Komplikationen sogar 8,2 % bzw. 52 %. Häufigkeit und der Schweregrad eines LCOS sind dabei von folgenden Gegebenheiten abhängig: Lebensalter, Ausmaß der Kardiomegalie, vorangegangene Herzoperation, periphere Gefäßerkrankungen und Priorität des kardiochirurgischen Eingriffs einerseits sowie von intraaoperativen Einflußgrößen wie Dauer der kardioplegischen

Tabelle 2. Dosierungen der wichtigsten Medikamente zur Behandlung eines Low-cardiac-output-Syndroms

Diuretika und Vasodilatanzien	
– Furosemid	40–120 mg i.v.
– Etacrynsäure	50 mg i.v.
– Nitroglycerin	0,6–2,4 mg/h i.v.
– Nitroprussid	20–400 µg/min i.v.
Katecholamine	
– Dopamin niedrige Dosierung	100–200 µg/min i.v.
mittelhohe Dosierung	200–600 µg/min i.v.
hohe Dosierung	600–1600 µg/min i.v.
– Dobutamin	250–2000 µg/min i.v.
– Adrenalin	100–200 µg/min i.v.
– Noradrenalin	100–200 µg/min i.v.
Phosphodiesterase-Inhibitoren	
– Amrinon	300–2000 µg/min i.v.
– Enoximon	300–1500 µg/min i.v.
– Milrinon	15–100 µg/min i.v.

Ischämie, Qualität der Kardioprotektion, Art und Qualität der operativen Versorgung der zugrundeliegenden Herzerkrankung andererseits. Die pharmakologische Behandlung des LCOS umfaßt die Anwendung von positiv-inotropen Substanzen (Dopamin, Dobutamin, Adrenalin und Noradrenalin), Vasodilatoren (Nitroglycerin, Nitroprussid) und Phosphodiesterase-III-Hemmern (Amrinon, Enoximon, Milrinon) zur Optimierung von Herzfrequenz, kardialer Kontraktilität, Vor- und Nachlast (s. Tabelle 2). Mit der Ausdehnung der Operationsindikationen auf kardial schwerstkranke, polymorbide und ältere Patienten muß die pharmakologische Therapie des LCOS zunehmend auch mit mechanischen Kreislaufunterstützungsverfahren wie der intraaortalen Gegenpulsation und ventrikulären Assistsysteme ergänzt werden.

Phosphodiesterasehemmer zur Therapie der akuten Herzinsuffizienz
[3, 4, 6, 8]

Phosphodiesterase- (PDE-)III-Hemmern wirken kontraktilitätssteigernd und ökonomisieren die Herzarbeit durch Vor- und Nachlastreduktion. Für die Behandlung der akuten perioperativen Herzinsuffizienz sind sie somit eine interessante therapeutische Ergänzung zu den Katecholaminen. Die bekannten Veränderungen des Adrenorezeptorsystems im Rahmen der Downregulation läßt den Einsatz von PDE-Hemmern unter pathophysiologischen Aspekten betrachtet besonders sinnvoll erscheinen. Umfangreiche Erfahrungen liegen zum intra- und postoperativen Einsatz von Enoximon bei herzchirurgischen Patienten aller Altersgruppen vor. Als spezielle Indikationsgebiete von PDE-Hemmern sind Anwendungen zur hämodynamischen Stabilisierung von Sepsispatienten sowie Patienten vor und während einer Herztransplantation bekannt. Nach eigenen Erfahrungen kann die Kombination eines PDE-Hemmers mit einem Katecholamin (Milrinon und Noradrenalin) bei schwerst herzinsuffizienten Patienten sehr hilfreich sein. Therapeutisches Ziel dieser Medikation ist die Steigerung des arteriellen Mitteldruckes, ohne die optimale Regulation zwischen Vorlast, Nachlast und Inotropie zu verlieren. Wegen seines stark inotropen Wirkungsprofils erscheint Isoproterenol für diese Situationen weniger geeignet.

Literatur

1. Böhm M, Beukelmann DJ, Schwinger RHG, Erdmann E (1993) Aktuelle pathophysiologische Aspekte der Herzinsuffizienz. Internist 34: 886--901
2. Böhm M, Schwinger RHG, Erdmann E (1991) Myokardiale β-Adrenozeptoren bei herzinsuffizienten Patienten. Intensivmed 28 [Suppl]: 13--20
3. Boldt J, Hammermann H, Hempelmann G (1993) Stellenwert der PDE-Hemmer in Anästhesie und Intensivmedizin. Z Kardiol 82 [Suppl 3]
4. Hachenberg T (1993) Enoximon in der postoperativen Phase der Herzchirurgie. Z Kardiol 82 [Suppl 3] 8--12
5. Hensley FA (ed) (1990) Practice of cardiac anesthesia. Little, Brown, Boston Toronto London
6. Hoeft A, Korb H, Hellige G, Sonntag H, Kettler D (1991) Zur Energetik und Ökonomie der kardialen Pumpfunktion. Anästhesist 40: 465--478
7. Houltz E, Gustavsson T, Caidahl K et al. (1992) Effects of surgical stress and volatile anaesthetics on left ventricular global and regional function in patients with coronary artery disease. Anesth Analg 75: 679--687
8. Kaplan JA (1991) Alternative treatments for heart failure. Cardiothoracic and vascular anesthesia update, Vol 2, Chapter 12. Saunders, Philadephia
9. Kennedy JW, GC Kaiser, LD Fisher et al. (1991) Clinical and angiographic predictors of operative mortality from the collaborative study in coronary artery (CASS). Circulation 63: 793--802
10. Ley SJ (1993) Myocardial depression after cardiac surgery: pharmacologic and mechanical support. AACN 4: 293--308
11. Ihara T, Shannon RP, Komamura K et al. (1994) Effects of anaesthesia and recent surgery on diastolic function. Cardiovasc Res 28: 325--336
12. Schirmer U, Heinrich H, Kress P et al. (1990) Der Einsatz des Pulmonalarterienkatheters in der Anästhesie. Herz Kreisl 22: 265--273
13. Tuman KJ, McCarthy RJ, Ivankovich AD (1991) Does the choice of anesthesia matter in cardiac surgery? Cardiothoracic and vascular anesthesia update, Vol. 2, Chapter 13. Saunders, Philadephia

Deutsche Akademie für Anästhesiologische Fortbildung

BEWERTUNGSBOGEN

zum 21. Kurs zur Weiter- und Fortbildung für Anästhesisten am
25. und 26. März 1995 in Hamburg

Referent: H. Hoeft, Göttingen

Thema: Diagnostik des kardialen Risikopatienten mit klinischen Methoden

Wir bitten um Ihr Urteil!

Mit der Bewertung helfen Sie uns, den Wert künftiger Kurse für Ihre klinische Tätigkeit weiter zu verbessern.

Benoten Sie bitte alle nachstehend aufgeführten Kriterien
(beste Note 1; schlechteste Note 6).

1. Einhaltung des Themas . . . . ___________

2. Rhetorik des Referenten . . . . ___________

3. Didaktischer Aufbau des Vortrages . . . . ___________

4. Qualität der Diapositive . . . . ___________

5. Herausarbeiten der wichtigsten Punkte . . . . ___________

6. Bezug des Vortrages zur Klinik . . . . ___________

7. Das Thema sollte bei einem späteren Kurs
   wiederholt werden . . . . ja ☐   nein ☐

8. Der Referent sollte erneut eingeladen werden . . . . ja ☐   nein ☐

Ich bin im ____ Jahr der Weiterbildung zum Arzt für Anästhesie.

Ich bin Arzt für Anästhesie seit ________________

Ich bin Chefarzt für Anästhesie seit ________________

Ich bin kein Anästhesist, sondern ________________

Bitte benutzen Sie die Rückseite des Bogens für weitere Kommentare, Vorschläge und Kritik.

Das ausgefüllte Blatt geben Sie bitte gleich hier ab oder schicken es an:

> Prof. Dr. J. Radke
> Universitätsklinik Halle-Wittenberg, Klinik für Anästhesiologie,
> Magdeburger Straße 16, 06112 Halle

Deutsche Akademie für Anästhesiologische Fortbildung

BEWERTUNGSBOGEN

zum 21. Kurs zur Weiter- und Fortbildung für Anästhesisten am
25. und 26. März 1995 in Hamburg

Referent: R. Schulz, Essen

Thema: Adaption an Myokardischämie: „hybernating myocardium"

Wir bitten um Ihr Urteil!

Mit der Bewertung helfen Sie uns, den Wert künftiger Kurse für Ihre klinische Tätigkeit weiter zu verbessern.

Benoten Sie bitte alle nachstehend aufgeführten Kriterien
(beste Note 1; schlechteste Note 6).

1. Einhaltung des Themas . . . .   __________

2. Rhetorik des Referenten . . . .   __________

3. Didaktischer Aufbau des Vortrages . . . .   __________

4. Qualität der Diapositive . . . .   __________

5. Herausarbeiten der wichtigsten Punkte . . . .   __________

6. Bezug des Vortrages zur Klinik . . . .   __________

7. Das Thema sollte bei einem späteren Kurs
   wiederholt werden . . . .   ja ☐   nein ☐

8. Der Referent sollte erneut eingeladen werden . . . .   ja ☐   nein ☐

Ich bin im ____ Jahr der Weiterbildung zum Arzt für Anästhesie.

Ich bin Arzt für Anästhesie seit   ________________

Ich bin Chefarzt für Anästhesie seit   ________________

Ich bin kein Anästhesist, sondern   ________________

Bitte benutzen Sie die Rückseite des Bogens für weitere Kommentare, Vorschläge und Kritik.

Das ausgefüllte Blatt geben Sie bitte gleich hier ab oder schicken es an:

> Prof. Dr. J. Radke
> Universitätsklinik Halle-Wittenberg, Klinik für Anästhesiologie,
> Magdeburger Straße 16, 06112 Halle

Deutsche Akademie für Anästhesiologische Fortbildung

BEWERTUNGSBOGEN

zum 21. Kurs zur Weiter- und Fortbildung für Anästhesisten am
25. und 26. März 1995 in Hamburg

Referent: D. Schwender, München

Thema: Wachzustände („Awareness") während der Narkose: Inzidenz,
Ursachen, Vermeidung, rechtliche Aspekte

Wir bitten um Ihr Urteil!

Mit der Bewertung helfen Sie uns, den Wert künftiger Kurse für Ihre klinische Tätigkeit
weiter zu verbessern.

Benoten Sie bitte alle nachstehend aufgeführten Kriterien
(beste Note 1; schlechteste Note 6).

1. Einhaltung des Themas . . . .   ___________

2. Rhetorik des Referenten . . . .   ___________

3. Didaktischer Aufbau des Vortrages . . . .   ___________

4. Qualität der Diapositive . . . .   ___________

5. Herausarbeiten der wichtigsten Punkte . . . .   ___________

6. Bezug des Vortrages zur Klinik . . . .   ___________

7. Das Thema sollte bei einem späteren Kurs
   wiederholt werden . . . .   ja ☐   nein ☐

8. Der Referent sollte erneut eingeladen werden . . . .   ja ☐   nein ☐

Ich bin im ____ Jahr der Weiterbildung zum Arzt für Anästhesie.

Ich bin Arzt für Anästhesie seit   ________________

Ich bin Chefarzt für Anästhesie seit   ________________

Ich bin kein Anästhesist, sondern   ________________

Bitte benutzen Sie die Rückseite des Bogens für weitere Kommentare, Vorschläge
und Kritik.

Das ausgefüllte Blatt geben Sie bitte gleich hier ab oder schicken es an:

> Prof. Dr. J. Radke
> Universitätsklinik Halle-Wittenberg, Klinik für Anästhesiologie,
> Magdeburger Straße 16, 06112 Halle

Deutsche Akademie für Anästhesiologische Fortbildung

BEWERTUNGSBOGEN

zum 21. Kurs zur Weiter- und Fortbildung für Anästhesisten am
25. und 26. März 1995 in Hamburg

Referent: R. Zander, Mainz

Thema: Die klassische Blutgasanalyse (Säure-Basen-Status): Interpretation und Fehler

Wir bitten um Ihr Urteil!

Mit der Bewertung helfen Sie uns, den Wert künftiger Kurse für Ihre klinische Tätigkeit weiter zu verbessern.

Benoten Sie bitte alle nachstehend aufgeführten Kriterien
(beste Note 1; schlechteste Note 6).

1. Einhaltung des Themas .... _____________

2. Rhetorik des Referenten .... _____________

3. Didaktischer Aufbau des Vortrages .... _____________

4. Qualität der Diapositive .... _____________

5. Herausarbeiten der wichtigsten Punkte .... _____________

6. Bezug des Vortrages zur Klinik .... _____________

7. Das Thema sollte bei einem späteren Kurs
   wiederholt werden .... ja ☐ nein ☐

8. Der Referent sollte erneut eingeladen werden .... ja ☐ nein ☐

Ich bin im _____ Jahr der Weiterbildung zum Arzt für Anästhesie.

Ich bin Arzt für Anästhesie seit   _______________

Ich bin Chefarzt für Anästhesie seit   _______________

Ich bin kein Anästhesist, sondern   _______________

Bitte benutzen Sie die Rückseite des Bogens für weitere Kommentare, Vorschläge und Kritik.

Das ausgefüllte Blatt geben Sie bitte gleich hier ab oder schicken es an:

> Prof. Dr. J. Radke
> Universitätsklinik Halle-Wittenberg, Klinik für Anästhesiologie,
> Magdeburger Straße 16, 06112 Halle

Deutsche Akademie für Anästhesiologische Fortbildung

BEWERTUNGSBOGEN

zum 21. Kurs zur Weiter- und Fortbildung für Anästhesisten am
25. und 26. März 1995 in Hamburg

Referent: M. Adolph, Augsburg

Thema: Energieträger in der parenteralen Ernährung kritisch kranker Patienten

Wir bitten um Ihr Urteil!

Mit der Bewertung helfen Sie uns, den Wert künftiger Kurse für Ihre klinische Tätigkeit
weiter zu verbessern.

Benoten Sie bitte alle nachstehend aufgeführten Kriterien
(beste Note 1; schlechteste Note 6).

1. Einhaltung des Themas . . . .   _____________

2. Rhetorik des Referenten . . . .   _____________

3. Didaktischer Aufbau des Vortrages . . . .   _____________

4. Qualität der Diapositive . . . .   _____________

5. Herausarbeiten der wichtigsten Punkte . . . .   _____________

6. Bezug des Vortrages zur Klinik . . . .   _____________

7. Das Thema sollte bei einem späteren Kurs
   wiederholt werden . . . .   ja ☐ nein ☐

8. Der Referent sollte erneut eingeladen werden . . . .   ja ☐ nein ☐

Ich bin im _____ Jahr der Weiterbildung zum Arzt für Anästhesie.

Ich bin Arzt für Anästhesie seit   _______________

Ich bin Chefarzt für Anästhesie seit   _______________

Ich bin kein Anästhesist, sondern   _______________

Bitte benutzen Sie die Rückseite des Bogens für weitere Kommentare, Vorschläge
und Kritik.

Das ausgefüllte Blatt geben Sie bitte gleich hier ab oder schicken es an:

> Prof. Dr. J. Radke
> Universitätsklinik Halle-Wittenberg, Klinik für Anästhesiologie,
> Magdeburger Straße 16, 06112 Halle

Deutsche Akademie für Anästhesiologische Fortbildung

BEWERTUNGSBOGEN

zum 21. Kurs zur Weiter- und Fortbildung für Anästhesisten am
25. und 26. März 1995 in Hamburg

Referent: H. Lilie, Halle/Saale

Thema: Neueste Entwicklungen der Rechtsprechung zur ärztlichen Sterbehilfe

Wir bitten um Ihr Urteil!

Mit der Bewertung helfen Sie uns, den Wert künftiger Kurse für Ihre klinische Tätigkeit weiter zu verbessern.

Benoten Sie bitte alle nachstehend aufgeführten Kriterien
(beste Note 1; schlechteste Note 6).

1. Einhaltung des Themas .... _____________

2. Rhetorik des Referenten .... _____________

3. Didaktischer Aufbau des Vortrages .... _____________

4. Qualität der Diapositive .... _____________

5. Herausarbeiten der wichtigsten Punkte .... _____________

6. Bezug des Vortrages zur Klinik .... _____________

7. Das Thema sollte bei einem späteren Kurs
   wiederholt werden .... ja ☐ nein ☐

8. Der Referent sollte erneut eingeladen werden .... ja ☐ nein ☐

Ich bin im _____ Jahr der Weiterbildung zum Arzt für Anästhesie.

Ich bin Arzt für Anästhesie seit _______________

Ich bin Chefarzt für Anästhesie seit _______________

Ich bin kein Anästhesist, sondern _______________

Bitte benutzen Sie die Rückseite des Bogens für weitere Kommentare, Vorschläge und Kritik.

Das ausgefüllte Blatt geben Sie bitte gleich hier ab oder schicken es an:

Prof. Dr. J. Radke
Universitätsklinik Halle-Wittenberg, Klinik für Anästhesiologie,
Magdeburger Straße 16, 06112 Halle

Deutsche Akademie für Anästhesiologische Fortbildung

BEWERTUNGSBOGEN

zum 21. Kurs zur Weiter- und Fortbildung für Anästhesisten am
25. und 26. März 1995 in Hamburg

Referent: B. Landauer, München

Thema: Die schwierige Intubation – heutige Möglichkeiten des Managements

Wir bitten um Ihr Urteil!

Mit der Bewertung helfen Sie uns, den Wert künftiger Kurse für Ihre klinische Tätigkeit
weiter zu verbessern.

Benoten Sie bitte alle nachstehend aufgeführten Kriterien
(beste Note 1; schlechteste Note 6).

1. Einhaltung des Themas . . . .   ____________

2. Rhetorik des Referenten . . . .   ____________

3. Didaktischer Aufbau des Vortrages . . . .   ____________

4. Qualität der Diapositive . . . .   ____________

5. Herausarbeiten der wichtigsten Punkte . . . .   ____________

6. Bezug des Vortrages zur Klinik . . . .   ____________

7. Das Thema sollte bei einem späteren Kurs
   wiederholt werden . . . .   ja ☐   nein ☐

8. Der Referent sollte erneut eingeladen werden . . . .   ja ☐   nein ☐

Ich bin im ____ Jahr der Weiterbildung zum Arzt für Anästhesie.

Ich bin Arzt für Anästhesie seit   _______________

Ich bin Chefarzt für Anästhesie seit   _______________

Ich bin kein Anästhesist, sondern   _______________

Bitte benutzen Sie die Rückseite des Bogens für weitere Kommentare, Vorschläge
und Kritik.

Das ausgefüllte Blatt geben Sie bitte gleich hier ab oder schicken es an:

> Prof. Dr. J. Radke
> Universitätsklinik Halle-Wittenberg, Klinik für Anästhesiologie,
> Magdeburger Straße 16, 06112 Halle

Deutsche Akademie für Anästhesiologische Fortbildung

BEWERTUNGSBOGEN

zum 21. Kurs zur Weiter- und Fortbildung für Anästhesisten am
25. und 26. März 1995 in Hamburg

Referent: W. Tolksdorf, Hildesheim

Thema: Postoperative Übelkeit, Würgen und Erbrechen (PÜWE)

Wir bitten um Ihr Urteil!

Mit der Bewertung helfen Sie uns, den Wert künftiger Kurse für Ihre klinische Tätigkeit
weiter zu verbessern.

Benoten Sie bitte alle nachstehend aufgeführten Kriterien
(beste Note 1; schlechteste Note 6).

1. Einhaltung des Themas .... ___________

2. Rhetorik des Referenten .... ___________

3. Didaktischer Aufbau des Vortrages .... ___________

4. Qualität der Diapositive .... ___________

5. Herausarbeiten der wichtigsten Punkte .... ___________

6. Bezug des Vortrages zur Klinik .... ___________

7. Das Thema sollte bei einem späteren Kurs
   wiederholt werden .... ja ☐ nein ☐

8. Der Referent sollte erneut eingeladen werden .... ja ☐ nein ☐

Ich bin im _____ Jahr der Weiterbildung zum Arzt für Anästhesie.

Ich bin Arzt für Anästhesie seit _______________

Ich bin Chefarzt für Anästhesie seit _______________

Ich bin kein Anästhesist, sondern _______________

Bitte benutzen Sie die Rückseite des Bogens für weitere Kommentare, Vorschläge
und Kritik.

Das ausgefüllte Blatt geben Sie bitte gleich hier ab oder schicken es an:

Prof. Dr. J. Radke
Universitätsklinik Halle-Wittenberg, Klinik für Anästhesiologie,
Magdeburger Straße 16, 06112 Halle

Deutsche Akademie für Anästhesiologische Fortbildung

BEWERTUNGSBOGEN

zum 21. Kurs zur Weiter- und Fortbildung für Anästhesisten am
25. und 26. März 1995 in Hamburg

Referent: C. Maier, Kiel

Thema: Praktikable Formen der postoperativen Schmerztherapie

Wir bitten um Ihr Urteil!

Mit der Bewertung helfen Sie uns, den Wert künftiger Kurse für Ihre klinische Tätigkeit weiter zu verbessern.

Benoten Sie bitte alle nachstehend aufgeführten Kriterien
(beste Note 1; schlechteste Note 6).

1. Einhaltung des Themas . . . .   ____________

2. Rhetorik des Referenten . . . .   ____________

3. Didaktischer Aufbau des Vortrages . . . .   ____________

4. Qualität der Diapositive . . . .   ____________

5. Herausarbeiten der wichtigsten Punkte . . . .   ____________

6. Bezug des Vortrages zur Klinik . . . .   ____________

7. Das Thema sollte bei einem späteren Kurs
   wiederholt werden . . . .   ja ☐ nein ☐

8. Der Referent sollte erneut eingeladen werden . . . .   ja ☐ nein ☐

Ich bin im ____ Jahr der Weiterbildung zum Arzt für Anästhesie.

Ich bin Arzt für Anästhesie seit   ________________

Ich bin Chefarzt für Anästhesie seit   ________________

Ich bin kein Anästhesist, sondern   ________________

Bitte benutzen Sie die Rückseite des Bogens für weitere Kommentare, Vorschläge und Kritik.

Das ausgefüllte Blatt geben Sie bitte gleich hier ab oder schicken es an:

> Prof. Dr. J. Radke
> Universitätsklinik Halle-Wittenberg, Klinik für Anästhesiologie,
> Magdeburger Straße 16, 06112 Halle

Deutsche Akademie für Anästhesiologische Fortbildung

BEWERTUNGSBOGEN

zum 21. Kurs zur Weiter- und Fortbildung für Anästhesisten am
25. und 26. März 1995 in Hamburg

Referent: O.-E. Brodde, Halle/Saale

Thema: Prinzipien der rationalen Katecholamintherapie

Wir bitten um Ihr Urteil!

Mit der Bewertung helfen Sie uns, den Wert künftiger Kurse für Ihre klinische Tätigkeit weiter zu verbessern.

Benoten Sie bitte alle nachstehend aufgeführten Kriterien
(beste Note 1; schlechteste Note 6).

1. Einhaltung des Themas . . . . _____________

2. Rhetorik des Referenten . . . . _____________

3. Didaktischer Aufbau des Vortrages . . . . _____________

4. Qualität der Diapositive . . . . _____________

5. Herausarbeiten der wichtigsten Punkte . . . . _____________

6. Bezug des Vortrages zur Klinik . . . . _____________

7. Das Thema sollte bei einem späteren Kurs
   wiederholt werden . . . . ja ☐ nein ☐

8. Der Referent sollte erneut eingeladen werden . . . . ja ☐ nein ☐

Ich bin im _____ Jahr der Weiterbildung zum Arzt für Anästhesie.

Ich bin Arzt für Anästhesie seit _________________

Ich bin Chefarzt für Anästhesie seit _________________

Ich bin kein Anästhesist, sondern _________________

Bitte benutzen Sie die Rückseite des Bogens für weitere Kommentare, Vorschläge und Kritik.

Das ausgefüllte Blatt geben Sie bitte gleich hier ab oder schicken es an:

> Prof. Dr. J. Radke
> Universitätsklinik Halle-Wittenberg, Klinik für Anästhesiologie,
> Magdeburger Straße 16, 06112 Halle

Deutsche Akademie für Anästhesiologische Fortbildung

BEWERTUNGSBOGEN

zum 21. Kurs zur Weiter- und Fortbildung für Anästhesisten am
25. und 26. März 1995 in Hamburg

Referent: H. Moecke, Hamburg

Thema: Notarzt und Leichenschau

Wir bitten um Ihr Urteil!

Mit der Bewertung helfen Sie uns, den Wert künftiger Kurse für Ihre klinische Tätigkeit
weiter zu verbessern.

Benoten Sie bitte alle nachstehend aufgeführten Kriterien
(beste Note 1; schlechteste Note 6).

1. Einhaltung des Themas . . . .   _____________

2. Rhetorik des Referenten . . . .   _____________

3. Didaktischer Aufbau des Vortrages . . . .   _____________

4. Qualität der Diapositive . . . .   _____________

5. Herausarbeiten der wichtigsten Punkte . . . .   _____________

6. Bezug des Vortrages zur Klinik . . . .   _____________

7. Das Thema sollte bei einem späteren Kurs
   wiederholt werden . . . .   ja ☐   nein ☐

8. Der Referent sollte erneut eingeladen werden . . . .   ja ☐   nein ☐

Ich bin im _____ Jahr der Weiterbildung zum Arzt für Anästhesie.

Ich bin Arzt für Anästhesie seit   _________________

Ich bin Chefarzt für Anästhesie seit   _________________

Ich bin kein Anästhesist, sondern   _________________

Bitte benutzen Sie die Rückseite des Bogens für weitere Kommentare, Vorschläge
und Kritik.

Das ausgefüllte Blatt geben Sie bitte gleich hier ab oder schicken es an:

> Prof. Dr. J. Radke
> Universitätsklinik Halle-Wittenberg, Klinik für Anästhesiologie,
> Magdeburger Straße 16, 06112 Halle

Deutsche Akademie für Anästhesiologische Fortbildung

BEWERTUNGSBOGEN

zum 21. Kurs zur Weiter- und Fortbildung für Anästhesisten am
25. und 26. März 1995 in Hamburg

Referent: H.A. Adams, Trier-Ehrang

Thema: Organisatorische Grundlagen des Rettungsdienstes

Wir bitten um Ihr Urteil!

Mit der Bewertung helfen Sie uns, den Wert künftiger Kurse für Ihre klinische Tätigkeit
weiter zu verbessern.

Benoten Sie bitte alle nachstehend aufgeführten Kriterien
(beste Note 1; schlechteste Note 6).

1. Einhaltung des Themas . . . .   ___________

2. Rhetorik des Referenten . . . .   ___________

3. Didaktischer Aufbau des Vortrages . . . .   ___________

4. Qualität der Diapositive . . . .   ___________

5. Herausarbeiten der wichtigsten Punkte . . . .   ___________

6. Bezug des Vortrages zur Klinik . . . .   ___________

7. Das Thema sollte bei einem späteren Kurs
   wiederholt werden . . . .   ja ☐   nein ☐

8. Der Referent sollte erneut eingeladen werden . . . .   ja ☐   nein ☐

Ich bin im _____ Jahr der Weiterbildung zum Arzt für Anästhesie.

Ich bin Arzt für Anästhesie seit   _______________

Ich bin Chefarzt für Anästhesie seit   _______________

Ich bin kein Anästhesist, sondern   _______________

Bitte benutzen Sie die Rückseite des Bogens für weitere Kommentare, Vorschläge
und Kritik.

Das ausgefüllte Blatt geben Sie bitte gleich hier ab oder schicken es an:

> Prof. Dr. J. Radke
> Universitätsklinik Halle-Wittenberg, Klinik für Anästhesiologie,
> Magdeburger Straße 16, 06112 Halle

Deutsche Akademie für Anästhesiologische Fortbildung

BEWERTUNGSBOGEN

zum 21. Kurs zur Weiter- und Fortbildung für Anästhesisten am
25. und 26. März 1995 in Hamburg

Referent: W. Röse, Magdeburg

Thema: Unverzichtbares und Unnötiges in der Anästhesievorbereitung

Wir bitten um Ihr Urteil!

Mit der Bewertung helfen Sie uns, den Wert künftiger Kurse für Ihre klinische Tätigkeit weiter zu verbessern.

Benoten Sie bitte alle nachstehend aufgeführten Kriterien
(beste Note 1; schlechteste Note 6).

1. Einhaltung des Themas . . . .   _____________

2. Rhetorik des Referenten . . . .   _____________

3. Didaktischer Aufbau des Vortrages . . . .   _____________

4. Qualität der Diapositive . . . .   _____________

5. Herausarbeiten der wichtigsten Punkte . . . .   _____________

6. Bezug des Vortrages zur Klinik . . . .   _____________

7. Das Thema sollte bei einem späteren Kurs
wiederholt werden . . . .   ja ☐ nein ☐

8. Der Referent sollte erneut eingeladen werden . . . .   ja ☐ nein ☐

Ich bin im _____ Jahr der Weiterbildung zum Arzt für Anästhesie.

Ich bin Arzt für Anästhesie seit   _________________

Ich bin Chefarzt für Anästhesie seit   _________________

Ich bin kein Anästhesist, sondern   _________________

Bitte benutzen Sie die Rückseite des Bogens für weitere Kommentare, Vorschläge und Kritik.

Das ausgefüllte Blatt geben Sie bitte gleich hier ab oder schicken es an:

> Prof. Dr. J. Radke
> Universitätsklinik Halle-Wittenberg, Klinik für Anästhesiologie,
> Magdeburger Straße 16, 06112 Halle

Deutsche Akademie für Anästhesiologische Fortbildung

BEWERTUNGSBOGEN

zum 21. Kurs zur Weiter- und Fortbildung für Anästhesisten am
25. und 26. März 1995 in Hamburg

Referent: F.-J. Kretz, Stuttgart

Thema: Gefäßzugänge und Flüssigkeitstherapie im Kindesalter

Wir bitten um Ihr Urteil!

Mit der Bewertung helfen Sie uns, den Wert künftiger Kurse für Ihre klinische Tätigkeit
weiter zu verbessern.

Benoten Sie bitte alle nachstehend aufgeführten Kriterien
(beste Note 1; schlechteste Note 6).

1. Einhaltung des Themas ....   _____________

2. Rhetorik des Referenten ....   _____________

3. Didaktischer Aufbau des Vortrages ....   _____________

4. Qualität der Diapositive ....   _____________

5. Herausarbeiten der wichtigsten Punkte ....   _____________

6. Bezug des Vortrages zur Klinik ....   _____________

7. Das Thema sollte bei einem späteren Kurs
   wiederholt werden ....   ja ☐ nein ☐

8. Der Referent sollte erneut eingeladen werden ....   ja ☐ nein ☐

Ich bin im _____ Jahr der Weiterbildung zum Arzt für Anästhesie.

Ich bin Arzt für Anästhesie seit   _______________

Ich bin Chefarzt für Anästhesie seit   _______________

Ich bin kein Anästhesist, sondern   _______________

Bitte benutzen Sie die Rückseite des Bogens für weitere Kommentare, Vorschläge
und Kritik.

Das ausgefüllte Blatt geben Sie bitte gleich hier ab oder schicken es an:

> Prof. Dr. J. Radke
> Universitätsklinik Halle-Wittenberg, Klinik für Anästhesiologie,
> Magdeburger Straße 16, 06112 Halle

Deutsche Akademie für Anästhesiologische Fortbildung

BEWERTUNGSBOGEN

zum 21. Kurs zur Weiter- und Fortbildung für Anästhesisten am
25. und 26. März 1995 in Hamburg

Referent: W. Ohrdorf, Hannover

Thema: Sedierung und Schmerzbehandlung in der pädiatrischen Intensivtherapie

Wir bitten um Ihr Urteil!

Mit der Bewertung helfen Sie uns, den Wert künftiger Kurse für Ihre klinische Tätigkeit weiter zu verbessern.

Benoten Sie bitte alle nachstehend aufgeführten Kriterien
(beste Note 1; schlechteste Note 6).

1. Einhaltung des Themas . . . . ___________

2. Rhetorik des Referenten . . . . ___________

3. Didaktischer Aufbau des Vortrages . . . . ___________

4. Qualität der Diapositive . . . . ___________

5. Herausarbeiten der wichtigsten Punkte . . . . ___________

6. Bezug des Vortrages zur Klinik . . . . ___________

7. Das Thema sollte bei einem späteren Kurs
   wiederholt werden . . . . ja ☐   nein ☐

8. Der Referent sollte erneut eingeladen werden . . . . ja ☐   nein ☐

Ich bin im _____ Jahr der Weiterbildung zum Arzt für Anästhesie.

Ich bin Arzt für Anästhesie seit ________________

Ich bin Chefarzt für Anästhesie seit ________________

Ich bin kein Anästhesist, sondern ________________

Bitte benutzen Sie die Rückseite des Bogens für weitere Kommentare, Vorschläge und Kritik.

Das ausgefüllte Blatt geben Sie bitte gleich hier ab oder schicken es an:

Prof. Dr. J. Radke
Universitätsklinik Halle-Wittenberg, Klinik für Anästhesiologie,
Magdeburger Straße 16, 06112 Halle

Deutsche Akademie für Anästhesiologische Fortbildung

BEWERTUNGSBOGEN

zum 21. Kurs zur Weiter- und Fortbildung für Anästhesisten am
25. und 26. März 1995 in Hamburg

Referent: K. Wiedemann, Heidelberg

Thema: Beatmungstechniken in der Thoraxchirurgie

Wir bitten um Ihr Urteil!

Mit der Bewertung helfen Sie uns, den Wert künftiger Kurse für Ihre klinische Tätigkeit
weiter zu verbessern.

Benoten Sie bitte alle nachstehend aufgeführten Kriterien
(beste Note 1; schlechteste Note 6).

1. Einhaltung des Themas . . . .   _____________

2. Rhetorik des Referenten . . . .   _____________

3. Didaktischer Aufbau des Vortrages . . . .   _____________

4. Qualität der Diapositive . . . .   _____________

5. Herausarbeiten der wichtigsten Punkte . . . .   _____________

6. Bezug des Vortrages zur Klinik . . . .   _____________

7. Das Thema sollte bei einem späteren Kurs
   wiederholt werden . . . .   ja ☐   nein ☐

8. Der Referent sollte erneut eingeladen werden . . . .   ja ☐   nein ☐

Ich bin im _____ Jahr der Weiterbildung zum Arzt für Anästhesie.

Ich bin Arzt für Anästhesie seit   _______________

Ich bin Chefarzt für Anästhesie seit   _______________

Ich bin kein Anästhesist, sondern   _______________

Bitte benutzen Sie die Rückseite des Bogens für weitere Kommentare, Vorschläge
und Kritik.

Das ausgefüllte Blatt geben Sie bitte gleich hier ab oder schicken es an:

>   Prof. Dr. J. Radke
>   Universitätsklinik Halle-Wittenberg, Klinik für Anästhesiologie,
>   Magdeburger Straße 16, 06112 Halle

215

Deutsche Akademie für Anästhesiologische Fortbildung

BEWERTUNGSBOGEN

zum 21. Kurs zur Weiter- und Fortbildung für Anästhesisten am
25. und 26. März 1995 in Hamburg

Referent: T. Brüssel, Münster

Thema: Anästhesie bei Diabetes mellitus

Wir bitten um Ihr Urteil!

Mit der Bewertung helfen Sie uns, den Wert künftiger Kurse für Ihre klinische Tätigkeit weiter zu verbessern.

Benoten Sie bitte alle nachstehend aufgeführten Kriterien
(beste Note 1; schlechteste Note 6).

1. Einhaltung des Themas .... ____________

2. Rhetorik des Referenten .... ____________

3. Didaktischer Aufbau des Vortrages .... ____________

4. Qualität der Diapositive .... ____________

5. Herausarbeiten der wichtigsten Punkte .... ____________

6. Bezug des Vortrages zur Klinik .... ____________

7. Das Thema sollte bei einem späteren Kurs
   wiederholt werden .... ja ☐   nein ☐

8. Der Referent sollte erneut eingeladen werden .... ja ☐   nein ☐

Ich bin im ____ Jahr der Weiterbildung zum Arzt für Anästhesie.

Ich bin Arzt für Anästhesie seit ________________

Ich bin Chefarzt für Anästhesie seit ________________

Ich bin kein Anästhesist, sondern ________________

Bitte benutzen Sie die Rückseite des Bogens für weitere Kommentare, Vorschläge und Kritik.

Das ausgefüllte Blatt geben Sie bitte gleich hier ab oder schicken es an:

Prof. Dr. J. Radke
Universitätsklinik Halle-Wittenberg, Klinik für Anästhesiologie,
Magdeburger Straße 16, 06112 Halle

Deutsche Akademie für Anästhesiologische Fortbildung

BEWERTUNGSBOGEN

zum 21. Kurs zur Weiter- und Fortbildung für Anästhesisten am
25. und 26. März 1995 in Hamburg

Referent: M. Abel, Köln

Thema: Anästhesie bei Herzinsuffizienz

Wir bitten um Ihr Urteil!

Mit der Bewertung helfen Sie uns, den Wert künftiger Kurse für Ihre klinische Tätigkeit weiter zu verbessern.

Benoten Sie bitte alle nachstehend aufgeführten Kriterien
(beste Note 1; schlechteste Note 6).

1. Einhaltung des Themas .... ____________

2. Rhetorik des Referenten .... ____________

3. Didaktischer Aufbau des Vortrages .... ____________

4. Qualität der Diapositive .... ____________

5. Herausarbeiten der wichtigsten Punkte .... ____________

6. Bezug des Vortrages zur Klinik .... ____________

7. Das Thema sollte bei einem späteren Kurs
   wiederholt werden .... ja ☐ nein ☐

8. Der Referent sollte erneut eingeladen werden .... ja ☐ nein ☐

Ich bin im ____ Jahr der Weiterbildung zum Arzt für Anästhesie.

Ich bin Arzt für Anästhesie seit   ________________

Ich bin Chefarzt für Anästhesie seit   ________________

Ich bin kein Anästhesist, sondern   ________________

Bitte benutzen Sie die Rückseite des Bogens für weitere Kommentare, Vorschläge und Kritik.

Das ausgefüllte Blatt geben Sie bitte gleich hier ab oder schicken es an:

> Prof. Dr. J. Radke
> Universitätsklinik Halle-Wittenberg, Klinik für Anästhesiologie,
> Magdeburger Straße 16, 06112 Halle